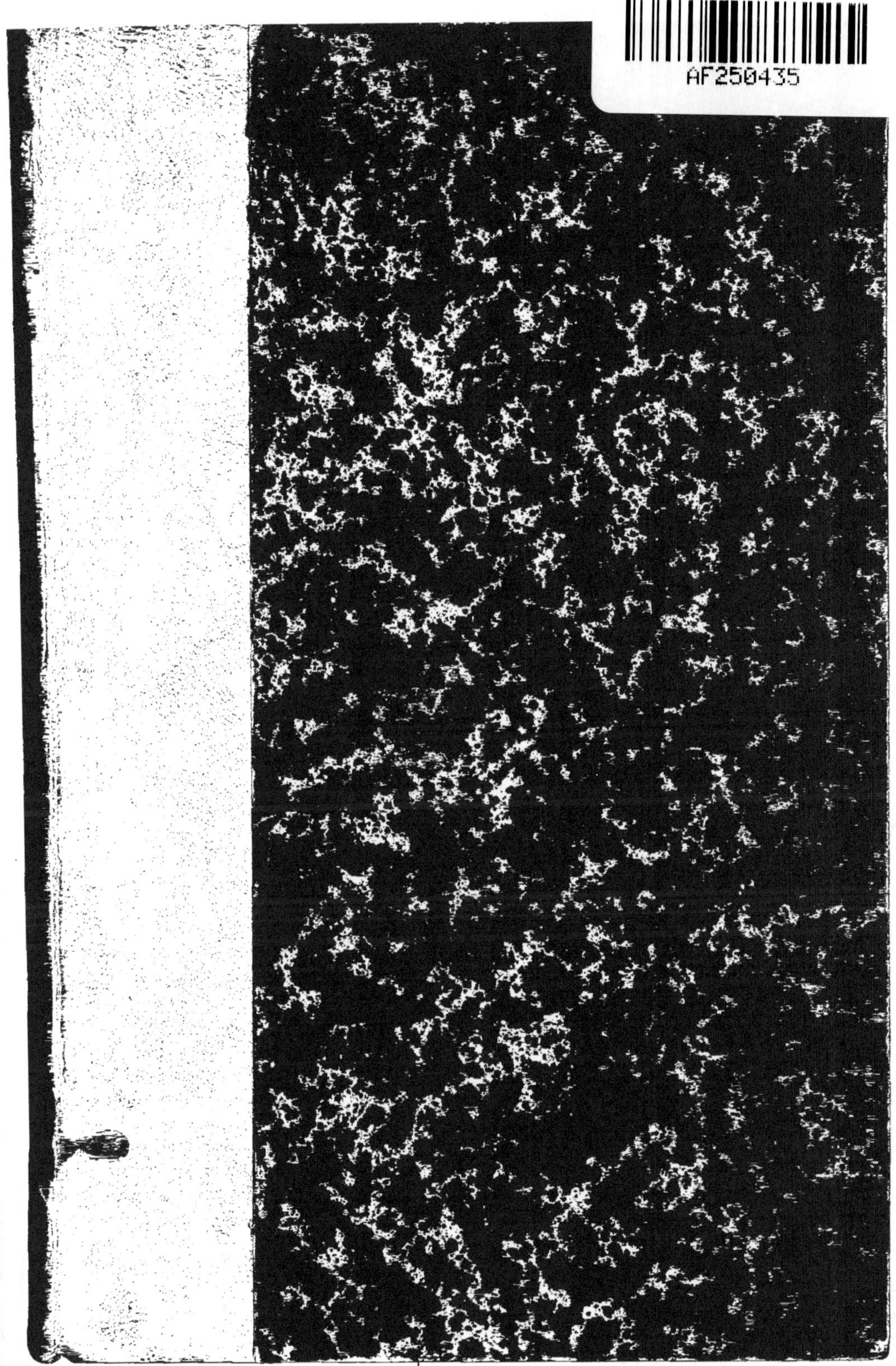
AF250435

# TABLEAUX SYNOPTIQUES

# D'ANATOMIE DESCRIPTIVE

# LA MÉDECINE EN TABLEAUX SYNOPTIQUES

## A L'USAGE DES ÉTUDIANTS ET DES PRATICIENS

### COLLECTION VILLEROY




7082-99. — CORBEIL. Imprimerie ÉD. CRÉTÉ.

# TABLEAUX SYNOPTIQUES

# D'ANATOMIE DESCRIPTIVE

A L'USAGE

## DES ÉTUDIANTS ET DES PRATICIENS

PAR

## Le Docteur BOUTIGNY

ANCIEN INTERNE DES HÔPITAUX

### TOME II

**Organes des sens.**
**Système nerveux. — Viscères.**

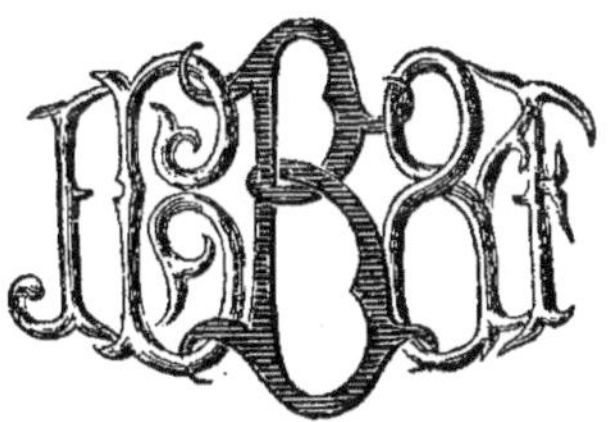

PARIS

LIBRAIRIE J.-B. BAILLIÈRE ET FILS

19, rue Hautefeuille, près du boulevard Saint-Germain

1900

# TABLEAUX SYNOPTIQUES
# D'ANATOMIE DESCRIPTIVE

## I

## ORGANES DES SENS

### I. — ŒIL ET SES ANNEXES

#### I. — ŒIL.

**1. ORBITE** (Voy. tome I, *Ostéologie*, p. 15).

### 2. PÉRIOSTE ORBITAIRE

**DESCRIPTION.....**
1. Tapisse tout l'orbite.
2. Bien fixé seulement au niveau du rebord de l'orbite.
3. Ferme les fentes : { 1. Sphéno-maxillaire. { 2. Sphénoïdale.
4. Se réfléchit au niveau des autres orifices.

**STRUCTURE......** Celle du périoste en général, sauf chez les animaux où l'on rencontre des fibres musculaires lisses (muscle orbitaire).

### 3. ENVELOPPES DU GLOBE OCULAIRE

**SITUATION........** Partie inféro-interne de l'orbite.

**FORME.............** Sphère déformée : { 1. Aplatie de haut en bas. { 2. Allongée d'avant en arrière.

**POIDS...............** 7 grammes.

**CONSISTANCE....** Ferme.

**RAPPORTS........**
1º Axes........ Légèrement divergents en avant.
2º Avec l'orbite. Ils varient suivant : { 1. La quantité de graisse rétro-oculaire. { 2. La dilatation des vaisseaux (yeux à fleur de tête, yeux caves).

#### I. — TUNIQUE FIBREUSE (très épaisse).

##### 1. — PORTION ANTÉRIEURE OU CORNÉE.

**DÉFINITION.......** Membrane transparente enchâssée dans la sclérotique et de rayon de courbure plus petit.

**DESCRIPTION.....**
1º Face antérieure.. { 1. Convexe ou mieux ellipsoïdale. { 2. Ovalaire à grand diamètre transversal.
2º Face postérieure. { 1. Concave. { 2. Limitant la chambre antérieure.
3º Circonférence
1. Taillée obliquement aux dépens de la face antérieure de la cornée.
2. Recouverte inégalement par la sclérotique dans tous ses points.
3. Présentant un rapport de continuité et de contiguïté avec la sclérotique.

**STRUCTURE.**

**1° Couche antérieure épithéliale.....**
- 1. Épithélium pavimenteux.
- 2. Huit rangées de cellules..
  - 1. Superficielles, lamelleuses.
  - 2. Moyennes, polyédriques.
  - 3. Profondes, cylindriques (ce sont les cellules-pédales de Rollet).

**2° Membrane basale antérieure de Ranvier (lame élastique antérieure, membrane de Bowmann) .........**
- 1. Amorphe.
- 2. Elastique.
- 3. Avec fibres conjonctives.

**3° Tissu propre cornéen.**
- 1. Fibrilles conjonctives ........
- 2. Faisceaux, réunion de fibrilles.
- 3. Lamelles, réunion de faisceaux limitant des espaces d'où partent des canaux ou canalicules.

  Réunis par du : .
  - 1. Ciment interfibrillaire.
  - 2. Ciment interfasciculaire.
  - 3. Ciment interlamellaire.

  Avec, en plus, des *fibres suturales* anastomosant les autres en elles.

- **Constitution du système lacunaire ...................**
  - 1. Cellules fixes avec protoplasma et noyau formant un riche réseau anastomosé (bien décelé par l'épreuve du chlorure d'or).
  - 2. Cellules mobiles : ce sont des leucocytes doués de mouvements amiboïdes.

**4° Membrane basale postérieure de Ranvier (lame élastique postérieure, membrane de Descemet ou de Demours).....**
- 1. Hyaline.
- 2. Fibrillaire près de la cornée, formant autour de la circonférence l'anneau tendineux de Döllinger avec des fibrilles ....
  - 1. Antérieures.
  - 2. Moyennes (muscle ciliaire).
  - 3. Postérieures : c'est le ligament pectiné de Hueck, dont la base répond à la circonférence de l'iris.
- 3. Les *espaces de Fontana* sont limités entre ces fibrilles.

**5° Couche épithéliale postérieure....**
- Cellules polyédriques limitant entre elles des stomates, qui font communiquer les espaces lymphatiques cornéens avec la chambre antérieure.

**6° Vaisseaux sanguins ......**
- 1° **Chez le fœtus.** | C'est le réseau vasculaire de Henle et Müller.
- 2° **Chez l'adulte.** | Toute trace de vaisseaux a disparu.

**7° Vaisseaux lymphatiques..**
- Ils n'existent pas et sont remplacés par un système de lacunes.

**8° Nerfs (Schlemm).**
- 1° **Groupe antérieur...**
  - 1. Plexus sous-basal.
  - 2. Plexus sous-épithélial.
  - 3. Plexus intra-épithélial.
- 2° **Groupe postérieur.**

### II. — PORTION POSTÉRIEURE OU SCLÉROTIQUE.

**DÉFINITION.......**
- Membrane fibreuse représentant un segment de sphère et traversée par le nerf optique.

**DESCRIPTION.**

**1° Face extérieure bleuâtre........**
- Donne insertion aux muscles de l'œil et passage à un grand nombres d'organes, d'où une division des orifices en........
  - 1. Antérieurs petits pour les artères ciliaires antérieures.
  - 2. Moyens......
    - 1. Deux supérieurs.
    - 2. Deux inférieurs.

    Pour les vasa vorticosa (veines de la choroïde).
  - 3. Postérieurs (15-20) pour les artères ciliaires longues postérieures.

**2° Face intérieure.**
- 1. Brunâtre.
- 2. Répond à la choroïde dont elle est séparée par la lamina fusca.

**3° Grand orifice postérieur.......**
- 1. Pour le nerf optique.
- 2. A diamètre diminuant d'arrière en avant.
- 3. Avec, en avant, tendue comme une toile, la *lamina cribrosa* que traversent les fibrilles nerveuses.
- 4. A gaine externe se continuant *seule* avec la sclérotique.

**4° Ouverture antérieure .....**
- Taillée en biseau aux dépens de sa face postérieure. (Voy. *Cornée*, p. 5.)

**5° Canal de Schlemm.......**
- 1. Ovalaire ou triangulaire.
- 2. Tapissé de cellules endothéliales plates.
- 3. Véritable canal lymphatique formant pour le cours de la lymphe la transition entre la chambre antérieure d'une part et les veines de la sclérotique d'autre part.

**STRUCTURE.**

**1° Éléments conjonctivo-élastiques......**
1. Feutrage de tissu conjonctif.
2. Réseau de fibres élastiques.
3. Espaces lacunaires avec.
 1. Cellules fixes.
 2. Cellules migratrices.

**2° Vaisseaux sanguins........** Ils viennent des ciliaires courtes antérieures et postérieures.

**3° Vaisseaux lymphatiques....** Ils sont en rapport avec les deux espaces lymphatiques..............
1. Supra-choroïdien.
2. Supra-sclérotical.

**4° Nerfs..........** Viennent des nerfs ciliaires et se terminent en pointe (Helfreich).

## II. — TUNIQUE VASCULAIRE DE L'ŒIL.

**SYNONYMIE......**
1. Membrane irido-choroïdienne.
2. Tractus uvéal.
3. Uvée.
4. Membrane nourricière de l'œil.

**DÉFINITION.......** Membrane vasculaire comprise entre la tunique fibreuse en dehors et la tunique nerveuse en dedans.

### I. — IRIS.

**DÉFINITION.......** C'est le segment le plus antérieur, percé d'un trou : la *pupille*.

**DESCRIPTION.**

**1° Face antérieure.**
1. Un peu convexe.
2. Limitant la chambre antérieure.
3. Variable comme coloration : allant du noir au bleu en passant par le marron et le gris.
4. Présentant...
 1. Un anneau coloré interne, péripupillaire.
 2. Un anneau coloré externe, périphérique.

**2° Face postérieure.....**
1. Un peu concave.
2. En rapport en arrière avec le cristallin.
3. De coloration noir foncé.

**3° Petite circonférence...** C'est l'orifice pupillaire fermé pendant la vie fœtale par la membrane pupillaire de Wachendorf et disparaissant au 9e mois de la vie fœtale.

**4° Grande circonférence....** Tendue par :
1. Les vaisseaux qui pénètrent dans l'iris.
2. La continuité du tissu conjonctif avec le muscle ciliaire.
3. Le ligament pectiné de Hueck.

**STRUCTURE.**

**1° Couche épithéliale antérieure.**
1. Cellules......
 1. Aplaties.
 2. Sans pigment.
 3. Polygonales.
 4. A une seule rangée.
2. Cryptes.
3. Stomates iriens de Fuchs au fond des cryptes.

**2° Membrane basale antérieure..**
1. Hyaline.
2. Très mince.

**3° Tissu propre irien...........**
1. Fibres musculaires annulaires péripupillaires (sphincter pupillaire).
2. Fibres radiées dilatatrices de la pupille n'existant que chez certains animaux (lapin).
3. Artères formant........
 1. Le petit cercle artériel
 2. Le grand cercle artériel
 de l'iris.
4. Stroma renfermant.....
 1. Des fibres conjonctives.
 2. Des fibres élastiques.
 3. Des lymphatiques.
 4. Des cellules étoilées.
 5. Des granulations pigmentaires.

**4° Membrane basale postérieure.** Ou *membrane de Bruch*, élastique.

**5° Couche épithéliale postérieure.** Formée de deux rangées de cellules pigmentées.

## II. — ZONE CILIAIRE.

### 1. — Muscle ciliaire.

**SYNONYMIE** — { 1. Muscle de Brücke. / 2. Muscle tenseur de la choroïde.

**SITUATION** — Portion antérieure de la zone ciliaire.

**FORME** — Anneau aplati à coupe triangulaire avec base pupillaire.

**COLORATION** — Blanchâtre.

**DESCRIPTION** —
- 1° Face antérieure.. } Scléroticale.
- 2° Face postérieure. } Répondant aux procès ciliaires.

**STRUCTURE** —
- 1° Fibres antéro-postérieures ou méridiennes ou radiées....
  - 1. Naissant sur l'anneau tendineux de Döllinger.
  - 2. Se terminant. { 1. D'une part dans la choroïde. / 2. D'autre part dans les procès ciliaires.
- 2° Fibres circulaires ou équatoriales ou orbiculaires. { C'est le muscle de Müller des Allemands, le muscle de Rouget des Français.

### 2. — Procès ciliaires.

**DÉFINITION** — { Ce sont des festons situés en arrière du muscle ciliaire, formant par leur ensemble une couronne festonnée avec sillons intermédiaires aux festons, chacun d'eux ayant la forme d'une pyramide à sommet postérieur.

**NOMBRE** — 70 chez l'homme.

### III. — CHOROÏDE PROPREMENT DITE.

**DÉFINITION** — C'est un segment de sphère creuse, entre la sclérotique et la rétine.

**DESCRIPTION.**
- 1° Face extérieure. { 1. Convexe. / 2. Unie à la sclérotique par la lamina fusca.
- 2° Face inférieure. { 1. Concave, / 2. Appliquée sur la rétine. / 3. Présentant chez certains animaux (chat) le *tapis* fibreux ou celluleux, tache brillante postéro-externe.
- 3° Ouverture postérieure pour le nerf optique.. } Se confondant à ce niveau avec la gaine profonde du nerf.
- 4° Ouverture antérieure....... } Festonnée : c'est l'ora serrata.

**STRUCTURE.**
- 1° Lamina fusca... { Formée de lamelles conjonctives entre-croisées avec entre elles des espaces lymphatiques formant en dernier lieu l'espace supra-choroïdien de Schwalbe. Rappelons en outre l'existence de cellules pigmentaires posées sur une des faces des lamelles conjonctives.
- 2° Couche des gros vaisseaux.......
  - 1. Artères...... { 1. Placées superficiellement. / 2. Venant des ciliaires courtes postérieures.
  - 2. Veines....... { En tourbillons, ou veines *vorticineuses* ou vasa vorticosa.
  - 3. Stroma...... { 1. Fibres conjonctives. / 2. Fibres élastiques. / 3. Cellules dites de la choroïde { 1. Aplaties. / 2. Étoilées. / 3. Pigmentées
- 3° Couche des capillaires ou chorio-capillaire. } Ou membrane de Ruysch.
- 4° Membrane vitrée.......... } Ou membrane de Bruch : transparente et mince.
- 5° Couche intervasculaire.. } Ou couche de Sattler.

### 1. — Vaisseaux de la choroïde.

**ARTÈRES**
- 1° Artères ciliaires courtes postérieures.
- 2° Artères ciliaires longues postérieures (2).. { Ce sont elles qui forment le grand cercle artériel de l'iris.
- 3° Artères ciliaires antérieures.
- 4° Grand cercle artériel de l'iris.
  - 1. Rameaux postérieurs ciliaires.
  - 2. Rameaux iriens (petit cercle artériel de l'iris).
  - 3. Rameaux choroïdiens.

**VEINES**
- 1° Veines du muscle ciliaire. (Veines ciliaires antérieures.)
- 2° Veines choroïdiennes. (Vasa vorticosa.)

**LYMPHATIQUES.** Ils n'existent pas chez l'homme, où ils sont remplacés par un système lacunaire ; la lymphe aboutissant d'abord :
- 1. A l'espace supra-choroïdien de la lamina fusca.
- 2. Puis à l'espace supra-sclérotical ou espace de Tenon.

### 2. — Nerfs de la choroïde.

**ORIGINE** | Ils viennent des nerfs ciliaires.

**FORMATION**
- 1. Le plexus nerveux choroïdien.
- 2. Le plexus ciliaire.
- 3. Le plexus irien avec
  - 1. Des fibres pâles à terminaison peu connue.
  - 2. Des fibres à myéline (sensitives).
  - 3. Des fibres motrices, très fines.
  - 4. Des fibres vaso-motrices.
  - 5. Sans cellules ganglionnaires sur le trajet des nerfs.

## III. — TUNIQUE NERVEUSE : RÉTINE.

**DÉFINITION** { C'est la portion de la tunique nerveuse comprise entre le nerf optique et l'ora serrata.

**COLORATION**
- 1. Incolore dans le jour.
- 2. Rouge dans l'obscurité par suite de la présence du pourpre rétinien ou rhodopsine qui s'altère si vite après la mort.

**DESCRIPTION.**

- 1° Face extérieure.
  - 1. Convexe.
  - 2. En rapport avec la lame vitrée de la choroïde.
- 2° Face intérieure.
  - 1. Concave.
  - 2. Présente deux formations spéciales :
    - 1. La *papille optique* ou épanouissement du nerf à son entrée dans l'œil avec la *cupule optique* par où pénètrent les vaisseaux.
    - 2. La *tache jaune* (macula lutea) située au pôle postérieur de l'œil. A son centre est la *fovea centralis* avec le point noir ou foramen centrale de Sömmering.
- 3° Bord antérieur. Après l'ora serrata, la rétine se prolonge au delà, mais perd sa faculté d'être impressionnée par les rayons lumineux ; « c'est la portion ciliaire de la rétine » ; puis, au delà, au niveau de l'iris, elle n'est plus représentée que par la couche épithéliale postérieure ou uvée avec ses deux couches antérieure et postérieure.

**STRUCTURE.**

1° Feuillet interne de la vésicule oculaire secondaire.

1° Portion cérébrale.

Dix couches. Nous les étudierons de dedans en dehors.

- 1° Membrane limitante interne..... { Caractérisée par les colonnettes ou fibres radiées de Müller, appelées encore fibres de soutien ou de soutènement et à extrémité élargie : c'est le pied de la fibre de soutènement.
- 2° Couche des fibres nerveuses
  - 1. Formée par les fibres rayonnantes du nerf optique.
  - 2. Ne renfermant pas, chez l'homme, de fibres à myéline.
- 3° Couche des cellules nerveuses ou couche ganglionnaire.
  - 1. Formée d'une seule rangée de cellules multipolaires à noyau nucléolé.
  - 2. Prolongements.
    - 1. Internes.
    - 2. Externes.
    - 3. Transversaux.
- 4° Couche moléculaire.. { Formée d'un réticulum de fibrilles très ténues : *plexus cérébral de Ranvier.*
- 5° Couche granuleuse interne avec éléments globulaires propres......
  - 1. Cellules de soutènement.
  - 2. Cellules......
    - 1. Unipolaires, les plus internes.
    - 2. Bipolaires, bien plus nombreuses.
- 6° Couche intergranuleuse : { Avec cellules basales dont l'ensemble forme la membrane fenêtrée de Krause.
- Plexus basal de Ranvier...... { Formée de deux éléments bien distincts.

**STRUCTURE** (*Suite*).

## 1° Feuillet interne de la vésicule oculaire secondaire (*Suite*).

### 2° Portion épithéliale.

**1° Couche granuleuse externe....**

- 1. Grains de cône.
  - 1. Partie externe.
    - 1. Article externe, ponctué.
    - 2. Article interne, encore tronqué.
  - 2. Partie interne.
    - 1. Noyau.
    - 2. Prolongement interne ou fibre de cône.
- 2. Grains de bâtonnets.. Situés en dedans des grains de cône.
  - 1. Partie externe.
    - 1. Segment externe, cylindrique avec stries transversales.
    - 2. Segment interne, coin tronqué.
  - 2. Partie interne.
    - 1. Noyau.
    - 2. Prolongement interne effilé.
- Ces éléments sont les cellules visuelles de Müller, cellules sensorielles ; chacune d'elle présentant :
  - 1. Un prolongement central relié au réseau nerveux de la couche intergranuleuse.
  - 2. Un prolongement périphérique différencié en cône ou en bâtonnet et relié à la couche pigmentaire de la rétine.

Entre les grains de cône et de bâtonnet sont les *massues de Landolt*.

**2° Membrane limitante externe.....** Où se terminent les têtes de fibres radiées de Müller.

**3° Couche des bâtonnets et des cônes ou membrane de Jacob........**

- 1. Bâtonnets cylindriques.
- 2. Cônes plus petits, chacun d'eux présentant :
  - 1. Un article externe.
    - 1. Cylindrique, pour les bâtonnets.
    - 2. Conique, pour les cônes.
    - 3. Coloré en noir par l'acide osmique.
  - 2. Un article interne. Entouré du panier de fil de Max Schultze.
  - 3. Entre les deux... Le *corps intercalaire de Ranvier* qui manque chez l'homme.

## 2° Feuillet externe de la vésicule oculaire secondaire...

**Couche pigmentaire** (*tapetum nigrum*)

- 1. Cellules polygonales.
- 2. Noyau sans pigment.
- 3. Gouttelettes graisseuses.
- 4. Granulations réfringentes ou aleuronoïdes de Boll.

## RÉGIONS SPÉCIALES DE LA RÉTINE.....

- 1. Papille optique .... Excavation physiologique de la papille, répondant à l'entrée et à l'épanouissement du nerf optique : c'est le *punctum cæcum*.
- 2. Tache jaune.
  - 1° Bord du pourtour.
  - 2° Portion centrale : fovea centralis. Avec atténuation des différentes couches rétiniennes précédentes, de sorte que les rayons lumineux arrivent plus directement sur les cellules visuelles qu'elles impressionnent plus vivement : *c'est le point essentiel de la vision distincte*.

## VAISSEAUX.......

- 1° Artères...... Artère centrale de la rétine, branche de l'ophtalmique.
- 2° Veines....... Elles sont à peu près indépendantes des réseaux voisins.
- 3° Lymphatiques...... Il n'y a qu'un système de lacunes et de gaines périvasculaires de His et Schwalbe.

## NERFS............

Plexus nerveux autour de l'artère centrale de la rétine (probablement vaso-moteur).

## OPHTALMOSCOPIE .......

1. Teinte rouge orangé du fond de l'œil examiné à l'ophtalmoscope.
2. La papille se détache en blanc rosé.
3. La macula est du côté temporal en rose foncé.
4. Du centre de la papille sortent les vaisseaux qui se dirigent en haut et en bas en se ramifiant dans la rétine.

# 4. CRISTALLIN

**DÉFINITION**....... Lentille bi-convexe située entre l'humeur aqueuse et le corps vitré en arrière.

**AXE**.............. A peu près superposable à l'axe antéro-postérieur de l'œil.

**POIDS**............. 20 centigrammes.

**DESCRIPTION.**

- 1° **Face antérieure** (Pôle antérieur).
  - 1. Convexe.
  - 2. Répondant...
    - 1. A la pupille.
    - 2. A l'iris.
    - 3. Aux procès ciliaires.
- 2° **Face postérieure** (Pôle postérieur).
  - 1. Convexe.
  - 2. Répondant au corps vitré.
- 3° **Circonférence**...
  - 1. Circulaire.
  - 2. A angle à sommet arrondi.
  - 3. En rapport avec le canal godronné de Petit.

**PROPRIÉTÉS PHYSIQUES.**

- 1. Élasticité.
- 2. Coloration : Variable avec l'âge.
- 3. Consistance...
  - 1. Molle chez l'enfant.
  - 2. Ferme chez l'adulte.
  - 3. Dure chez le vieillard.
  - 4. Non uniforme.
    - 1. Couche superficielle, molle.
    - 2. Couche moyenne, consistante.
    - 3. Couche centrale, noyau dur.
- Indice de réfraction. | Il augmente de la périphérie au centre.

**PROPRIÉTÉS CHIMIQUES**........ Présence d'une albumine importante : la cristalline ou phaco-globuline.

**STRUCTURE.**

- 1° **Capsule cristallinienne.**
  - 1. Cristalloïde antérieure.
  - 2. Cristalloïde postérieure.
  - Il est probable que ses couches externes sont de nature cuticulaire, les internes de nature vasculaire.
- 2° **Épithélium cristallinien**...
  - 1. Formé d'une seule assise de cellules pavimenteuses tapissant la cristalloïde antérieure.
  - 2. La cristalloïde postérieure en est dépourvue.
  - 3. Entre la couche épithéliale et les fibres cristalliniennes est une *couche albuminoïde sous-épithéliale.*
- 3° **Substance amorphe**...... Ciment formant une étoile à trois rayons avec.........
  - 1. Une lame mince entre la cristalloïde antérieure et sa couche épithéliale.
  - 2. Une lame mince entre les fibres et la cristalloïde postérieure.
  - 3. Une masse centrale, avec le rayon stellaire supérieur.

**Fibres cristalliniennes.** — Ce sont des cellules épithéliales différenciées.

- 1° **Fibres isolées**.... Rubans prismatiques hexagonaux avec tube central : tube cristallinien...
  - 1. Fibres profondes ou dentelées....
    - 1. Petites.
    - 2. Sans noyaux.
    - 3. Avec dentelures sur les bords.
  - 2. Fibres superficielles ou nucléées....
    - 1. Larges.
    - 2. Plus molles.
    - 3. Avec noyaux (zone des noyaux).
- 2° **Fibres agencées**..
  - 1. F. centrales..
    - 1. Rectilignes.
    - 2. Allant d'un pôle à l'autre.
  - 2. F. moyennes. | En arcades à concavité cristallinienne.
- 3° **Fibres superficielles**..
  - 1. N'allant pas d'un pôle à l'autre.
  - 2. D'autant plus courtes en arrière qu'elles sont plus longues en avant.
  - 3. S'implantant sur les rayons d'une étoile, de façon à former le plus grand angle possible.
- 5° **Vaisseaux sanguins et lymphatiques**.. Ils n'existent pas, sauf chez le fœtus où ils forment un réseau (capsule vasculaire).
- 6° **Voies lymphatiques**..
  - 1. Liquides afférents.............. | Viennent des procès ciliaires.
  - 2. Liquides efférents.............. | Elles vont dans le canal de Petit.

# 5. CORPS VITRÉ

**DÉFINITION.......** { Masse transparente et gélatineuse comprise entre la rétine et la face postérieure du cristallin.

**ADHÉRENCE......** { 1. Adhérent à l'ora serrata et à la zone ciliaire.
2. Non adhérent à la rétine ni au cristallin.
(Ligament hyaloïdo-capsulaire et fossa patellaris.)

**POIDS SPÉCIFIQUE...** { 1,005.

**POUVOIR RÉFRINGENT .....** { 1,338.

## I. — MEMBRANE HYALOÏDE.

**STRUCTURE ......** { 1. Pellicule mince d'enveloppe du vitré, sauf au niveau de la face postérieure du cristallin (fossa patellaris).
2. Membrane anhiste avec sur sa face interne les cellules sub-hyaloïdiennes de Ciaccio.

## II. — ZONE DE ZINN (Zonula).

**STRUCTURE.......** { C'est la partie de la membrane hyaloïde épaissie, située en avant de l'ora serrata.

**DESCRIPTION.**

1° Bord antérieur. | Se continuant avec les cristalloïdes cristalliniennes et l'équateur.

2° Bord postérieur. | Répond à l'ora serrata.

3° Face externe.... { 1. En avant..... { Procès ciliaires dont elle embrasse les vallonnements et les convexités, avec entre les deux des espaces libres : les recessus cameræ posterioris de Kuhnt.
2. En arrière... | Adhérence à la limitante interne.

4° Face interne.... { Tout autour de l'équateur du cristallin : le canal godronné de Petit ou espace lymphatique post-zonulaire qu'on ne peut bien voir que par insufflation d'air.

## III. — HUMEUR VITRÉE.

**DÉFINITION .......** { Masse gélatineuse, comprise dans l'intérieur du vitré et segmentée par un système de *fentes* (mode de segmentation en quartiers d'orange ou en écailles d'oignon).

**STRUCTURE .....** { 1. Fibres conjonctives.
2. Cellules ; les trois types d'Iwanoff..... { 1. Cellules rondes à un ou plusieurs noyaux.
2. Cellules à prolongements protoplasmiques.
3. Cellules avec vésicules à contenu clair.

**CANAL HYALOÏDIEN DE CLOQUET (1818)...** { 1. Allant de l'area martegiani en arrière à l'espace post-lenticulaire de Berger en avant.
2. Tapissée dans toute son étendue par une dépendance de l'hyaloïde.
3. Laissant passer chez le fœtus l'artère capsulaire.

# 6. CHAMBRES DE L'ŒIL

**CHAMBRE ANTÉRIEURE.** { Comprise entre la face postérieure de la cornée et la face antérieure de l'iris. (Angle irido-cornéen tout autour.)

**CHAMBRE POSTÉRIEURE.** { Comprise entre la face postérieure de l'iris et la face antérieure du cristallin.

**HUMEUR AQUEUSE......** { C'est le liquide incolore qui remplit les deux chambres de l'œil et renferme des leucocytes.

## II. — ANNEXES DE L'ŒIL.

# 1. CAPSULE DE TENON

**SYNONYMIE**....... | Aponévrose orbitaire, orbito-oculaire, oculo-palpébrale.

**DÉFINITION**....... | Membrane conjonctive recouvrant intimement la sclérotique de l'œil.

**DESCRIPTION**....
- 1° Face antérieure....
  - 1. Concave.
  - 2. Lisse.
- 2° Face postérieure.
  - 1. Convexe.
  - 2. Répondant en arrière au tissu cellulo-adipeux de l'orbite.
- 3° Circonférence
  - Se continuant au pourtour de la cornée avec le chorion de la conjonctive.

**RAPPORTS**......... | Cette membrane est traversée par tous les organes qui se rendent à l'œil, la capsule se laissant déprimer en doigt de gant.

### I. — GAINES MUSCULAIRES.

**DESCRIPTION** ....
- 1° Gaine des muscles droits.
  - 1. Épaisse à l'origine.
  - 2. Amincie en s'éloignant de la capsule.
- 2° Gaine des muscles obliques....
  - 1. Grand oblique. | La gaine va de la capsule à la poulie de réflexion.
  - 2. Petit oblique. | La gaine se fixe également à la base de l'orbite.

### II. — PROLONGEMENTS ORBITAIRES DE CES GAINES.

**SYNONYMIE**......
- 1. Ailerons ligamenteux.
- 2. Tendons orbitaires.
- 3. Tendons d'arrêt.
- Ce sont des expansions résistantes pour chaque muscle, à l'exception du grand oblique.

**STRUCTURE**......
- 1. Feuillet externe, épais, véritable coque fibreuse.
- 2. Feuillet interne, mince.
- 3. Espace supra-sclérotical de Schwalbe ou espace de Tenon entre ces deux feuillets.
- 4. Travées intermédiaires de tissu conjonctif.
- En réalité, la capsule de Tenon peut donc être assimilée à une véritable séreuse avec deux feuillets pariétal et viscéral et une cavité centrale pour la lymphe.

---

# 2. MUSCLE RELEVEUR DE LA PAUPIÈRE SUPÉRIEURE

**FORME**............ | Triangulaire à sommet répondant au fond de l'orbite.

**INSERTIONS**......
- 1° En arrière ..
  - 1. Petite aile du sphénoïde.
  - 2. Partie correspondante de la gaine du nerf optique.
- 2° En avant....
  - Expansion large aponévrotique avec ........
    - 1. Une couche superficielle, conjonctive.
    - 2. Une couche profonde, à fibres musculaires lisses.
  - Allant d'un côté à l'autre de l'orbite en formant le muscle palpébral supérieur de Müller.

**RAPPORTS** ........
- 1° Orbitaires...
  - 1. En haut......
    - 1. Paroi supérieure.
    - 2. Nerf frontal.
  - 2. En bas....... | Muscle droit supérieur.
  - 3. En dehors.... | Glande lacrymale.
- 2° Palpébraux..
  - 1. En haut...... | Ligament large.
  - 2. En bas....... | Conjonctive.

**ACTION**............ | Antagoniste de l'orbiculaire des paupières, il porte en haut et en arrière la paupière supérieure.

---

# 3. MUSCLES DROITS DE L'ŒIL

**DIVISION** ......... Ils sont au nombre de 4, se divisant en droit supérieur, droit inférieur, droit externe et droit interne.

**FORME** ........... Rubanée, formant ensemble une pyramide creuse.

**DESCRIPTION.**

**1° Insertion postérieure....**

- **1° Droit supérieur ..**
  - 1. Face supérieure de la gaine du nerf optique.
  - 2. Rebord supérieur du trou optique.
- **2° Droit inférieur...** Partie la plus interne de la fente sphénoïdale au-dessous du trou optique, se détachant du faisceau inférieur de l'anneau de Zinn.
- **3° Droit interne.** Continue le faisceau interne de l'anneau de Zinn.
- **4° Droit externe.** Continue le faisceau externe de l'anneau de Zinn.

**2° Insertion antérieure, scléroticale ...** Elle se fait suivant une direction fixe de la façon suivante.

- 1. Droit supérieur | Oblique en arrière et en dehors.
- 2. Droit inférieur. | Oblique en avant et en bas.
- 3. Droit interne. | Parallèlement à l'équateur.
- 4. Droit externe. | Oblique en avant et en dehors.

Toutes insertions se faisant en avant de l'équateur de l'œil.

**ACTION.**

- **1° Droit supérieur .....** Porte la cornée en haut et en dedans, puis incline un peu en dedans la partie supérieure du méridien vertical.
- **2° Droit inférieur..** Porte la cornée en bas et en dedans, puis incline un peu en dehors la partie supérieure du méridien vertical.
- **3° Droit interne...** Porte la cornée en dedans dans le plan horizontal, le méridien vertical conservant sa position verticale.
- **4° Droit externe...** Porte la cornée en dedans dans le plan horizontal, le méridien vertical conservant sa position verticale.

---

# 4. MUSCLES OBLIQUES DE L'ŒIL

## I. — MUSCLE GRAND OBLIQUE (Oblique supérieur).

**DIRECTION** ........ Va du fond de l'orbite où il s'insère......
- 1. Sur la gaine du nerf optique.
- 2. Sur la partie supéro-interne du trou optique entre le droit supérieur et le droit interne.

Et, après s'être réfléchi au niveau de la poulie de réflexion, se termine à la partie supéro-externe de l'hémisphère postérieur.

**DIVISION** ......... Il présente donc deux portions......
- 1. Une directe charnue logée dans l'angle dièdre des deux faces supérieure et interne de l'orbite.
- 2. Une réfléchie, tendineuse.

## II. — MUSCLE PETIT OBLIQUE (Oblique inférieur).

**DIRECTION** ........ Va non du fond, mais de la partie antéro-interne de l'orbite, près du rebord osseux de l'orifice supérieur du canal nasal, à son hémisphère postérieur, à 8 millimètres au-dessous de l'insertion sclérale du grand oblique.

**ACTION DES MUSCLES .....**
1. Le grand oblique déplace la cornée en bas et en dehors, et incline en dedans la partie supérieure du méridien vertical.
2. Le petit oblique déplace la cornée en haut et en dehors, et incline en dehors la partie supérieure du méridien vertical.

---

# 5. SOURCILS

**DESCRIPTION.....**
1. Extrémité interne arrondie : tête.
2. Extrémité externe effilée : queue.
3. Portion moyenne : corps.
4. Entre les deux sourcils droit et gauche : région intersourcilière.

**STRUCTURE ......**
1. Peau, recouverte de poils.
2. Couche cellulo-graisseuse sous-cutanée.
3. Couche musculaire........
   - 1. Fibres du frontal.
   - 2. Fibres de l'orbiculaire.
   - 3. Fibres du sourcilier.
4. Couche celluleuse sous-musculaire.
5. Couche périostique.

**VAISSEAUX.......**
- **1° Artères .....**
  - 1. Artère sus-orbitaire.
  - 2. Artère temporale superficielle.
- **2° Veines..,.....**
  - 1. Groupe interne. | Veine ophtalmique.
  - 2. Groupe externe. | Veine temporale superficielle.
- **3° Lymphatiques** Ils aboutissent aux ganglions........
  - 1. Sous-maxillaires.
  - 2. Parotidiens.

**NERFS ...........**
- **1° Moteurs.....** | Facial.
- **2° Sensitifs.....**
  - 1. Frontal interne..
  - 2. Frontal externe.
  - } Branches de l'ophtalmique.

# 6. PAUPIÈRES

**DESCRIPTION.**

**DÉFINITION.......** | Voiles musculo-membraneux, en avant de l'orbite.

1° Face antérieure ou cutanée..... { 1. Convexe. 2. Avec le sillon orbito-palpébral supérieur. | 3. Plis transversaux.

2° Face postérieure ou muqueuse..... | Conjonctivale.

3° Extrémités..... { 1. Commissure interne, en saillie. 2. Commissure externe, en dépression linéaire.

4° Bord adhérent ou orbitaire.... } Avec les deux sillons...... { 1. Orbito-palpébral supérieur. 2. Orbito-palpébral inférieur.

5° Bord libre, avec ..........
1. Le tubercule lacrymal.
2. En dehors : la région ciliaire. { 1. Lèvre antérieure, où sont les cils. | vrent les glandes de Meibomius. 2. Lèvre postérieure, où s'ou- | 3. L'interstice.
3. En dedans : la région lacrymale { 1. Arrondie. 2. Lisse.

6° Fente palpébrale ou ouverture palpébrale...................... } Plus ou moins ouverte (gros yeux et petits yeux).

7° Angles......... | 1. Externe ou petit angle de l'œil. | 2. Interne ou grand angle de l'œil.

8° Rapports du bord libre et de l'œil............ { 1. Œil ouvert... | Le bord supérieur de la cornée est un peu recouvert. 2. Œil fermé... { Paupière supérieure recouvre presque entièrement la cornée.

**STRUCTURE.**

1° Peau .......... | Avec plis et rides transversales et léger duvet.

2° Couche celluleuse sous-cutanée... | Très mince.

3° Couche musculaire striée. { Orbiculaire (Voy. t. 1) et muscle de Riolan (ou faisceaux les plus internes de l'orbiculaire).

4° Couche celluleuse sous-musculaire. | Avec aréoles conjonctives facilement dilatables.

5° Couche fibreuse ou fibro-cartilagineuse.
1. Tarses à la partie centrale. } { 1. Supérieur : en croissant. 2. Inférieur : rectangulaire. } Ils présentent. { 1. Une face antérieure, convexe. 2. Une face postérieure, concave. 3. Un bord libre ou ciliaire. 4. Un bord adhérent ou orbitaire. 5. Deux extrémités. { 1. Ligament palpébral externe. 2. Ligament palpébral interne.
2. Ligaments larges des paupières.... { Membranes fibreuses allant du bord orbitaire des tarses qu'elles continuent et rayonnant à la base du pourtour de l'orbite en formant le septum orbitale.

6° Couche musculaire lisse. { Ce sont les deux muscles ...... { 1. Palpébral supérieur......... } de Müller. 2. Palpébral inférieur......... }

7° Couche muqueuse................. | Conjonctivale.

**GLANDES..........**
1° Gl. de Meibomius........... { 1. En grappe. 2. Situées parallèlement dans l'épaisseur des tarses.
2° Gl. ciliaires.. | Elles sont annexées aux follicules pileux des cils.
3° Gl. de Moll.. { Ce sont des glandes sudoripares modifiées, tubuleuses, et s'ouvrant entre les cils.

**ARTÈRES.**
1° Artère palpébrale supérieure. 2° Artère palpébrale inférieure. Formant........
1. L'arc interne... { 1. Rameaux antérieurs cutanés. | 3. Rameaux marginaux. 2. Rameaux prétarsiens. | 4. Rameaux perforants.
2. L'arc externe. | 1. Rameaux perforants. | 2. Rameaux rétro-tarsiens.
D'où la formation de deux réseaux pré- et rétro-tarsien et d'un véritable cercle artériel au niveau des paupières.

**VEINES.............**
1° Réseau prétarsien............ { 1. Veine faciale. 2. Veine temporale superficielle.
2° Réseau rétro-tarsien ou sous-conjonctival................. } Allant à la veine ophtalmique.

**LYMPHATIQUES.**
1° Réseau superficiel prétarsien. { Reliés tous deux par de nombreuses anastomoses. 2° Réseau profond rétro-tarsien.
Avec. { 1. Lymphatiques internes (ganglions sous-maxillaires). 2. Lymphatiques externes (ganglions parotidiens).

**NERFS.............**
1° Moteurs..... | Facial.
2° Sensitifs..... { 1. Nasal externe. | 4. Frontal externe. 2. Lacrymal. | 5. Sous-orbitaire. 3. Frontal interne. |
Au bord libre des paupières est le *plexus bordant* de von Mises.

# 7. CONJONCTIVE

| | |
|---|---|
| **DÉFINITION**....... | La membrane muqueuse qui réunit le globe de l'œil aux paupières. |

**DESCRIPTION**.....
- 1° Conjonctive palpébrale . { Adhérente à la face postérieure des tarses.
- 2° Conjonctive oculaire, bulbaire.... {
  - Tapissant la partie libre du bord de l'œil (c'est le limb ou anneau sclérotical).
  - En dedans, elle présente...... { 1. La caroncule lacrymale, sail rougeâtre mamelonnée. 2. Le repli semi-lunaire en croissan
- 3° Conjonctive du cul-de-sac. { Circulaire.

**STRUCTURE.**
- 1° Chorion ou derme........ { C'est un stroma conjonctif avec cellules et follicules lymphatiques plaques de Bruch.
- 2° Couche épithéliale ....
  - 1° Conjonctive palpébrale . { 1. Une couche superficielle de cellules cylindriques. 2. Une couche profonde de cellules aplaties.
  - 2° Conjonctive oculaire.... { Épithélium pavimenteux stratifié.
  - 3° Conjonctive du cul-de-sac. { Cellules cylindriques au-dessus et polyédriques a dessous.

**GLANDES**.........
1. Glandes acino-tubuleuses de Krause.
2. Glandes tubuleuses de Henle.
3. Glandes utriculaires de Manz, qui n'existent pas chez l'homme.
4. Glandes de Harder des vertébrés, dont le développement est lié à cel de la membrane clignotante.

**VAISSEAUX.**
- 1° Artères........
  - 1. Artères conjonctivales postérieu-res avec..................... { 1. Réseau sous-conjonctival. 2. Réseau terminal.
  - 2. Artères conjonctivales antérieures.
  - On peut, quant à leur distribution, les diviser en................... { 1. Territoire palpébral. 2. Territoire ciliaire.
- 2° Veines ........ { Mêmes territoires, les veines se rendant.... { 1. Celles du territoire palpébral dans la faciale et temporale superficielle. 2. Celles du territoire ciliaire dans l'ophtalmique.
- 3° Lymphatiques.. { Ils forment deux réseaux....... { 1. Superficiel ... 2. Profond...... { Avec lymphatiques efférents alla aux ganglions parotidiens et sou maxillaires.

**NERFS.**
- 1° Branches....... { 1. Lacrymal. 2. Nasal externe. | 3. Nerfs ciliaires.
- 2° Terminaisons...
  - 1. Extrémités libres........ { 1. Plexus sous-épithélial. 2. Plexus intra-épithélial.
  - 2. Corpuscules de Krause..... { En relation avec les fibres afférentes du corpuscule.

# 8. APPAREIL LACRYMAL

## I. — GLANDE LACRYMALE.

**SITUATION........** | Région antéro-supéro-externe de l'orbite.

**DESCRIPTION.....**

1° **Portion orbitaire ou glande innominée....** Logée dans la fossette lacrymale avec.........
1. Une face supéro-externe convexe.
2. Une face inféro-interne, concave.
3. Un bord antérieur tranchant.
4. Un bord postérieur épais.
5. Des extrémités arrondies.

2° **Portion palpébrale............** | Ou glande accessoire de Rosenmüller.

3° **Canaux excréteurs....**
1. Principaux (3-5).
2. Accessoires (2-5).

**STRUCTURE ......**

C'est une glande en grappe :
1. Membrane propre, formée de cellules aplaties.
2. Epithélium cubique.
3. Lunules ou croissants entre les deux couches.
4. Artères : lacrymale.
5. Veines : vont à l'ophtalmique.
6. Lymphatiques : espaces lymphatiques péri-acineux.
7. Nerfs : branche lacrymale de l'ophtalmique.

## II. — VOIES LACRYMALES.

**DÉFINITION.......** Elles conduisent les larmes de la glande lacrymale à la surface de la conjonctive qui les étale sur le globe oculaire.

**DESCRIPTION.**

1° **Lac lacrymal...** Espace très angulaire entre les deux paupières comblé par la caroncule lacrymale.

2° **Points lacrymaux......** Petits orifices au sommet des tubercules lacrymaux. Ils ne sont pas superposables.

3° **Conduits lacrymaux......**
1. Supérieur....
2. Inférieur.....
Avec............
1. Une portion verticale.
2. Une portion horizontale.

4° **Sac lacrymal...** Réservoir membraneux, du côté interne de la base de l'orbite .........
1. Face antérieure en rapport avec le tendon direct de l'orbiculaire.
2. Face postérieure en rapport avec le tendon réfléchi de l'orbiculaire et le muscle de Horner.
3. Face externe située dans le dièdre formé par ces deux faces.
4. Face interne, dans la gouttière lacrymo-nasale.
5. Extrémités...
   1. Supérieure en cul-de-sac.
   2. Inférieure ouverte dans le canal nasal.

5° **Canal nasal.....**
Creusé dans la paroi externe des fosses nasales.
Il présente sur la verticale un double écartement.....................
1. Dans le sens transversal.
2. Dans le sens antéro-postérieur.

Variétés de son orifice inférieur dans les fosses nasales.
1. Orifice prolongé en gouttière.
2. Orifice terminé par un petit cul-de-sac.
3. Orifice presque sur le plancher.
4. Orifice en bec de flûte.
5. Orifice valvulé.
6. Orifice double.

**STRUCTURE.**

Les voies lacrymales sont constituées par la *muqueuse lacrymale*.

1° **Muqueuse......**
Se continuant...
1. En haut, avec la membrane conjonctivale.
2. En bas, avec la membrane pituitaire.
On y trouve....
1. Des fibres élastiques.
2. Un épithélium pavimenteux stratifié.

2° **Glandes ........** | Ce sont des glandes muqueuses sans répartition topographique très nette.

3° **Valvules........**
Ce sont des replis muqueux transversaux rétrécissant la lumière du canal..........
1. Valvule de Bochdaleck.
2. Valvule de Rosenmüller ou de Huschke.
3. Valvule de Béraud ou de Krause.
4. Valvule de Taillefer.
5. Valvule de Hasner.

4° **Vaisseaux .. ...**
1° **Artères......**
1. Nasale.
2. Palpébrale inférieure.
2° **Veines.......**
Elles sont extrêmement nombreuses sur le canal nasal (tissu érectile).

5° **Nerfs..........** Ils viennent du rameau externe du nasal, lui-même branche de l'ophtalmique.

# II. — OREILLE

## I. — OREILLE EXTERNE

## 1. PAVILLON DE L'OREILLE

**DÉFINITION** — C'est une expansion lamelleuse située sur les parties latérales de la tête (angle céphalo-auriculaire de 20-30°).

### DESCRIPTION

**1° Face externe** —
1. Conque.
2. Hélix, repli périphérique —
   1. Racine de l'hélix.
   2. Queue de l'hélix.
   3. Gouttière de l'hélix.
3. Anthélix — Avec la fossette de l'anthélix ou fosse naviculaire.
4. Tragus.
5. Antitragus — Séparé du tragus par l'échancrure de la conque.
6. Lobule de l'oreille avec le sillon supra-lobulaire.

**2° Face interne** — Concavité de la conque.

**3° Circonférence.**

**4° Variétés** —
1. Indices auriculaires : moyens dans la race jaune.
2. Direction : oreilles en anses de Lombroso.
3. Tubercule de Darwin à la partie postéro-supérieure de l'hélix (très développé dans les races simiesques).
4. Lobule sessile et palmé.

### STRUCTURE

**1° Peau** — Mince et lisse avec :
1. Des poils.
2. Des glandes —
   1. Sébacées.
   2. Sudoripares.

**2° Muscles** —
1. Extrinsèques.
   1. Muscle auriculaire supérieur.
   2. — antérieur.
   3. — postérieur.
2. Intrinsèques.
   1. Grand muscle de l'hélix.
   2. Petit muscle de l'hélix.
   3. Muscle du tragus.
   4. — de l'antitragus.
   5. — transverse.
   6. — oblique.

**3° Ligaments** —
1. Extrinsèques. Ligament antérieur allant du tubercule zygomatique.
   1. Au tragus.
   2. A la portion antérieure de la conque.
   3. A l'apophyse de l'hélix.
2. Intrinsèques. Ils sont au nombre de quatre, allant s'insérer par leurs deux extrémités sur le pavillon.

**4° Cartilages** —
1. En avant — Apophyse ou épine de l'hélix.
2. En arrière — Languette caudale de l'hélix et de l'anthélix (avec la fissure postérieure du cartilage de l'oreille).
3. Face cranienne — Deux saillies séparées par le sillon transversal de l'oreille.

### VAISSEAUX

**1° Artères** —
1. Artères auriculaires antérieures, branches de la temporale superficielle.
2. Artères auriculaires postérieures, branche de la carotide externe, avec des —
   1. Branches contournantes.
   2. Branches perforantes.

**2° Veines** —
1. Auriculaires antérieures.
2. Auriculaires postérieures.

**3° Lymphatiques** —
1. Antérieurs — Qui sortent de la conque.
2. Postérieurs — Qui naissent des régions en arrière de la conque.
3. Inférieurs — Qui viennent du lobule.

### NERFS

**1° Rameaux moteurs** — Facial.

**2° Rameaux sensitifs** —
1. Auriculo-temporal.
2. Branche auriculaire du plexus cervical superficiel.

## 2. CONDUIT AUDITIF EXTERNE

**DIRECTION**........ | Il va de la conque à l'oreille moyenne.

**DESCRIPTION.**

- **1º Forme**......... | Aplatie d'avant en arrière.
- **2º Dimensions**..... Isthme du conduit auditif externe, à l'union du tiers moyen et du tiers interne.
- **3º Direction**....... | Oblique en dedans et en avant.
- **4º Division** ........
  - 1. Portion externe..... } Oblique en dedans et en avant.
  - 2. Portion moyenne ... } Oblique en dedans et en arrière.
  - 3. Portion interne..... } Oblique en dedans et en avant.

**RAPPORTS.**

- **1º Parois.** ..........
  - 1. Antérieure... | Articulation temporo-maxillaire.
  - 2. Postérieure.. | Apophyse mastoïde.
  - 3. Supérieure... | Étage moyen de la base du crâne.
  - 4. Inférieure.... | Loge parotidienne.
- **2º Extrémités** .....
  - 1. Externe...... | Orifice elliptique à grand axe vertical.
  - 2. Interne....... | Circulaire.

**STRUCTURE.**

- **1º Peau**...........
  - C'est la continuation de celle de la conque.
  - 1. Poils dans la portion cartilagineuse.
  - 2. Glandes......
    - 1. Sébacées dans les couches superficielles du derme.
    - 2. Sudoripares : ce sont les glandes cérumineuses formant autour de l'orifice ovalaire une véritable couronne glandulaire.
- **2º Portion fibro-cartilagineuse.**
  - 1. Lame cartilagineuse. Occupe la partie antéro-infé-rieure......
    - 1. En dedans, s'unit au conduit auditif osseux.
    - 2. En dehors, se continue avec le tragus. (Incisures de Santorini à ce niveau.)
  - 2. Lame fibreuse. | Occupe la partie postéro-supérieure.
- **3º Portion osseuse.**
  - 1. Fœtus........ Pas de conduit auditif : à sa place, cercle tympanal ouvert en avant (segment de Rivinus) et entouré d'une rainure (sulcus tympanique) pour la membrane du tympan.
  - 2. Adulte......
    - 1. Développement des portions écailleuse et tympanique.
    - 2. Formation des fissures tympano-écailleuse et tympano-mastoïdienne.
    - 3. Formation dé-finitive .....
      - 1. En haut... } Portion sous-zygo-matique de l'écaille.
      - 2. En avant. } Portion tympanique excavée.
      - 3. En arrière. | Apophyse mastoïde.

**VAISSEAUX**.......

- **1º Artères** ......
  - 1. Portion osseuse..... } Artère tympanique.
  - 2. Portion cartilagineuse. { 1. Temporale superficielle. 2. Auriculaire postérieure.
- **2º Veines**....... { 1. Groupe antérieur. 2. Groupe postérieur.
- **3º Lymphatiques.**

**NERFS**.............
- 1. Auriculo-temporal.
- 2. Branche auriculaire du plexus cervical.
- 3. Pneumogastrique (rameau auriculaire du vague).

## II. — OREILLE MOYENNE

# 1. CAISSE DU TYMPAN

### I. — PAROI SUPÉRIEURE, CRANIENNE.

**DÉFINITION**....... | C'est le « tegmen tympani ».

**ORIGINE**.......... | Elle est formée par le rocher en dedans et l'écaille temporale en dehors (suture pétro-écailleuse).

**RAPPORTS** ........ | Immédiats avec les méninges, le cerveau et le sinus pétreux supérieur.

**ANOMALIE**........ | Déhiscence spontanée du toit du tympan.

### II. — PAROI INFÉRIEURE, JUGULAIRE.

**DÉFINITION**....... | C'est le « plancher » de la caisse.

**ORIGINE**........... Elle est formée par le promontoire en dedans et en dehors par un rebord osseux où s'attache le tympan. C'est une rigole antéro-postérieure inégale et rugueuse, formée d'un système de cellules irrégulières.

**ANOMALIE**........ | Déhiscences.

### III. — PAROI ANTÉRIEURE, TUBAIRE OU CAROTIDIENNE.

**DESCRIPTION**..... On y trouve à la partie antéro-supérieure l'orifice tympanique de la trompe.

**RAPPORTS.**

1° En haut......... | Conduit du muscle du marteau.

2° En bas......... Paroi percée de trous (passage du filet carotico-tympanique) se continuant avec le plancher.

3° En avant....... Partie antéro-supérieure de la membrane du tympan avec : 1. La scissure de Glaser, tympano-écailleuse. 2. L'orifice de sortie de la corde du tympan qui s'engage dans le *canal d'Huguier*.

4° En arrière...... | Partie antérieure du promontoire.

### IV. — PAROI POSTÉRIEURE, MASTOÏDIENNE.

**DESCRIPTION**.....

On y trouve de haut en bas :
1. Le canal tympano-mastoïdien.
2. L'échancrure en selle de Politzer pour la branche horizontale de l'enclume.
3. L'orifice d'entrée de la corde du tympan.
4. La protubérance styloïde de la caisse.

### V. — PAROI INTERNE, LABYRINTHIQUE.

**DESCRIPTION.**

Elle sépare l'oreille interne de l'oreille moyenne.

1° Promontoire. Saillie mamelonnée centrale, avec au-dessus l'orifice et la gouttière du nerf de Jacobson.

2° Fenêtre ovale. | Au fond de la fossette ovale.

3° Fenêtre ronde....... Au fond de la fossala rotunda, fermée par une membrane : le tympan secondaire de Scarpa.

4° Sinus tympani de Steinbrügge.

5° Pyramide.... En arrière du sinus tympani, avec le canal de la pyramide qui loge le muscle de l'étrier.

6° Conduit du muscle du marteau.... A la partie antéro-supérieure de la paroi. C'est le *bec de cuiller* des classiques. On y distingue : 1. Une portion directe située à la fois en dedans et en dehors de la caisse. 2. Une portion réfléchie tout entière dans la caisse.

### VI. — PAROI EXTERNE, TYMPANIQUE (fermée par la membrane du tympan).

**DESCRIPTION.**

**1° Portion osseuse.** 1. Dans les 2/5 de la paroi : elle répond à la cavité supérieure de la caisse. 2. Elle est moins grande en bas.

**2° Portion membraneuse : membrane du tympan.**

1° Inclinaison. L'angle d'inclinaison de la membrane du tympan est très variable avec l'âge et la profession (musiciens). Il est en moyenne de 30 à 45°.

2° Forme..... | En entonnoir, son sommet prenant le nom d'ombilic.

3° Dimensions. 1. Diamètre : 9 à 10 millimètres. 2. Epaisseur : $0^{mm},1$.

4° Membrane flaccide de Schrapnell..
1. Cercle tympanal et sa gouttière : sulcus tympanicus.
2. Bourrelet annulaire de Gerlach.
3. Segment de Rivinus, correspondant à la partie manquante du cercle tympanal.
4. Ligaments tympano-malléolaires.
5. Forme : triangulaire.
6. Poches....... 1. Supérieure de Russak. 2. Antérieure et postérieure de Tröltsch.

**IMAGE A L'OTOSCOPE**..... Tympan couleur gris-perle, non uniforme, avec un point saillant en haut qui répond à la petite apophyse du marteau et en rayon partant de ce point une bande jaunâtre qui répond au manche du marteau. Inférieurement. Le triangle lumineux de Wilde ou cône lumineux de Politzer.

**RÉPARTITION TOPOGRAPHIQUE** — *Axes.*
- 1° **Manche du marteau..** — 1. Portion antérieure : préombilicale. 2. Portion antérieure : post-ombilicale.
- 2° **Perpendiculaire au premier...** — 1. Portion supérieure sus-ombilicale. 2. Portion inférieure : sous-ombilicale.
- D'où la formation de 4 quadrants.

**STRUCTURE**
- 1° **Couche cutanée** — Ou peau du conduit auditif externe.
- 2° **Couche fibreuse** — 1. Fibres radiées. 2. Fibres circulaires. 3. Fibres dentritiques de Grüber.
- 3° **Couche muqueuse** — Dépendant de la muqueuse de la caisse.

**VAISSEAUX SANGUINS**
- 1° **Artères** — 1. Réseau externe : Auriculaire profonde. 2. Réseau interne : 1. Artère tympanique. 2. Artère stylo-mastoïdienne.
- 2° **Veines** — 1. Réseau cutané, aboutissant à la jugulaire externe. 2. Réseau muqueux, aboutissant dans le sinus transverse.

**VAISSEAUX LYMPHATIQUES** — 1. Externes. 2. Internes. 3. Lacunes de Kessel.

**NERFS**
- 1° **Couche cutanée** — 1. Rameau de l'auriculo-temporal. 2. Rameau auriculaire du nerf vague.
- 2° **Couche muqueuse** — Nerf de Jacobson, branche du glosso-pharyngien.

---

## 2. OSSELETS

**DESCRIPTION.**
- 1° **Marteau** — 1. Tête. 2. Col. 3. Branche ou membranium. 4. Apophyses... 1. Courte, grosse, externe. 2. Longue, antérieure (apophyse grêle de Raw).
- 2° **Enclume** — 1. Corps : Cuboïde. 2. Branches : 1. Supérieure, horizontale, triangulaire. 2. Inférieure, verticale, donnant l'apophyse lenticulaire.
- 3° **Étrier** — 1. Tête. 2. Base. 3. Branches.

**STRUCTURE**
- 1° **Marteau** — 1. Tissu osseux compact. 2. Cartilage hyalin entre le périoste et l'os.
- 2° **Enclume** — Tissu compact avec cavités médullaires plus ou moins grandes.
- 3° **Étrier** — Même structure.

**UNION.**
- 1° **Des osselets entre eux** — C'est-à-dire du marteau avec l'enclume et de l'enclume avec l'étrier : ces articulations sont des diarthroses.
- 2° **Des osselets avec les parois de la caisse**
  - 1° **Marteau** — 1. Ligament supérieur ou suspenseur, descendant verticalement de la voûte de la caisse. 2. Ligament externe, plus fort. 3. Ligament antérieur, très long. 4. Ligament postérieur. Ligament axile du marteau de Helmhotz.
  - 2° **Enclume** — 1. Ligament supérieur. 2. Ligament postérieur.
  - 3° **Étrier** — Ligament annulaire de la base de l'étrier.

**MUSCLES.**
- 1° **Muscle du marteau** — Petit muscle fusiforme allant : 1. De la paroi supérieure de la portion cartilagineuse de la trompe. 2. De l'angle rentrant des deux portions pierreuse et écailleuse du temporal. 3. De la face inférieure du sphénoïde à l'extrémité supérieure du manche du marteau. Il a donc une portion antéro-interne parallèle à l'axe du rocher et une portion postéro-externe perpendiculaire à l'autre.
- 2° **Muscle de l'étrier** — Petit muscle en poire allant du fond du canal de la pyramide au col et au bord postérieur de la tête de l'étrier.

Tout se résume dans un mouvement de *sonnette.*

**ACTION.**
- 1° **Muscle du marteau** — 1. Il déplace en dedans le muscle du marteau. 2. Il déplace en dedans la base de l'étrier.
- 2° **Muscle de l'étrier** — Il attire en arrière la tête de l'étrier, mais le déplacement en dedans de l'extrémité postérieure de l'étrier est plus faible que le déplacement en dehors de son extrémité antérieure.
- **Résumé** — 1. Le muscle de l'étrier est le muscle qui écarte. 2. Le muscle du marteau est le muscle qui protége le nerf auditif contre les bruits intenses.

---

## 3. MUQUEUSE DE LA CAISSE

**DESCRIPTION**..... { Pellicule mince et transparente, adhérente au périoste, tapissant tous les osselets avec *replis muqueux* entre les osselets et les parois de la caisse.

**STRUCTURE**......

1° Épithélium .. { 1. Cellules superficielles plates là où la muqueuse est mince et peu vasculaire, cylindriques avec cils vibratiles là où elle est très vasculaire.
2. Cellules profondes, basilaires ou basales.

2° Chorion..... { Avec 2 plans superficiel et profond formés de travées fibrillaires.

3° Glandes ..... | Admises par les uns, elles sont rejetées par les autres.

---

## 4. VAISSEAUX ET NERFS

**ARTÈRES.**

1° Artère stylo-mastoïdienne.. { Branche de l'auriculaire postérieur avec : { 1. Rameau supérieur.
2. Rameau inférieur.
3. Rameau moyen.

2° Artère tympanique.... { Pénétrant par la scissure de Glaser.

3° Artère méningée moyenne...... | Branche de la maxillaire interne.

4° Artère pharyngienne. | Branche de la carotide externe.

5° Artère carotide interne.

Toutes ces branches formant un riche réseau dans le chorion muqueux.
Signalons encore le riche réseau sanguin des osselets, de Kessel.

**VEINES**............ { Nombreuses et volumineuses.
Elles aboutissent : { 1. Aux plexus pharyngien et ptérygoïdien.
2. Aux veines méningées moyennes.
3. Au sinus pétreux supérieur.
4. A la jugulaire interne.

**LYMPHATIQUES**· | Décrits par Kessel.

**NERFS**............ {
1° Moteurs..... { 1. Ganglion otique (muscle du marteau).
2. Facial (muscle de l'étrier).
2° Sensitifs et sympathiques. { 1. Nerf de Jacobson.
2. Filet carotico-tympanique.

---

## 5. CELLULES OU CAVITÉS MASTOÏDIENNES

**DESCRIPTION**..... { Il en est une beaucoup plus grande que toutes les autres : c'est l'*antre mastoïdien*.

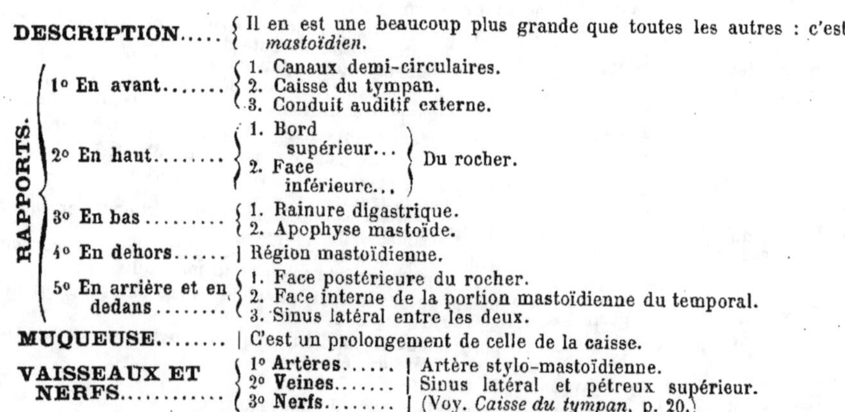

**RAPPORTS.**

1° En avant....... { 1. Canaux demi-circulaires.
2. Caisse du tympan.
3. Conduit auditif externe.

2° En haut........ { 1. Bord supérieur...
2. Face inférieure... } Du rocher.

3° En bas......... { 1. Rainure digastrique.
2. Apophyse mastoïde.

4° En dehors...... | Région mastoïdienne.

5° En arrière et en dedans........ { 1. Face postérieure du rocher.
2. Face interne de la portion mastoïdienne du temporal.
3. Sinus latéral entre les deux.

**MUQUEUSE**........ | C'est un prolongement de celle de la caisse.

**VAISSEAUX ET NERFS**............ {
1° Artères...... | Artère stylo-mastoïdienne.
2° Veines....... | Sinus latéral et pétreux supérieur.
3° Nerfs........ | (Voy. *Caisse du tympan*, p. 20.)

---

# 6. TROMPE D'EUSTACHE

**DÉFINITION**....... C'est un long conduit allant de la partie antérieure de la caisse à l'arrière-cavité des fosses nasales.

**FORME**........... Il y a deux cônes tronqués réunis par leur sommet, aplatis d'avant en arrière et de dehors en dedans. { 1. Un tympanique, osseux. 2. Un pharyngien, guttural.

**DIRECTION**....... Oblique en avant, en dedans et en bas. La portion fibro-cartilagineuse s'incline sur la portion osseuse.

**LONGUEUR**....... 35-45 millimètres.

**RAPPORTS.**

1º **Faces**..........
- 1. **Antéro-externe, répond :**
  - 1. A la scissure de Glaser.
  - 2. Au muscle péristaphylin externe.
  - 3. Au bord postérieur de l'aile interne de l'apophyse ptérygoïde.
- 2. **Postéro-interne, répond :**
  - 1. Au canal osseux carotidien.
  - 2. Au muscle péristaphylin interne.
  - 3. A la muqueuse pharyngienne.

2º **Bords**..........
- 1. **Supérieur**.... Répond au conduit du muscle du marteau.
- 2. **Inférieur**.... Répond à l'intervalle compris entre les deux muscles péristaphylins.

**ORIFICES.**

1. **Externe, tympanique** (Voy. *Caisse*, p. 20).

2. **Interne pharyngien ou pavillon de la trompe**........
- 1. **Lèvre postérieure.** Bourrelet de la trompe ou pli salpingo-pharyngien avec la fossette de Rosenmüller.
- 2. **Lèvre antérieure..** Pli salpingo-palatin avec ligament du même nom et gouttière naso-pharyngienne.
- 3. **Lèvre inférieure ..** Inclinée en bas et en arrière : c'est le pli du releveur.

**STRUCTURE** ......
- 1º **Paroi osseuse.** Temporal.
- 2º **Portion cartilagineuse de la partie postéro-interne.** C'est un large triangle avec incisures ayant la structure de cartilage hyalin ou de fibro-cartilage.
- 3º **Portion fibreuse de la partie antéro-externe de la trompe...** C'est elle qui forme le fascia salpingo-pharyngien de Tröltsch.
- 4º **Muqueuse..**
  - 1. Se continue avec la muqueuse de la caisse et du pharynx.
  - 2. Mince dans la portion osseuse de la trompe.
  - 3. Hérissée de plis.
  - 4. A épithélium cylindrique, à cils vibratils.
  - 5. Avec glandes acineuses (amygdale de la trompe ou amygdale tubaire ou de Gerlach).

**MUSCLES MOTEURS**.......
- 1. Muscle péristaphylin externe.
- 2. Muscle péristaphylin interne.

**VAISSEAUX ET NERFS**...........
- 1º **Artères**......
  - 1. Artère pharyngienne.
  - 2. Artère méningée moyenne.
  - 3. Artère vidienne.
- 2º **Veines**....... Jugulaires.
- 3º **Lymphatiques**...... Vont à une des amygdales et au voile du palais.
- 4º **Nerfs**........
  - 1º **Moteurs**.....
    - 1. Ganglion otique.
    - 2. Ganglion de Meckel.
  - 2º **Sensitifs**.....
    - 1. Nerf de Jacobson.
    - 2. Rameau pharyngien de Bock.

### III. — OREILLE INTERNE

# 1. LABYRINTHE OSSEUX

### I. — VESTIBULE OSSEUX.

**DÉFINITION**....... { C'est une cavité osseuse, creusée dans le rocher, et formant la partie centrale de l'oreille interne.

**DESCRIPTION.**

**1° Face externe...** | Elle est creusée de la fosse ovale.

**2° Face interne....** Répond au fond du conduit auditif interne. Elle présente :
1. Crête du vestibule : antéro-postérieure.
2. Fossette elliptique, au-dessus.
3. Fossette hémisphérique, au-dessous.
4. Fossette cochléaire de Reichert entre les branches de bifurcation de la crête.
5. Fossette ou gouttière sulciforme.
6. Aqueduc du vestibule.

**3° Face antérieure.** Elle répond :
1. En haut, à l'aqueduc de Fallope.
2. En bas, à la base du limaçon.

**4° Face postérieure.** | Présente, en bas, l'orifice ampullaire du canal demi-circulaire postérieur.

**5° Face supérieure (voûte)**........
1. Concave.
2. Entre deux orifices antérieurs ...
   1. Externe : canal demi-circulaire.
   2. Interne : canaux demi-circulaires, supérieur et postérieur.
3. Et deux orifices postérieurs ..
   1. Externe : canal demi-circulaire externe.
   2. Interne : canal demi-circulaire supérieur.

**6° Face inférieure (plancher)**.....
1. Orifice vestibulaire du limaçon.
2. Lame spirale.
3. Fente vestibulo-tympanique.

**TACHES CRIBLÉES**....... Orifices très petits pour les filets du nerf auditif.........
1. Tache criblée supérieure... } Fossette semi-ovoïde.
2. Tache criblée antérieure... } Fossette hémisphérique.
3. Tache criblée postérieure.. { Au niveau de l'orifice ampullaire du canal demi-circulaire postérieur.
4. Tache criblée cochléaire... } Ou tache criblée de Reichert.

### II. — CANAUX DEMI-CIRCULAIRES OSSEUX.

**SITUATION**........ | Au-dessus et en arrière du vestibule.

**NOMBRE**.......... Trois : .........
1. Supérieur.
2. Postérieur.
3. Externe.

**CARACTÈRES COMMUNS** ........
1. Tubes recourbés en arc de cercle.
2. Aplatis dans le sens latéral.
3. Coupe : elliptique.
4. Orifice ampullaire ou non-ampullaire.

**CARACTÈRES PARTICULIERS..**

**1° Situation** ....
1. Canal demi-circulaire supérieur......
   1. Vertical.
   2. Développé sur un plan perpendiculaire à l'axe du rocher.
2. Canal demi-circulaire postérieur.....
   1. Au-dessous du précédent.
   2. Vertical.
   3. Développé sur un plan parallèle à l'axe du rocher.
3. Canal demi-circulaire externe ....... { Dans l'angle dièdre formé par les deux autres.

**2° Longueur....** | C'est le postérieur le plus long.

**3° Terminaison dans la cavité vestibulaire..** { L'externe seul a deux orifices distincts : l'ampullaire et le non-ampullaire ; les autres ont leur orifice ampullaire distinct, l'autre confondu.

### III. — LIMAÇON OSSEUX (Cochlée).

**DÉFINITION** ...... | C'est la partie antérieure du labyrinthe osseux.

**FORME**............. | Conoïde.

**DIRECTION**....... | Perpendiculaire à l'axe du rocher.

**RAPPORTS**........
- 1° **En avant et en haut**...... { Face antérieure du rocher en dedans de l'hiatus de Fallope.
- 2° **En arrière**... { 1. Vestibule. 2. Conduit auditif interne.
- 3° **En dehors**... | Promontoire.
- 4° **En bas**....... | Canal carotidien.

**STRUCTURE.**

**1° Noyau ou columelle ou modiolus**......
- 1. **Surface externe** .... { C'est la paroi interne de la lame des contours........ { 1. Deux rainures parallèles par suite de l'insertion de la lame des contours. 2. Foramina modioli entre les deux.
- 2. **Base**........ { Répond à la fossette antéro-inférieure du conduit auditif interne..... { 1. Crible spiroïde de la base du limaçon. 2. Canal spiral de Rosenthal. 3. Ganglion spiral ou de Corti.
- 3. **Sommet**...... { Avec orifice circulaire et canal central pour rameau du nerf cochléen.

**2° Lame des contours** ......
Tube creux allant de la base au sommet de la columelle..
- 1. **Paroi interne, axiale**...... { 1. Mince. 2. Répond à la surface de la columelle jusqu'à son sommet.
- 2. **Paroi externe, périphérique.** { Continu son trajet spiroïde au delà du sommet de la columelle : c'est la coupole du limaçon. Présentant en outre. { 1. Le cône infundibulaire. 2. La lamelle semi-infundibuliforme de la lame des contours.

**3° Lame spirale**....
Naît du plancher du vestibule, au-dessus de la fenêtre ronde.
- 1° **Faces**........ { 1. Postérieure, vestibulaire. 2. Antérieure, regardant le sommet du limaçon et semée de crêtes.
- 2° **Bords**....... { 1. **Interne** ...... { Avec saillies connues sous le nom de colonnes de la rampe tympanique. / 2. **Externe**...... { 1. Mince. 2. N'arrivant pas au contact de la lame des contours.
Crochet terminal de la lame spirale : c'est le *bec ou rostrum*.

**4° Rampes du limaçon**.......
C'est la lame spirale complétée en dehors par la lame spirale membraneuse, cloison ou septum allant d'une paroi à l'autre du tube cochléaire.
On distingue.... { 1. La rampe vestibulaire. 2. La rampe tympanique.

**5° Aqueduc du limaçon**.......
C'est un conduit reliant le limaçon à l'écorce du rocher. Il a 10 millimètres de longueur et est complété par les *canalicules accessoires* de Siebenmann.

### IV. — CONDUIT AUDITIF INTERNE.

**DÉFINITION**....... | C'est un canal osseux allant de la base du rocher au labyrinthe.

**DESCRIPTION** ....
- 1. **Étage supérieur**.. { Avec crête verticale limitant ... { 1. La fossette antérieure ou faciale. 2. La fossette postérieure ou vestibulaire supérieure.
- 2. **Étage inférieur**... { Avec crête limitant également deux fossettes.... { 1. Fossette antérieure, cochléenne (crible spiroïde). 2. Fossette postérieure ou vestibulaire inférieure avec le foramen singulare de Morgagni.

# 2. LABYRINTHE MEMBRANEUX

## I. — VESTIBULE MEMBRANEUX.

Il est formé de deux vésicules :

**FORMATION.**

**1° Utricule** — Ou partie supérieure ou vestibule.
C'est une vésicule allongée d'avant en arrière, aplatie transversalement, ne venant pas jusqu'au contact de l'étrier.
A signaler : la tache acoustique de l'utricule.

**2° Saccule** — Ou partie inférieure du vestibule.
C'est une vésicule arrondie beaucoup plus petite que l'utricule.
A signaler : la tache acoustique du saccule.

**3° Portion initiale du canal cochléaire** — Commence à la fossette cochléaire de Reichert, se dirige en avant et est relié au saccule par le *canal de Hensen.*

**4° Canal endolymphatique de Basse** — C'est le canal de communication entre les deux vésicules.

**STRUCTURE**

1. **Tunique conjonctive.** Avec — 1. Une couche périostique. 2. Une couche fibreuse propre.

2. **Tunique épithéliale.** Avec une seule rangée de cellules hautes — 1. Cellules basales. 2. Cellules de soutien. 3. Cellules sensorielles en forme de dés à coudre.

## II. — CANAUX DEMI-CIRCULAIRES MEMBRANEUX.

**DÉFINITION** — Ils sont à l'intérieur des canaux demi-circulaires osseux.

**DESCRIPTION** — Ils nous offrent : 1. Une extrémité ampullaire. 2. Une extrémité non ampullaire.
Et dans leur intérieur des saillies ou crêtes acoustiques avec le planum semi-lunaire de Steifencand.

**STRUCTURE** — C'est celle des vésicules.

## III. — LIMAÇON MEMBRANEUX (Canal cochléaire).

**DESCRIPTION** — Long canal en spirale appelé canal cochléaire, complétant la cloison osseuse de la lame spirale et séparant ainsi les deux rampes tympanique et vestibulaire.

**STRUCTURE.**

**1° Ligament spiral avec**
1. Une face externe, arrondie.
2. Une face interne — 1. Libre. 2. Rugueuse.
Elle présente en effet : 1. La crête d'insertion de la membrane basilaire. 2. Le bourrelet du ligament spiral. 3. La crête d'insertion de la membrane de Reissner. 4. Entre les deux dernières formations : le sillon spiral externe et la bande vasculaire de Corti.

**2° Bandelette sillonnée** — C'est la portion épaissie du périoste en rapport avec la lame spirale.
1. Face antérieure — Elle présente des saillies ou dents auditives de Huschke avec sillons interdentaires.
2. Face postérieure — Adhère à la lame spirale.
3. Face externe — Forme le sillon spiral interne avec : 1. Une lèvre vestibulaire. 2. Une lèvre tympanique. Avec les foramina nervina.

**3° Membrane de Reissner** — Va de la face antérieure de la lame spirale à la partie antérieure du ligament spiral.

**4° Membrane basilaire** — C'est la paroi postérieure du canal cochléaire.
Elle présente — 1. Une zone interne, lisse avec le vaisseau spirale. 2. Une zone externe, striée, pectinée avec rayures transversales.

**5° Épithélium du canal cochléaire.** — Épithélium d'abord aplati, polyédrique, puis cylindrique.

STRUCTURE (Suite).

Différenciation de l'épithélium de revêtement du canal cochléaire.

**STRUCTURE** *(Suite).*

**6° Organe de Corti.**

**1. Arcades de Corti......**
Occupant la partie moyenne, et formant une longue galerie couverte : le tunnel de Corti, avec.........
- 1. Un pilier interne..
  - 1. Corps aplati transversalement..
  - 2. Base élargie.
  - 3. Tête renflée.
- 2. Un pilier externe..
  - Corps, base et tête, et d'où se détache l'apophyse du pilier externe.

**2. Cellules épitheliales.**
- 1. Cellules sensorielles ou auditives ou ciliées.....
  - Cylindriques en forme de dés à coudre avec cils auditifs.
- 2. Cellules de Deiters.....
  - Fusiformes avec deux prolongements.......
    - 1. Périphérique.
    - 2. Central.
- 3. Cellules de Claudius....
  - Cylindriques non ciliées se divisant en.......
    - 1. Externes.
    - 2. Internes.

**3. Membrane réticulaire.** Avec figures : les phalanges et ronds ou anneaux de Lœwenberg.

**4. Membrane de Corti...**
- 1. De formation cuticulaire.
- 2. Recouvrant l'organe de Corti.

### IV. — LIQUIDES DE L'OREILLE INTERNE.

Ces liquides correspondent aux humeurs de Valsalva et de Scarpa.

**ENDOLYMPHE...**
Incolore et fluide.
Contenu dans...
- 1. L'utricule.
- 2. Le saccule.
- 3. Les trois canaux demi-circulaires.
- 4. Le canal cochléaire.

**PÉRILYMPHE....**
Contenu dans l'espace compris entre les parties molles du labyrinthe membraneux et les parois du labyrinthe osseux.

### V. — TERMINAISONS NERVEUSES DU NERF AUDITIF.

**FILET COCHLÉAIRE..**
Il passe par le crible spiral de la base du limaçon et se met en rapport avec le ganglion de Corti, qui remplit le canal de Rosenthal, puis se termine sur les piliers internes de l'organe de Corti en un plexus spiral externe d'où partent des fibres internes et externes qui vont former les plexus spiraux externes.
A signaler le rameau vestibulaire du nerf cochléen, auquel est annexé le ganglion de Bœttcher.

**FILET VESTIBULAIRE..**
Avec trois rameaux......
- 1° **Supérieur ...**
  - 1. Nerf utriculaire.
  - 2. Nerf ampullaire supérieur.
  - 3. Nerf ampullaire externe.
- 2° **Inférieur....** | Nerf sacculaire.
- 3° **Postérieur...** | Nerf ampullaire postérieur.

A ce nerf est annexé le ganglion de Scarpa et le nerf lui-même se termine par le plexus basal de Ranvier.

### VI. — VAISSEAUX.

**ARTÈRES..........**
- 1° **Artère auditive interne.........**
  - 1. Branche vestibulaire.
  - 2. Branche cochléenne.
- 2° **Artère du limaçon osseux.**

**VEINES............**
- 1. Veine auditive interne.
- 2. Veine de l'aqueduc du vestibule.
- 3. Veine de l'aqueduc du limaçon.

**LYMPHATIQUES.**
Il n'existe que des espaces lymphatiques en connexion avec les espaces sous-arachnoïdiens.

# III. — NEZ ET FOSSES NASALES

## 1. NEZ

**DESCRIPTION.**

- **1º Faces** . . . . . . . . .
  - **1. Latérales** . . . .
    - 1. Planes.
    - 2. Triangulaires.
    - 3. Mobiles inférieurement (ailes du nez).
  - **2. Postérieure** . . | Gouttières logeant la cloison.

- **2º Bords** . . . . . . . . . .
  - **1. Latéraux** . . . .
    - 1. Sillon naso-palpébral.
    - 2. Sillon naso-génien.
    - 3. Sillon naso-labial.
  - **2. Antérieurs** . . .
    - 1. Dos du nez : en haut.
    - 2. Lobe du nez : en bas.
  - **Variétés** . . . . . . . .
    - 1. Nez droit.
    - 2. Nez aquilin.
    - 3. Nez busqué.
    - 4. Nez retroussé.

- **3º Base** . . . . . . . . . . .
  - 1. Sous-cloison.
  - 2. Orifices inférieurs des narines . . . . . .
    - 1. Antéro-postérieurs dans la race blanche.
    - 2. Obliques dans la race jaune.
    - 3. Transversaux dans la race nègre.

- **4º Sommet** ou **racine** . . . . . . . . | Séparé du glabelle par une dépression (sauf dans les nez grecs).

**INDICE NASAL** . . .

Rapport centésimal de la largeur à la hauteur du nez.
- On distingue . . .
  - 1. Un indice nasal craniométrique.
  - 2. Un indice nasal céphalométrique.
- Suivant cet indice, on a : .
  - 1. Les leptorhyniens à indices petits : race blanche.
  - 2. Les mésorhiniens à indices moyens : race jaune.
  - 3. Les platyrhiniens à indices larges : race nègre.

**STRUCTURE.**

- **1º Peau** . . . . . . . . . .
  - 1. Épaisse et très adhérente au niveau de l'aile du nez.
  - 2. Nombreuses glandes sébacées (nez piqueté).
- **2º Muscles** . . . . . . . | Ce sont des constricteurs ou des dilatateurs de l'aile du nez (Voy. t. I, p. 78).
- **3º Squelette** . . . . . . .
  - **1. Os** . . . . . . . . . . .
    - 1. Os propres du nez.
    - 2. Branche montante du maxillaire supérieur.
    - 3. Bord antérieur de l'apophyse palatine du maxillaire.
  - **2. Cartilages** . . . .
    - 1. Latéraux (2).
    - 2. De l'aile du nez.
    - 3. Accessoires situés entre les précédents . . . .
      - 1. Cartilages carrés.
      - 2. Cartilages sésamoïdes.
      - 3. Cartilages vomériens de Huschke.
    - 4. De la cloison médiane, entre le vomer et la lame perpendiculaire de l'ethmoïde.
  - **3. Membrane fibreuse** . . . . . . . . . . . | Dépendance du périoste.
- **4º Muqueuse** . . . . . . | (Voy., plus loin, la description de la muqueuse pituitaire.)
- **5º Vaisseaux** . . . . . . .
  - **1. Artères** . . . . . .
    - 1. Faciale.
    - 2. Ophtalmique.
  - **2. Veines** . . . . . . | Même trajet.
  - **3. Lymphatiques.** | Riche réseau sur les ailes.
- **6º Nerfs** . . . . . . . . . .
  - 1. Moteur : facial.
  - 2. Sensitif : trijumeau . . . .
    - 1. Nasal externe.
    - 2. Sous-orbitaire.
    - 3. Naso-lobaire.

# 2. FOSSES NASALES

## I. — NARINES.

**DÉFINITION**....... | C'est la partie antérieure ou vestibule des fosses nasales.

**DESCRIPTION.**

1° **Paroi externe**... { 1. Couverte de poils en bas.
{ 2. Répondant à la branche externe du cartilage de l'aile du nez.

2° **Paroi interne**... { 1. Couverte de poils en bas (vibrisses).
{ 2. Répondant... { 1. À la branche interne du cartilage de l'aile du nez.
{ 2. Au cartilage de la cloison.

3° **Extrémité antérieure**.............. | Ventricule du lobe du nez.

4° **Extrémité postérieure**............ | Arrondie.

5° **Orifice inférieur**................. | Ouvert à l'extérieur.

6° **Orifice supérieur**..... { 1. Très étroit.
{ 2. Où la peau se continue *brusquement* avec la muqueuse.

## II. — MEMBRANE OU MUQUEUSE PITUITAIRE.

**SITUATION**........ | Elle tapisse toutes les parois des fosses nasales.

**ÉPAISSEUR**....... | Variable, de 1 à 3 millimètres.

**CONSISTANCE**.... | Molle.

**COLORATION**..... { 1. Jaunâtre en haut.
{ 2. Rosée et rouge en bas.

**ADHÉRENCE**...... | Assez intime.

**DESCRIPTION.**

1° **Paroi supérieure.** { Elle tapisse..... { 1. Le corps du sphénoïde. | 4. Les os propres du nez.
{ 2. La lame criblée ethmoï- | 5. L'angle des cartilages du
{ dale. | nez et des cartilages de
{ 3. L'épine nasale frontale. | la cloison.

2° **Plancher**........ { Où la pituitaire descend dans le conduit palatin antérieur.
{ Chez les animaux qui possèdent un *canal incisif*, il y a communication
{ entre la muqueuse palatine et pituitaire.

3° **Paroi externe**...

La pituitaire tapisse........ { 1. La face interne du cornet supérieur.
{ 2. La paroi externe du méat supérieur.
{ 3. Les cellules ethmoïdales.
{ 4. Le cornet moyen,
{ 5. Le sinus maxillaire.
{ 6. L'infundibulum et le sinus frontal.

Par quel orifice la pituitaire pénètre-t-elle dans le sinus maxillaire ?

Il faut savoir que le sinus maxillaire qui, sur le squelette, laisse passer l'extrémité de l'index, est considérablement rétréci chez le vivant par l'apophyse unciforme de l'ethmoïde qui délimite avec les bords du sinus trois orifices : ........

1° Un antéro-supérieur. | Sous l'apophyse.

2° Un postérieur....... | En arrière de l'apophyse.

3° Un antéro-supérieur. { Au-dessus de l'apophyse : ce dernier étant le seul que ne comble pas la muqueuse et par où se fait par conséquent la communication.

Signalons également la continuation de la pituitaire avec la muqueuse du conduit lacrymonasal et conjonctivale, par le canal nasal qui s'ouvre dans le méat inférieur.

4° **Paroi interne**.. { C'est là qu'on trouve à la partie antéro-inférieure un petit orifice (au-dessus du conduit naso-palatin) qui conduit chez certains mammifères à l'organe de Jacobson : c'est la glande de la cloison de Gegenbauer.

5° **Orifices**......... { 1° **Antérieur**... | C'est l'orifice postérieur des narines.
{ 2° **Postérieur**... { Où la muqueuse se continue avec la muqueuse des régions voisines.

**STRUCTURE.**

- **Muqueuse proprement dite.**
  - 1° Couche profonde ou chorion ....
    - 1. Fibres conjonctives. } Entre-croisées.
    - 2. Fibres élastiques.... }
    - 3. Tissu adénoïde de Zuckerkandl.
  - 2° Couche superficielle ou épithéliale.
    - 1. Cellules épithéliales proprement dites.......
      - 1. Cylindriques.
      - 2. A cils vibratiles.
      - 3. Avec gros noyau au centre.
      - 4. Avec granulations.
      - 5. Avec prolongements inférieurs s'anastomosant en plexus.
    - 2. Cellules olfactives ou cellules de Schultze ...
      - Éléments sensoriels avec.....
        - 1. Noyau central.
        - 2. Prolongement central muni de renflements ovoïdes
        - 3. Prolongement périphérique, véritable bâtonnet avec plateau cilié.
    - 3. Cellules basales ....
      - 1. Étoilées.
      - 2. Anastomosées.

**RÉPARTITION TOPOGRAPHIQUE DE CES CELLULES .....**

- 1. Cellules épithéliales.
  - On les trouve dans les deux régions olfactive et anolfactive.
- 2. Cellules olfactives.
  - Seulement dans la moitié supérieure des fosses nasales.

**GLANDES.**

- 1° Région olfactive ......
  - Glandes ........
    - 1. En grappe, pour les uns.
    - 2. En tube, pour les autres.
- 2° Région respiratoire....
  - Ce sont des glandes en grappe, glandes en épi et globuleuses de Sappey.
- 3° Région sinusienne ....
  - Glandes en grappe et en tube (glande rameuse de Sappey).

**VAISSEAUX.**

- 1° Artères.........
  - 1. Les deux artères ethmoïdales.
  - 2. Sphéno-palatine, branche terminale de la maxillaire interne.
  - 3. Nasale postérieure.
  - 4. Sous-orbitaire.
  - 5. Ptérygo-palatine.
  - 6. Faciale.
- 2° Veines.........
  - 1. Groupe antérieur.
  - 2. Groupe postérieur.
  - 3. Groupe supérieur.
  - C'est surtout sur les trois cornets qu'on observe une riche circulation veineuse, véritable tissu caverneux qu'on a appelé par comparaison corps caverneux de la pituitaire avec nervi erigentes du ganglion sphéno-palatin.
- 3° Lymphatiques..
  - Il y a de nombreux canaux lymphatiques, diverticules des cavités arachnoïdienne et sous-arachnoïdienne : ce sont les canaux périneuraux ou gaines périneurales d'Axel Key et Retzius.

**NERFS.**

- 1° Sensibilité générale ......
  - Trijumeau. ....
    - 1. Nasal interne.
    - 2. Sphéno-palatin interne.
    - 3. Sphéno-palatin externe.
    - 4. Nasal postérieur.
    - 5. Ptérygo-palatin.
- 2° Sensibilité spéciale.......
  - Olfactif.. ......
    - Les faisceaux de fibres nerveuses se dirigent vers l'épithélium et se divisent au-dessous de la vitrée en fibrilles terminales qui entrent dans l'épithélium en suivant un trajet divergent et se continuent finalement avec le prolongement central des cellules sensorielles.

# IV. — LANGUE

## 1. LANGUE

**DESCRIPTION.**

- **DÉFINITION ......** | Organe musculaire du sens du goût.
- 1° Face supérieure dorsale........
  - Avec ses trois replis glosso-épiglottiques.
- 2° Face inférieure..
  - Frein ou filet sur la ligne médiane.
    - Avec, en arrière :
    - 1. Une éminence où débouchent les conduits de Warthon.
    - 2. Embouchure des conduits de la glande sublinguale.
- 3° Bords.......... | Arrondis, répondant aux arcades dentaires.
- 4° Base............ | Large et épaisse.
- 5° Pointe ou sommet.......
  - 1. Mince.
  - 2. Aplatie de haut en bas.

**STRUCTURE.**

**1° Squelette.**

- **1. Os hyoïde ..** | Voy. t. I, p. 21.
- **2. Membrane hyo-glossienne** } Va du corps de l'os hyoïde aux faisceaux musculaires de la langue.
- **3. Septum lingual ou médian...** } En forme de faux placée entre les deux muscles génio-glosses.

**2° Muscles.**

**A. Muscles extrinsèques.**

- **1° Muscle génio-glosse...** C'est le plus volumineux.
  - **1. Insertions...**
    - 1. Antérieure ... | Apophyse géni supérieure.
    - 2. Postérieure..
      - 1. Faisceaux postérieurs : os hyoïde.
      - 2. Faisceaux antérieurs : fossette de la langue.
      - 3. Faisceaux moyens : face profonde de la muqueuse.
  - **2. Action.......** Pelotonne la langue et l'applique fortement sur le plancher de la bouche.

- **2° Muscle stylo-glosse...** Long et grêle.
  - **1. Insertions...**
    - 1. Supérieure...
      - 1. Face antéro-externe de la pointe de l'apophyse styloïde.
      - 2. Portion élevée du ligament stylo-maxillaire.
    - 2. Inférieure....
      - 1. Faisceaux inférieurs. Se continuent avec les faisceaux du lingual inférieur et du génio-glosse.
      - 2. Faisceaux moyens... Longent le bord de la langue jusqu'à la pointe.
      - 3. Faisceaux supérieurs Se terminent sur le septum lingual.
  - **2. Action.......** Porte la langue en haut et en arrière, l'appliquant sur le voile du palais.

- **3° Muscle hyo-glosse ..** Mince, quadrilatère.
  - **1. Insertions...**
    - 1° En bas.......
      - 1. Bord supérieur de l'os hyoïde (basio-glosse).
      - 2. Lèvre externe de la grande corne (cérato-glosse).
    - 2° En haut...... Septum médian, de la base de la langue à la pointe.
  - **2. Action.......** | Abaisseur de la langue.

- **4° Muscle palato-glosse (glosso-staphylin).**
  - **1. Insertions...**
    - 1. Supérieure... Face inférieure du voile du palais.
    - 2. Inférieure.... Se confond avec les fibres du pharyngo-glosse.
  - **2. Action.......** | Porte la langue en haut et en arrière.

- **5° Muscle pharyngo-glosse ..**
  - **1. Insertions..** Ce sont des faisceaux supérieurs et inférieurs allant du constricteur supérieur du pharynx aux côtés de la langue.
  - **2. Action.......** | Porte la langue en arrière et en haut.

- **6° Muscle amygdalo-glosse...**
  - **1. Insertions...** Va de l'aponévrose pharyngienne juxta-amygdalienne à la base de la langue qu'il bride.
  - **2. Action.......** | Applique la base de la langue contre le voile du palais.

- **7° Muscle lingual supérieur.**
  - **1. Insertions...** Il va du repli glosso-épiglottique médian et des petites cornes de l'os hyoïde à la portion moyenne et la pointe de la langue.
  - **2. Action.......** | C'est un muscle élévateur et rétracteur de la pointe.

- **8° Muscle lingual inférieur.**
  - **1. Insertions...** Il va des petites cornes de l'os hyoïde à la face profonde de la muqueuse de la pointe de la langue.
  - **2. Action.......** | C'est un abaisseur et rétracteur de la pointe.

**B. Muscle intrinsèque .**

- **9° Muscle transverse ...**
  - **1. Insertions...** Il va transversalement de la ligne médiane aux bords de la langue.
  - **2. Action.......** | Il arrondit la langue et l'effile.

**3° Vaisseaux ......**

- **1° Artères......**
  - 1. Linguale.
  - 2. Palatine.
  - 3. Pharyngienne inférieure.
- **2° Veines ......** Veine linguale allant se jeter dans la jugulaire interne.

**4° Nerfs...........**

- 1. Facial (rameau lingual).
- 2. Grand hypoglosse, véritable nerf moteur.

# 2. MUQUEUSE LINGUALE

**DÉFINITION** ...... | C'est l'étui du corps musculaire de la langue. *Papilles* (Malpighi, 1665).

**CONSISTANCE**.... | Elle est très grande surtout au niveau du tiers moyen de la face dorsale.

**ÉPAISSEUR**........ | Mince à la face inférieure.

**COLORATION** .... { 1. Rougeâtre à la face supérieure.
{ 2. Rosée à la face inférieure.

**VARIÉTÉS.**
- 1° Papilles caliciformes, { 1. Mamelon central.
  { 2. Bourrelet circulaire ou vallum.
  { 3. Rigole circulaire ou fossé.
- 2° Papilles fongiformes... } Par suite de leur ressemblance avec un champignon.
- 3° Papilles filiformes ..... } Avec élevures cylindro-coniques.
- 4° Papilles foliées . | Peu nettes chez l'homme.
- 5° Papilles hémisphériques.

**RÉPARTITION TOPOGRAPHIQUE**
- 1° Papilles caliciformes (9-11).. ..... { A la réunion du tiers postérieur et des deux tiers antérieurs de la face dorsale de la langue. *V lingual*, trou borgne ou foramen cæcum.
- 2° Papilles fongiformes (150-200). | En avant du V lingual.
- 3° Papilles filiformes........... | Face dorsale en avant du V.
- 4° Papilles foliées............,.... | Partie postérieure des bords.
- 5° Papilles hémisphériques..... | Toute l'étendue de la muqueuse.

**STRUCTURE.**
- 1° Muqueuse proprement dite.
  - 1. Couche profonde ou chorion. { Formée de faisceaux conjonctivo-élastiques.
  - 2. Couche superficielle, épithéliale...... { 1. Cellules prismatiques. } { 2. — polyédriques. } Disposées en trois couches. { 3. — lamelliformes. }
- 2° Glandes .........
  - 1° Glandes folliculeuses. { En arrière du V, sous forme de saillies hémisphériques.
  - 2° Glandes muqueuses ; glandes en grappe...... { 1. Groupe antéro-inférieur ou de la pointe : c'est la glande de Blandin ou de Nühn.
  { 2. Groupe latéral ou des bords : c'est la glande de Weber.
  { 3. Groupe postérieur, en arrière du V lingual.

**VAISSEAUX.**
- 1° Artères......... { 1. Dorsale de la langue.
  { 2. Ranine.
- 2° Veines ......... | Elles aboutissent toutes à la jugulaire interne.
- 3° Lymphatiques...
  - 1° Réseaux..... { 1. Intrapapillaire.
  { 2. Sous-papillaire.
  - 2° Troncs....... { 1. Antérieurs (ganglions de la région moyenne du cou).
  { 2. Postérieurs (ganglions préjugulaires).

**NERFS.**
- 1° Troncs .........
  - 1. Lingual (branche du trijumeau.....................) { Innerve les deux tiers antérieurs de la muqueuse.
  - 2. Glosso-pharyngien (9e paire cranienne)................... } Innerve la région située en arrière du V.
  - 3. Laryngé supérieur (branche du pneumogastrique)....... { Innerve la région muqueuse avoisinant l'épiglotte.
- 2° Terminaisons.
  - 1. Extrémités libres.
  - 2. Corpuscules de Pacini et Krause.
  - 3. Corpuscules du goût : bourgeons du goût ou bourgeons gustatifs......
    - 1. *Description* .. { Ce sont des corps en forme de bouteilles ou de tranche de melon avec noyau et en haut le pore et les poils gustatifs.
    - 2. *Structure* .... { 1. Cellules de soutènement ou recouvrantes.
    { 2. Cellules gustatives ou sensorielles avec : { 1. Noyau. { 2. Prolongement central. { 3. Prolongement périphérique pourvu d'un cil.
    On trouve encore de petits renflements en boutons terminaux et un riche réseau fibrillaire péricorpusculaire.

# V. — PEAU ET ANNEXES DE LA PEAU

## 1. PEAU

**DÉFINITION** ...... | C'est la membrane qui recouvre tout le corps (tégument externe).
**ÉTENDUE** ......... | Elle est plus grande que celle du corps, par suite des saillies et des replis.
**ÉPAISSEUR** ....... | Un demi à 2 millimètres.
**RÉSISTANCE** ...... | Très grande, par suite de ses fibres conjonctivo-élastiques.

**COLORATION** ....

- Variable avec :..
  - 1. Les âges.
  - 2. Les régions.
  - 3. Les races ; d'où une division naturelle en races ..........
    - 1. Blanches.
    - 2. Jaunes.
    - 3. Noires.
- A quoi est-elle due? ..........
  - 1. A l'hématine.
  - 2. A la mélanine.

**DESCRIPTION** .....

- 1° Face superficielle..
  - 1. Saillies. .....
    - 1. Permanentes.
    - 2. Temporaires (chair de poule).
  - 2. Sillons interpapillaires et plis ........
    - 1. Musculaires.
    - 2. Articulaires (lignes de la main). Il y a 10 variétés de lignes pour le pouce et 7 pour le gros orteil.
    - 3. Séniles.
  - 3. Orifices ......
    - 1. Pileux.
    - 2. Sébacés.
    - 3. Sudoripares.
- 2° Face profonde .....
  - 1. Pannicule adipeux, très riche en certaines régions.
  - 2. Fascia superficialis.
  - 3. Vaisseaux et nerfs superficiels.
  - 4. Bourses séreuses sous-cutanées.
    - 1. Normales.
    - 2. Accidentelles.
    - 3. Professionnelles.
  - 5. Muscles peauciers...
    - 1. Fibres musculaires lisses. .....
      - 1. Muscle sous-aréolaire.
      - 2. Muscle périnéal superficiel.
      - 3. Muscle péripénien.
      - 4. Muscle dartoïque.
    - 2. Fibres musculaires striées.

**STRUCTURE** ......

- 1° Derme.......
  - 1. Description.
    - 1. Face profonde, répondant au tissu cellulo-graisseux sous-cutané.
    - 2. Face superficielle avec papilles [Malpighi (1664)].
      - 1. Papilles simples à un seul sommet.
      - 2. Papilles composées à deux ou trois sommets formant les *crêtes dermiques*, les unes étant vasculaires, les autres nerveuses.
  - 2. Structure...
    - 1. Tissu conjonctif ..
      - 1. Faisceaux feutrés.
      - 2. Cellules fixes.
      - 3. Leucocytes.
    - 2. Tissu élastique.
    - 3. Fibres musculaires lisses (muscles redresseurs des poils de Kölliker).
    - 4. Tissu adipeux.

C'est la couche la plus superficielle.

**STRUCTURE** (*Suite*). — **2° Épiderme.**

**1° Description.**
- 1. Face superficielle avec.......
  - 1. Saillies.
  - 2. Plis.
  - 3. Orifices.
- 2. Face profonde avec prolongements épithéliaux qu'on peut bien voir par la macération dans l'eau.

**2° Structure...**
- 1. Couche basilaire (*Couche généra-trice* de Remy)............... Formée d'une seule rangée de cellules prismatiques.
- 2. Couche de Malpighi....
  - Synonymie......
    - 1. Stratum malpighien.
    - 2. Corps muqueux de Malpighi.
    - 3. Couche rétiforme de Renaut.
  - Formée de plusieurs couches de cellules polyédriques, aplaties : ce sont les cellules...........
    - 1. Dentelées.
    - 2. A piquants.
    - 3. A pointes.
- 3. Couche granuleuse ou stratum granulosum.... Formée de 2-3 rangées de cellules aplaties avec granulations d'éléidine. C'est la couche kératogène de Ranvier.
- 4. Couche transparente ou stratum lucidum ............... Avec cellules aplaties, à noyau atrophié.
- 5. Couche cornée ou stratum corneum..................... Couche la plus superficielle : c'est la couche *desquamante* de Renaut.

**VAISSEAUX.......**
- 1° Artères......
  - 1. Réseau sous-dermique.
  - 2. Réseau sous-papillaire (bouquets papillaires).
- 2° Veines....... Réseau sous-papillaire.
- 3° Lymphatiques Réseau sous-papillaire, chaque papille ne possédant qu'un seul lymphatique.

**NERFS.**
- 1° Terminaisons nerveuses sous-dermiques : Corpuscules de Pacini-Vater (1741-1836)............ Corpuscules ovoïdes formés de deux parties :
  - 1. Une enveloppe conjonctive, continuation du périnèvre.
  - 2. Une cavité centrale (masse centrale) formée des cellules de la massue de Krause.
  - 3. Nerf afférent avec ses boutons terminaux.
- 2° Terminaisons nerveuses intra-dermiques : Corpuscules de Meissner ou corpuscules du tact............
  - Qu'on rencontre seulement aux extrémités des membres.
  - 1. Ce sont de petits corps olivaires présentant des cellules propres (cellules interstitielles ou tactiles). Le nerf afférent, d'abord revêtu de myéline, pénètre dans le corpuscule, puis bientôt reste à nu sans myéline en présentant des disques tactiles en rapport avec les cellules interstitielles.
  - 2. Des étranglements annulaires peuvent partir des bouquets de cylindraxes.
  - 3. On rencontre des variétés dans les corpuscules du tact. Il y en a......................
    - 1. D'unisegmentaires.
    - 2. De bisegmentaires.
    - 3. De trisegmentaires.
- 3° Terminaisons nerveuses intra-épidermiques..................... Avec boutons nerveux terminaux en rapport avec les cellules de Langherans (1868).

---

## 2. GLANDES SÉBACÉES

**DÉFINITION.......** Glandes en grappe des couches superficielles du derme sécrétant le sébum.

**DESCRIPTION.....**
- 1er groupe de glandes pileuses, les plus nombreuses.
- 2e groupe de glandes ouvertes à la peau, sans poils.
- 3e groupe mixte de glandes s'ouvrant directement à la peau, mais laissant passer un poil.

**DIVISION ..........** Elles présentent deux portions :
- 1. Une partie sécrétante ou glande proprement dite.
- 2. Un canal excréteur.

**STRUCTURE.**
- 1° Paroi propre.... Ou membrane limitante, mince.
- 2° Cellules épithéliales .... Remplissant le cul-de-sac glandulaire.
  - Types divers...
    - 1. Petites cellules polyédriques avec rares granulations graisseuses et noyau très visible.
    - 2. Cellules plus grandes avec granulations et noyau peu visible.
    - 3. Cellules remplies de graisse.
    - 4. Cellules qui ont perdu beaucoup de graisse.

# 3. GLANDES SUDORIPARES

**DÉFINITION.......** Ce sont des glandes à long tube et à extrémité s'ouvrant à la peau pour y déverser leur produit de sécrétion : la sueur.

**DESCRIPTION.....**
- **1° Glomérule glandulaire...** C'est le tube pelotonné sur lui-même et logé dans les couches profondes du derme. Il y en a de gros, de moyens et de petits.
- **2° Conduit excréteur....** Il est perpendiculaire à la surface et ne devient sinueux, en tire-bouchon, qu'à sa sortie de la couche de Malpighi.

**STRUCTURE.**

**1° Glomérule.**
1. Membrane propre ou limitante. | Amorphe.
2. Couche musculaire. | Formée de fibres musculaires...
   1. Résultant de la transformation de cellules épithéliales.
   2. Sans contiguïté.
   3. Unies à la membrane propre par des pointes.
3. Couche épithéliale. | Avec seule rangée de cellules prismatiques striées avec gros noyau.

**2° Conduit excréteur......**
1. Tunique conjonctive.
2. Membrane propre.
3. Couche de cellules épithéliales en deux rangées.

**3° Vaisseaux.......**
- 1° Artères et veines....... | Riche réseau capillaire à mailles polygonales périglomérulaires.
- 2° Lymphatiques | Se jetant dans le réseau sous-papillaire.

**4° Nerfs..........** Ils forment un riche réseau périglomérulaire, mais dont on ne sait pas encore exactement le rôle.

**VARIÉTÉS.**
- **1° Glandes sudoripares de l'aisselle..** | De grand volume.
- **2° Glandes cérumineuses du conduit auditif externe ...................** Sécrétant le cérumen.
- **3° Glandes ciliaires ou glandes de Moll (1857), de l'épaisseur des paupières......**
  - Venant s'ouvrir au bord libre.
  - Il y en a trois variétés .....
    1. Glandes simples, droites, non contournées.
    2. Glandes en zigzag.
    3. Glandes en *S* italique.

---

# 4. ONGLES

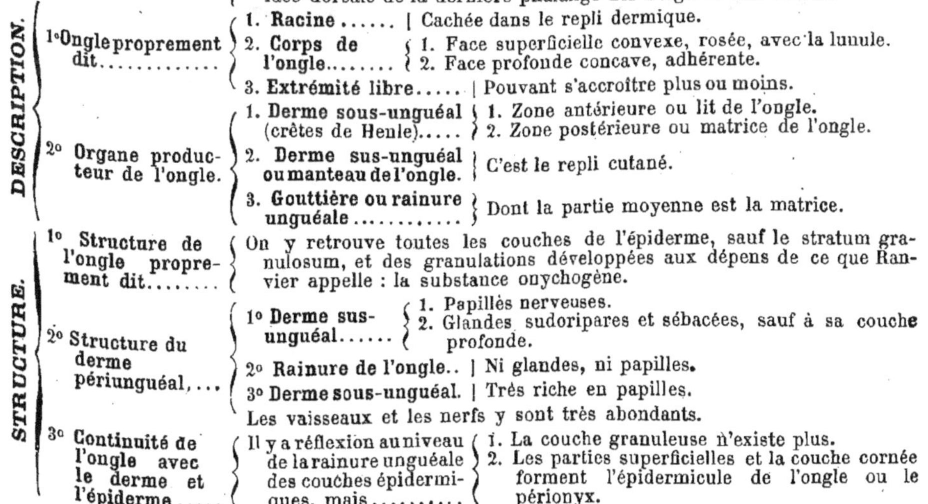

**DÉFINITION.......** Ce sont des productions épidermiques, blanchâtres, quadrilatères, de la face dorsale de la dernière phalange des doigts et des orteils.

**DESCRIPTION.**

**1° Ongle proprement dit..............**
1. Racine ...... | Cachée dans le repli dermique.
2. Corps de l'ongle........
   1. Face superficielle convexe, rosée, avec la lunule.
   2. Face profonde concave, adhérente.
3. Extrémité libre..... | Pouvant s'accroître plus ou moins.

**2° Organe producteur de l'ongle.**
1. Derme sous-unguéal (crêtes de Henle).....
   1. Zone antérieure ou lit de l'ongle.
   2. Zone postérieure ou matrice de l'ongle.
2. Derme sus-unguéal ou manteau de l'ongle. | C'est le repli cutané.
3. Gouttière ou rainure unguéale ............ | Dont la partie moyenne est la matrice.

**STRUCTURE.**

**1° Structure de l'ongle proprement dit........** On y retrouve toutes les couches de l'épiderme, sauf le stratum granulosum, et des granulations développées aux dépens de ce que Ranvier appelle : la substance onychogène.

**2° Structure du derme périunguéal,...**
- 1° Derme sus-unguéal......
  1. Papilles nerveuses.
  2. Glandes sudoripares et sébacées, sauf à sa couche profonde.
- 2° Rainure de l'ongle.. | Ni glandes, ni papilles.
- 3° Derme sous-unguéal. | Très riche en papilles.
- Les vaisseaux et les nerfs y sont très abondants.

**3° Continuité de l'ongle avec le derme et l'épiderme .....** Il y a réflexion au niveau de la rainure unguéale des couches épidermiques, mais ..........
1. La couche granuleuse n'existe plus.
2. Les parties superficielles et la couche cornée forment l'épidermicule de l'ongle ou le périonyx.

# 5. POILS

**DÉFINITION.......** | Ce sont des productions épidermiques filiformes et flexibles.

**DESCRIPTION.**

**1º Poil...........**

1º **Division** ..... { 1. Tige, partie libre. 2. Racine, partie cachée.

2º **Répartition..** | Courants et tourbillon de Eschricht.

3º **Variétés.....**
- 1. Cheveux variant avec les races de : ... { 1. Grosseur. 2. Longueur. 3. Coloration. 4. Abondance.
- 2. Barbe ou poils du visage.
- 3. Poils des organes génitaux.
- 4. Poils des organes des sens.

2º **Papille, follicule pileux.........** { Cavités cylindroïdes du fond desquelles part *la papille* ou organe producteur du poil.

**STRUCTURE.**

1º **Poil proprement dit............**
- 1. Moelle ou portion centrale............ } Avec cellules médullaires.
- 2. Substance corticale ou fondamentale... } Cylindre creux strié longitudinalement.
- 3. Épidermicule....... | Ayant l'aspect d'écailles épidermiques imbriquées.
- Au niveau du bulbe on a ... { 1. Une première couche de cellules prismatiques. 2. Une deuxième couche de cellules polyédriques. 3. Une troisième couche de cellules polyédriques également.

2º **Follicule pileux.**
- 1. Tunique externe.... | Dont dépend la papille du poil.
- 2. Tunique moyenne... | Ou membrane vitrée.
- 3. Tunique interne .....
  - 1. Gaine épithéliale externe.
  - 2. Gaine épithéliale interne, avec........ { 1. Couche de Henle : seule rangée de cellules polyédriques. 2. Couche de Huxley : cellules polyédriques plus allongées. 3. Cuticule de la gaine à cellules imbriquées.

3º **Continuité du poil avec le follicule........** { 1. Au-dessus de l'abouchement des glandes sébacées............. } Fente les séparant. 2. Au-dessous de l'abouchement... | Adhérence complète au follicule.

4º **Vaisseaux.......** | Ils viennent des réseaux intradermiques et sous-cutanés.

5º **Nerfs ..........** { Ils se jettent sur les follicules pileux au-dessous de l'abouchement des glandes sébacées.

**POILS TACTILES.** | Ils n'existent pas chez l'homme, mais seulement chez les mammifères.

# II

# SYSTÈME NERVEUX

## I. — ENCÉPHALE

### I. — MÉNINGES CRANIENNES

### 1. DURE-MÈRE

**1° Face externe...**
- Adhérente par des prolongements fibro-vasculaires à la table interne du crâne.
- Cette adhérence varie avec les âges.
- Prolongements tubulaires autour des nerfs.

**2° Face interne avec ses prolongements.**

**1° Tente du cervelet...**

1. Face supérieure.
  - 1. Horizontale.
  - 2. Répondant à la face inférieure des hémisphères cérébraux.

2. Face inférieure..
  - En rapport avec le cervelet.

3. Grande circonférence postérieure..
  - Fixée : 1. A la protubérance occipitale interne.
  - 2. A la gouttière latérale.
  - 3. Au bord supérieur du rocher.

4. Petite circonférence, antérieure...
  - 1. Allongée d'avant en arrière.
  - 2. Limitant l'ouverture ovale de Pacchioni.

5. Extrémités ou pointes.....
  - 1. Circonférence antérieure fixée au sommet et au bord externe de l'apophyse clinoïde antérieure.
  - 2. Circonférence postérieure fixée à l'apophyse clinoïde postérieure.
  - Toutes deux délimitant un petit espace triangulaire à sommet postéro-externe résultant de l'entre-croisement des deux circonférences et dans l'aire duquel passe la 3e paire cranienne, puis, tout à fait près du sommet, la 4e paire.

**2° Faux du cerveau, entre les deux hémisphères..**

1. Faces latérales...
  - 1. Planes.
  - 2. Répondant à la face interne des hémisphères.

2. Bord supérieur ..
  - 1. Convexe.
  - 2. Allant de la protubérance occipitale interne au trou borgne.

3. Bord inférieur ...
  - 1. Concave.
  - 2. Répondant au corps calleux.

4. Sommet ..... Apophyse crista galli.

5. Base........ Partie médiane de la base du cervelet.

**3° Faux du cervelet, entre les deux hémisphères..**

1. Faces latérales ... Répondant aux hémisphères.

2. Bords........
  - 1. Antérieur. 1. Concave. 2. Répond à la gouttière vermienne.
  - 2. Postérieur. Fixé à la crête occipitale interne.

3. Base........ Adossée à la faux du cerveau.

4. Sommet...... Bifurqué au niveau du trou occipital.

**4° Tente de l'hypophyse .**
- C'est une cloison horizontale tendue dans la selle turcique, et recevant le corps pituitaire.
- Elle présente :
  - 1. Un feuillet superficiel ou tente de l'hypophyse.
  - 2. Un feuillet profond qui descend dans la selle turcique.

<table>
<tr><td rowspan="9">STRUCTURE.</td><td>1º Feutrage<br>de fibres<br>conjonctives et<br>élastiques .....</td><td colspan="2">Avec cellules conjonctives irrégulières et épithélium pavimenteux simple.</td></tr>
<tr><td rowspan="4">2º Vaisseaux .....</td><td>1º Artères......</td><td>1. Méningée antérieure.<br>2. Méningée moyenne.<br>3. Petite méningée.<br>4. Méningée postérieure.</td></tr>
<tr><td>2º Veines.......</td><td>Elles aboutissent aux sinus et au plexus veineux ptéry-goïdien.</td></tr>
<tr><td>3º Lacs<br>sanguins de<br>Faivre-Trolard.</td><td>Ce sont de petites cavités veineuses, voisines des sinus avec lesquels elles communiquent. Ils ont la significa-tion de lacs de dérivation ou de sûreté.</td></tr>
<tr><td>4º Lympha-<br>tiques......</td><td>Ils sont encore contestés.</td></tr>
<tr><td rowspan="4">3º Nerfs..........</td><td>1º Nerfs<br>antérieurs..</td><td>Filet ethmoïdal du rameau nasal de la branche ophtal-mique de Willis du nerf trijumeau.</td></tr>
<tr><td>2º Nerfs<br>latéraux....</td><td>1. Ganglion de Gasser.<br>2. Nerf maxillaire inférieur.</td></tr>
<tr><td>3º Nerfs<br>postérieurs.</td><td>Ou nerfs récurrents d'Arnold.<br>Ou nerfs récurrents de la tente du cervelet.</td></tr>
<tr><td>Alexander<br>y décrit : ....</td><td>1. Des nerfs propres.<br>2. Des nerfs vasculaires.</td></tr>
</table>

## 2. PIE-MÈRE (Membrane piale)

<table>
<tr><td>DÉFINITION.......</td><td colspan="3">C'est la membrane nourricière cellulo-vasculaire directement appliquée à la surface des circonvolutions.</td></tr>
<tr><td rowspan="3">DESCRIPTION.....</td><td>1º Face interne.</td><td>Adhérente à la substance ner-veuse par.....</td><td>1. Des tractus conjonctifs.<br>2. Des vaisseaux.</td></tr>
<tr><td>2º Face externe.</td><td colspan="2">En rapport avec les espaces sous-arachnoïdiens.</td></tr>
<tr><td>3º Prolonge-<br>ments internes.</td><td colspan="2">1. Toile choroïdienne.<br>2. Plexus choroïdes.</td></tr>
<tr><td rowspan="3">STRUCTURE ......</td><td>1º Couche<br>interne<br>(intima pia).</td><td colspan="2">Existant seule, sans couche externe comme la pie-mère rachidienne.</td></tr>
<tr><td>2º Vaisseaux...</td><td colspan="2">Auxquels la pie-mère forme une gaine adventice.</td></tr>
<tr><td>3º Nerfs .......</td><td colspan="2">Riche réseau nerveux en plexus.</td></tr>
</table>

# 3. ARACHNOÏDE

**DÉFINITION**....... { C'est une séreuse (Bichat) et entre les deux feuillets est une cavité virtuelle.

**DESCRIPTION.**

**1° Feuillet pariétal**....... } Adhérent intimement à la dure-mère.

**2° Feuillet viscéral.** — Fixé à l'encéphale en passant comme un pont au-dessus des sillons, d'où la formation *d'espaces sous-arachnoï-diens*.......

- **1. Arachnoïde de la face externe des hémisphères..** } Elle tapisse toute la face externe de l'encéphale.
- **2. Arachnoïde de la face interne**....... { Les deux hémisphères ne sont directement en contact, sans interposition d'arachnoïde, qu'au-dessous de la partie antérieure du bord inférieur de la faux du cerveau.
- **3. Arachnoïde de la base de l'encéphale...** { 1. Sur la ligne médiane : formation du lac central. 2. Sur les parties latérales : lac sylvien ou confluent latéral de Magendie.
- **4. Arachnoïde du cervelet..** { Formations des deux lacs.... { 1. Cérébelleux supérieur. 2. Cérébelleux inférieur.

**CONTINUITÉ DES DEUX FEUILLETS**....... { Elle se fait par les gaines séreuses nerveuses et vasculaires.

**STRUCTURE**......
- **1° Feuillet pariétal**.... { Couche de cellules endothéliales.
- **2° Feuillet viscéral**.... { Membrane conjonctive, recouverte d'endothélium.
- **3° Vaisseaux**.... | Ils n'appartiennent pas en propre à la séreuse.
- **4° Nerfs**........ | Le plexus nerveux n'est pas admis par tous les auteurs.

---

# 4. LIQUIDE CÉPHALO-RACHIDIEN

**DÉFINITION**....... | C'est le liquide contenu dans les espaces sous-arachnoïdiens.

**ESPACES SOUS-ARACHNOÏDIENS** { Système de cavités comprises entre le feuillet viscéral de l'arachnoïde et la pie-mère, avec, dans leur intérieur, un grand nombre de travées conjonctives cloisonnant ces espaces. Ces espaces se prolongent avec les gaines lymphatiques des vaisseaux et des nerfs.

**LACS**............... { Aux sillons primaires, secondaires et tertiaires, répondent les *flumina*, *rivi* et *rivuli*, les premiers débouchant dans les *lacs*, qui sont au nombre de sept.................
- 1. Lac sylvien.
- 2. Lac calleux.
- 3. Lac central.
- 4. Lac cérébelleux supérieur.
- 5. Lac cérébelleux inférieur.
- 6. Lac bulbo-spinal.
- 7. Lac spino-terminal.

---

# 5. GRANULATIONS MÉNINGIENNES DE PACCHIONI

**DÉFINITION**....... | Ce sont des corpuscules blanc grisâtre, annexés aux méninges.
**FORME**............. | Sphériques ou piriformes, avec ou sans pédicules.
**DIMENSIONS**...... | Grain de mil.
**CONSISTANCE**.... | En général très dures.
**SITUATION RESPECTIVE**...... { Isolées ou en grappe.
**SIGNIFICATION**.. { 1. On a émis à ce sujet un grand nombre d'hypothèses. 2. Ce ne sont en réalité que de simples *végétations conjonctives*.
**STRUCTURE**...... { Stroma conjonctif, imbibé de liquide céphalo-rachidien et renfermant des matières organiques. On distingue à ces granulations. { 1. Une enveloppe interne, endothéliale. 2. Une enveloppe externe, fibreuse. 3. Entre les deux : la cavité séreuse et la granulation.

## II. — CERVEAU

# 1. CERVEAU PROPREMENT DIT

**DÉFINITION**...... | C'est la partie antéro-supérieure de l'encéphale.

**SITUATION**....... | La presque totalité de la boîte cranienne.

**FORME**............ Ovoïde à grand axe antéro-postérieur avec une surface externe convexe et une base.

**VOLUME**........... | Considérable chez l'homme, par rapport à celui des autres animaux.

**POIDS**............. | 1093 à 1 183 grammes (Sappey).

**DESCRIPTION.**

**1° Face supérieure, convexe.......**

- **1. Scissure interhémisphérique.** — Ou grande scissure divisant le cerveau en deux hémisphères droit et gauche, normalement asymétriques et reliés par une large commissure : le corps calleux.
- **2. Hémisphères.**
  - **1. Faces........**
    - 1. Externe...
      - 1. Convexe.
      - 2. Répondant à la calotte cranienne.
    - 2. Interne.... | Plane et verticale.
    - 3. Inférieure. | Très irrégulière.
  - **2. Extrémités...**
    - 1. Antérieure ou corne frontale.
    - 2. Postérieure ou corne occipitale.

**2° Face inférieure : base.**

**1. Ligne médiane...**

1. Extrémité antérieure de la scissure interhémisphérique.
2. Extrémité antérieure du corps calleux avec :
   - 1. Le genou ou bec.
   - 2. Les pédoncules du corps calleux qui s'en détachent.
3. Chiasma ou entre-croisement des nerfs optiques, d'où partent......
   - 1. En avant, les nerfs optiques.
   - 2. En arrière, les bandelettes optiques, avec :
     - 1. Une branche de bifurcation interne (pour le corps genouillé interne).
     - 2. Une branche de bifurcation externe (pour le corps genouillé externe).
4. Tuber cinereum ou corps cendré.
5. Tige pituitaire, colonnette de substance grise continuant le tuber cinereum.
6. Corps pituitaire ou *hypophyse*, corps ellipsoïdal appendu à la tige.........
   - Il comprend :...
     - 1. Un lobe antérieur, rougeâtre.
     - 2. Un lobe postérieur, grisâtre.
   - Le premier est embryologiquement une portion du pharynx primitif.
   - Le second une dépendance du ventricule moyen du cerveau.
   - De même au point de vue structural :
   - Le premier est mou avec des cellules spéciales : cellules chromophiles.
   - Le second présente un stroma conjonctif avec cellules.......
     - 1. Arrondies.
     - 2. Fusiformes.
     - 3. Ramifiées.
7. Tubercules mamillaires. — Deux petites saillies blanchâtres situées entre le tuber cinereum et l'espace perforé postérieur, et formés de substance blanche et grise.
8. Espace perforé postérieur ou interpédonculaire................. — En forme de triangle renfermant le petit ganglion interpédonculaire de Gudden et Forel.
9. Pédoncules cérébraux.
10. Extrémité postérieure du corps calleux ou bourrelet.
11. Extrémité postérieure de la scissure interhémisphérique.

**2. Parties latérales...**

- **1. Bandelettes olfactives...**
  - 1. Bulbe olfactif en avant.
  - 2. Racine blanche.....
    - 1. Externe.
    - 2. Interne.
  - 3. Racine grise.
- **2. Espace perforé antérieur...** Quadrilatère et percé de trous vasculaires.
- **3. Scissure de Sylvius ou vallée sylvienne.....................** Décrivant une courbe à concavité postérieure.

**3. Fente cérébrale de Bichat.** — Décrivant une courbe à concavité interne, avec..................
- 1. Une portion moyenne.
- 2. Des portions latérales longées par les plexus choroïdes.

# 2. CIRCONVOLUTIONS

**HISTORIQUE**......
1. Observation ancienne des circonvolutions de la face externe du cerveau.
2. Gratiolet découvre les lois de régularité des plis cérébraux.
3. Broca et les anatomistes de la période contemporaine en donnent des descriptions approfondies et complètes.

**DÉFINITION**......
1. Lobes ou divisions des hémisphères.
2. Circonvolutions...... Saillies flexueuses des lobes avec........
   1. Les plis de complications.
   2. Les plis de passage, anastomotiques.
3. Scissures et sillons...... Entre les lobes et les circonvolutions.

---

# 3. FACE EXTERNE DU CERVEAU

**ANATOMIE COMPARÉE**....
1. Le cerveau est primitivement lisse.
2. Il reste tel chez certains animaux inférieurs (*lipencéphales*).
3. L'apparition des circonvolutions est en rapport avec le degré croissant de l'intelligence (*gyrencéphales*).

**SCISSURES INTERLOBAIRES**

1° **Scissure de Sylvius** ou **vallée sylvienne.** Va de la base de l'hémisphère à la partie externe de l'espace perforé antérieur donnant :
   1. Un prolongement antérieur horizontal.
   2. Un prolongement postérieur ascendant.

2° **Scissure de Rolando....** Formant encoche sur le bord supérieur de l'hémisphère.

3° **Scissure perpendiculaire externe.......** Perpendiculaire à la partie postérieure du bord supérieur du cerveau.



**1° Lobe frontal....**

1. Antérieur.
2. En avant de Rolando.
3. Avec deux sillons......
   1. Frontal supérieur.
   2. Frontal inférieur.

1° **Circonvolution frontale ascendante..**
   1. Longeant Rolando.
   2. Formant le pied des trois autres circonvolutions frontales.

2° **Première circonvolution frontale.................** Longe le bord supérieur de l'hémisphère.

3° **Deuxième circonvolution frontale....**
Comprise entre les deux sillons.
Elle peut être dédoublée, comme l'ont remarqué Benedikt et Hanot, d'où le type quaternaire, nullement en rapport avec les instincts criminels.
Ce n'est pas, comme on l'a cru autrefois, la circonvolution du crime.

4° **Troisième circonvolution frontale.......**
C'est la circonvolution de Broca ou du langage ou de l'aphasie.
Elle nous présente : ........
   1. Une partie antérieure ou cape.
   2. Une partie postérieure ou pied.
On sait que Gambetta l'avait développée d'une façon remarquable.

**2° Lobe pariétal...**
Occupe la région supéro-moyenne de l'hémisphère.
On y trouve le sillon interpariétal.

1. **Circonvolution pariétale ascendante.** Longeant Rolando et par conséquent parallèle à la frontale ascendante, toutes deux se fusionnant d'ailleurs au niveau de la sylvienne.

2. **Circonvolution pariétale supérieure.................** Entre le bord de l'hémisphère et le sillon interpariétal.

3. **Circonvolution pariétale inférieure..** Au-dessous de ce sillon : elle fournit le *pli courbe* en se continuant avec la première temporale (lobule du pli courbe).

**3° Lobe temporal..**
Occupe la région inférieure du cerveau.

1. **Première circonvolution temporale.................** Parallèle à la vallée sylvienne.

2. **Deuxième circonvolution temporale.................** Entre les deux sillons temporaux supérieur et inférieur.

3. **Troisième circonvolution temporale.................** Au-dessous du sillon temporal inférieur.

**LOBES ET CIRCONVOLUTIONS (Suite).**

**4° Lobe occipital...**

C'est le lobe postérieur ou lobe-calotte.

On y trouve deux sillons........
1. Occipital supérieur.
2. Occipital inférieur.

Délimitant les trois circonvolutions occipitales.

Plis de passage temporo-occipitaux de Gratiolet.. Il y a:..
1. Les deux plis temporo-occipitaux.
2. Les deux plis pariéto-occipitaux dont l'importance est grande puisqu'ils constituent un caractère différentiel important entre le cerveau de l'homme et celui du singe.

**5° Lobe de l'insula de Reil........**

Ou lobule central ou lobule du corps strié.

1° **Région préinsulaire**............ | Avec le pli falciforme de Broca.

2° **Région insulaire proprement dite........**

Avec deux opercules.....
1. Supérieur.
2. Inférieur.

Et trois rigoles.
1. Antérieure.
2. Supérieure.
3. Postéro-inférieure, qui ne rejoint pas l'antérieure, de sorte qu'on en réalité une *presqu'île.*

Division.
- Lobule antérieur ou pôle de l'insula avec trois circonvolutions.........
  1. Antérieure.
  2. Moyenne.
  3. Postérieure.
- 2. Lobule postérieur avec deux circonvolutions seulement...........
  1. Antérieure.
  2. Postérieure.

3. **Région rétro-insulaire...** Présentant la circonvolution temporale transverse de Heschl ou pli de passage temporo-pariétal de Broca.

## 4. FACE INFÉRIEURE DU CERVEAU

**SCISSURE INTERLOBAIRE..** } C'est l'origine de la scissure de Sylvius.

**LOBES ET CIRCONVOLUTIONS........**

**1° Lobe orbitaire...**
1. 1. Circonvolution olfactive interne (gyrus rectus).
   2. Circonvolution olfactive externe.
2. Sillon cruciforme en dehors des circonvolutions.
3. Continuation avec les trois circonvolutions du lobe frontal.

**2° Lobe temporo-occipital ...**

Va de la scissure sylvienne à l'extrémité postérieure du cerveau.

1° **Première circonvolution temporo-occipitale.** } Ou lobule fusiforme.

2° **Deuxième circonvolution temporo-occipitale.** } Ou lobule lingual et dont la portion antérieure prend le nom de circonvolution de l'hippocampe avec en avant le crochet ou uncus de l'hippocampe.

**Conclusion.** } Les deux circonvolutions du corps calleux et de l'hippocampe forment le *grand lobe limbique* de Broca, qui acquiert un si grand développement chez les animaux à odorat très fin.

# 5. FACE INTERNE DU CERVEAU

**SCISSURES INTERLOBAIRES**

- **1° Scissure calloso-marginale..** — Allant du genou du corps calleux à sa face supérieure et se relevant pour aboutir au bord supérieur de l'hémisphère en arrière de Rolando : c'est la scissure festonnée de Pozzi.
- **2° Scissure calcarine ..** — Ou scissure des hippocampes : C'est la plus postérieure, séparée de la fente cérébrale par le pli de passage temporo-limbique de Broca.
- **3° Scissure perpendiculaire interne ....** — Parallèle à la scissure perpendiculaire externe et formant avec la calcarine un V ou un Y ouvert en arrière.

**LOBES ET CIRCONVOLUTIONS........**

- **1° Circonvolution frontale interne.....** — Ou face interne de la 1re frontale. Un petit sillon perpendiculaire, qu'on trouve à sa partie postérieure, délimite le *lobule paracentral*.
- **2° Circonvolution du corps calleux .....** — Ou circonvolution crêtée de Rolando, longeant l'organe de ce nom.
- **3° Cunéus......** — C'est le lobule triangulaire compris entre les scissures perpendiculaire interne et calcarine.
- **4° Lobule quadrilatère ou avant-coin.** — Compris entre.. { 1. Le lobule paracentral en avant. / 2. Le coin en arrière.

---

# 6. STRUCTURE DES CIRCONVOLUTIONS

**STRUCTURE GÉNÉRALE.**

- **1° Cellules nerveuses.....**
  1. Pyramidales.
  2. A grand axe vertical.
  3. Avec........ { 1. Prolongements protoplasmiques. / 2. Prolongement de Deiters.
  4. Petites ou très grandes (cellules géantes).
  5. On en trouve de : ........ { 1. Globuleuses. / 2. Fusiformes. / 3. Polyédriques.
  - **Disposition des cellules dans les couches stratifiées de Meynert....**
    1. Couche granuleuse : petites cellules à fins prolongements.
    2. Couche des petites cellules pyramidales.
    3. Couche des grandes cellules pyramidales.
    4. Couche des petites cellules irrégulières.
    5. Couche des cellules fusiformes.
- **2° Fibres..........** { 1. Fibrilles nerveuses primitives. / 2. Cylindraxes. / 3. Fibres à myéline.
- **3° Névroglie.**
- **4° Vaisseaux.**

**STRUCTURE SPÉCIALE A QUELQUES CIRCONVOLUTIONS..**

- **1° Région motrice ....** — Cellules pyramidales géantes dans la 4e couche de Meynert.
- **2° Région ammonienne.** — Les 4 couches de Golgi........ { 1. Alvéus : fibres à myéline, minces. / 2. Stratum convolutum : cellules tassées et *allongées* ou *rameuses*. / 3. Lamina medullaris circonvoluta. / 4. Corps godronné à cellules globuleuses et ovales.
- **3° Autres régions ....** { 1. Scissure sylvienne. / 2. Noyau amygdalien. } Où dominent les cellules fusiformes.

---

# 7. CERVEAU PRIMITIF

**SILLONS PRIMITIFS ET SECONDAIRES.**
- 1º Primitifs ....
  - 1. Apparaissant au 3e mois.
  - 2. Disparaissant au 5e mois.
- 2º Secondaires .
  - 1. Apparaissant au 5e mois.
  - 2. Constituant le type spécifique définitif.

**DATE D'APPARITION..**
1. Scissure de Sylvius, la 1re (2e mois).
2. Scissure perpendiculaire interne (fin du 3e mois).
3. Scissure de Rolando (fin du 5e mois).
4. Tous les autres sillons apparaissent au 6e mois et plus tard.

**MORPHOGÉNIE DU PLISSEMENT.**
1. Boîte osseuse.
2. Vaisseaux.
3. Accroissement inégal de l'écorce cérébrale.
4. Accroissement inégal des faisceaux du centre ovale.

*Conclusion......* Il faut, dans une certaine mesure, tenir compte de l'hérédité, qui imprime à chaque organe son cachet spécifique.

---

# 8. CORPS CALLEUX

**DÉFINITION.......** | Lame quadrilatère, réunissant les deux hémisphères.

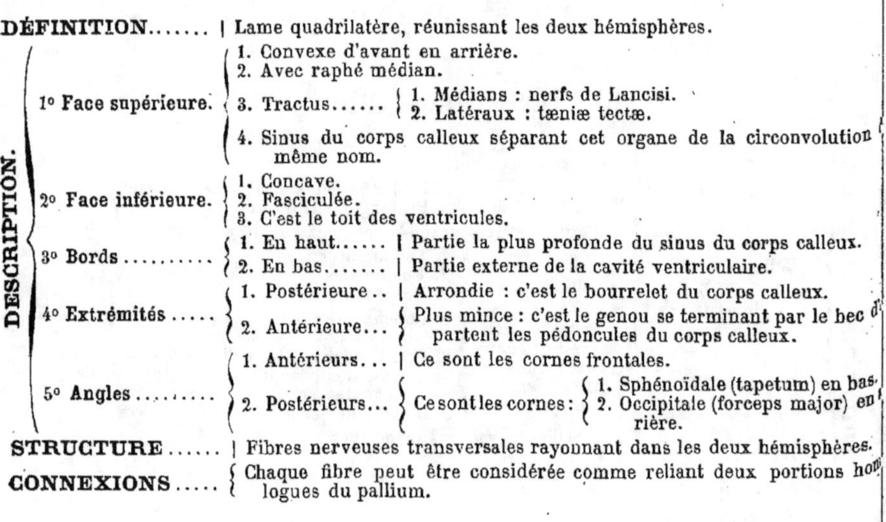

**DESCRIPTION.**

- 1º Face supérieure.
  1. Convexe d'avant en arrière.
  2. Avec raphé médian.
  3. Tractus......
     - 1. Médians : nerfs de Lancisi.
     - 2. Latéraux : tæniæ tectæ.
  4. Sinus du corps calleux séparant cet organe de la circonvolution même nom.

- 2º Face inférieure.
  1. Concave.
  2. Fasciculée.
  3. C'est le toit des ventricules.

- 3º Bords ..........
  1. En haut...... | Partie la plus profonde du sinus du corps calleux.
  2. En bas....... | Partie externe de la cavité ventriculaire.

- 4º Extrémités .....
  1. Postérieure .. | Arrondie : c'est le bourrelet du corps calleux.
  2. Antérieure... Plus mince : c'est le genou se terminant par le bec d'où partent les pédoncules du corps calleux.

- 5º Angles .........
  1. Antérieurs... | Ce sont les cornes frontales.
  2. Postérieurs... Ce sont les cornes :
     - 1. Sphénoïdale (tapetum) en bas.
     - 2. Occipitale (forceps major) en rière.

**STRUCTURE......** | Fibres nerveuses transversales rayonnant dans les deux hémisphères.

**CONNEXIONS.....** Chaque fibre peut être considérée comme reliant deux portions homologues du pallium.

# 9. TRIGONE (VOUTE A TROIS PILIERS)

**DÉFINITION.......** { Lame de substance blanche, au-dessous du corps calleux, appliquée sur les couches optiques.

**DESCRIPTION.**

**1° Face supérieure.** | Séparée du corps calleux, en avant, par un espace triangulaire.

**2° Face inférieure.** | Séparée des couches optiques par la toile choroïdienne.

**3° Bords ..........**
- 1. Postérieur ... | Continué par le corps calleux.
- 2. Latéraux..... | Longés par les plexus choroïdes des ventricules latéraux.
- *Trou de Monro* en avant, entre ces bords latéraux et les couches optiques.

**4° Angles ou piliers.**
- **1. Piliers postérieurs.** Obliques en bas, en dehors et en arrière.
  - Avec .......... { 1. Une bandelette interne.
  - { 2. Une bandelette externe.
- **2. Piliers antérieurs..** Enveloppent les tubercules mamillaires d'une couche blanche, puis se réfléchissent en huit de chiffre.
  - Il y a donc..... { 1. Un faisceau descendant.
  - { 2. Un faisceau ascendant ou faisceau de Vicq d'Azyr.
  - Ces deux faisceaux conservant une complète indépendance.

**STRUCTURE......**
- 1. Fibres longitudinales. { Les plus importantes.
- 2. Fibres transversales.. { Situées dans l'espace angulaire postérieur; c'est la lyre ou corpus psalloïdes.

**CONNEXIONS.....**
- 1. Fibres longitudinales. { Elles aboutissent à la partie antérieure de la couche optique.
- 2. Fibres transversales.. { Elles descendent dans le prolongement sphénoïdal des ventricules latéraux.

---

# 10. SEPTUM LUCIDUM

**DÉFINITION.......** { C'est une cloison transparente située dans le dièdre compris entre le corps calleux en haut et le trigone en bas.

**DESCRIPTION ....**

**1° Faces........** | Planes, en rapport avec les ventricules latéraux.

**2° Bords........**
- 1. Supérieur.... { Convexe, en rapport avec le corps calleux.
- 2. Antérieur.... | Convexe, en rapport avec le genou.
- 3. Inférieur..... | Concave, en rapport avec le trigone.

**3° Angles ......**
- 1. Antérieur.... | Arrondi.
- 2. Postérieur ... | Effilé : c'est la queue du septum.

**STRUCTURE......**

**Deux lames formées......**
- 1. D'une couche interne de substance grise.
- 2. D'une couche externe de substance blanche.

**Avec, en plus..**
- 1. Une tunique conjonctive, externe.
- 2. Une tunique épithéliale, interne.

*Remarque.......* { Entre ces deux lames est une cavité : le 5e ventricule ou ventricule de la cloison, limité par les lamelles du septum.

# 11. VENTRICULES LATÉRAUX

**DÉFINITION.......** Ce sont deux cavités anfractueuses, allant du lobe frontal au lobe occipital (canal circumpédonculaire).
Elles communiquent avec le ventricule moyen par le trou de Monro.

**DESCRIPTION.**

**1° Portion antérieure frontale.**

**1° Paroi supérieure.**
1. Concave.
2. Formée par la face inférieure du corps calleux.

**2° Paroi inférieure.**
On y trouve:
1. Le noyau caudé du corps strié.
2. La couche optique.
3. Le trigone cérébral.
4. Les plexus choroïdes.
5. Le sillon opto-strié où l'on trouve de haut en bas.......
   1. La lame cornée.
   2. La veine du corps strié.
   3. Le tænia demi-circulaire ou bandelette demi-circulaire aboutissant au noyau amygdalien.

**3° Bords.......**
1. Interne formé par la ligne d'union du corps calleux avec le trigone.
2. Externe par celle du corps calleux avec le noyau caudé.

**4° Extrémités.**
1. Antérieure (genou du corps calleux).
2. Postérieure (ventricules).

**2° Portion postérieure occipitale.....**
C'est la cavité digitale, ancyroïde.
Elle présente, comme particularité, une saillie conoïde, *l'ergot dit de Morand* ou petit hippocampe, qui présente..
1. Une face supérieure.
   1. Convexe.
   2. Arrondie.
2. Une face inférieure...  Confondue avec le plancher de la cavité digitale.
3. Un sommet..  Arrondi plus ou moins.
4. Une base.....  En rapport avec le carrefour.

Qu'est-ce au point de vue philosophique?  L'expression ventriculaire de la scissure calcarine.

**3° Portion inférieure, sphénoïdale.**

**1° Paroi supérieure.**  C'est la voûte.

**2° Paroi inférieure...**
Concave avec trois saillies importantes :

**1° La corne d'Ammon ou grand hippocampe.......**  Saillie cylindrique plus grosse en avant, avec:
1. Une face supérieure libre : c'est l'alveus.
2. Une face inférieure adhérente : c'est le lit.
3. Un bord externe avec l'hippocampe accessoire.
4. Un bord interne, concave.
5. Des extrémités :
   1. Antérieure, globuleuse.
   2. Postérieure, répondant à la région du carrefour.

**2° Le corps bordant ou tænia de l'hippocampe, présentant..**
1. Une face supérieure avec la crête épendymaire.
2. Une face inférieure au-dessus du corps godronné.
3. Un bord interne, répondant à la fente de Bichat.
4. Un bord externe, confondu avec la corne d'Ammon.

**3° Corps godronné ou fascia dentata.**  Cordon de substance grise qu'on ne peut bien voir qu'en soulevant le corps bordant.
Entre lui et la circonvolution de l'hippocampe est le sillon de l'hippocampe :
1. Son extrémité antérieure forme la bandelette de Giacomini se perdant sur le crochet de l'hippocampe.
2. Son extrémité postérieure ou fasciola cinerea se continue avec les tractus de Lancisi.

**3° Bord externe ...**
1. Concave.
2. Parallèle à la scissure de Sylvius.

**4° Bord interne....**  En rapport avec la fente cérébrale de Bichat.

# 12. VENTRICULE MOYEN, TROISIÈME VENTRICULE

**DÉFINITION** ......
C'est une cavité impaire et médiane, située entre les deux couches optiques.
Par suite de la présence du trou de Monro, on l'appelle encore *cavité commune* aux ventricules, de Vésale.

**DESCRIPTION.**

**1° Faces latérales .**
1. Verticales.
2. Triangulaires.
3. Présentant le sillon de Monro au milieu avec.
  1. Au-dessus : les couches optiques.
  2. Au-dessous : la substance grise du troisième ventricule.

**2° Bords ..........**

1. Antérieur....
  1. Commissure blanche antérieure, faisceau cylindrique de substance blanche en forme de fer à cheval à concavité postérieure avec :......
    1. Des fibres transversales, commissurales.
    2. Des fibres olfactives. { 1. Transversales. 2. Entre-croisées.
  2. Piliers du trigone.
  3. Vulve....... { Fossette triangulaire entre les deux organes précédents.

2. Postérieur...
  1. Base de la glande pinéale.
  2. Commissure blanche postérieure dont les fibres se perdent non dans les hémisphères cérébraux, mais dans la calotte où l'on trouve le ganglion de Darkschewitsch.
  Bechterew y distingue deux faisceaux.....
    1. Un supérieur se terminant dans les noyaux du moteur oculaire commun.
    2. Un inférieur allant dans la formation réticulaire du pédoncule.
  3. Anses ou fossette circulaire.
  4. Protubérance annulaire.
  5. Espace perforé postérieur.
  6. Tuber cinereum.

**3° Sommet ou infundibulum..**
A la réunion des deux bords antérieur et postérieur.

**4° Base...........**
Limitée :
1. En avant..... | Par l'angle antérieur du trigone.
2. En arrière ... | Par la glande pinéale.
3. Sur les côtés . | Par les pédoncules antérieurs de cette glande.

**5° Commissure grise .........**
Lame grisâtre allant d'une couche optique à l'autre, mais présentant de grandes variations individuelles.
*Structure ......*
  1. Cellules névrogliques.
  2. Fibres nerveuses en forme de deux U transversaux se regardant par leur concavité.

---

# 13. ÉPENDYME OU MEMBRANE VENTRICULAIRE

**DÉFINITION........**
C'est la membrane très mince qui tapisse les ventricules.
Elle est ouverte en deux points :
  1. Au trou de Magendie.
  2. Aux trous de Luschka.
Elle renferme le liquide ventriculaire séreux.

# 14. PLEXUS CHOROÏDES, TOILE CHOROÏDIENNE
## (Pie-mère interne)

**DÉFINITION.......** | Ce sont les prolongements pie-mériens intracérébraux.

### I. — PLEXUS CHOROÏDES.

**DESCRIPTION ....**
{ Cordons rouges granuleux en forme d'U, occupant les portions frontale
sphénoïdale des ventricules latéraux.
Ils comprennent des vaisseaux de tous les calibres, pelotonnés, avec
stroma conjonctif.
Ils se continuent avec les cellules épithéliales de l'épendyme, et sont e
réalité extraventriculaires.

### II. — TOILE CHOROÏDIENNE.

**DESCRIPTION ....**
| 1° Face supérieure . { 1. Convexe.
{ 2. Unie au trigone par des tractus conjonctifs.
| 2° Face inférieure .. { Avec au-dessus les plexus choroïdes du ventricul
moyen.
| 3° Bords latéraux. | En rapport avec les plexus des ventricules latéraux.
| 4° Base......... | A la partie moyenne de la fente cérébrale de Bichat.
| 5° Sommet ..... { Répondant à la bifurcation des piliers antérieurs
trigone.

**STRUCTURE......**
{ Deux feuillets, supérieur et inférieur, entre lesquels est du tissu conjonc
contenant de nombreux vaisseaux, et en particulier les veines
Galien.

---

# 15. ÉPIPHYSE OU GLANDE PINÉALE

**DÉFINITION ......** { C'est un corpuscule grisâtre, impair et médian, situé à la partie postérieu
du ventricule moyen.

**DESCRIPTION**

1° Corps .......... { Limité.........
{ 1. En haut...... | Par les veines de Galien.
{ 2. En bas....... } Par le sillon longitudinal interqu
drijumeau antérieur.
{ 3. Latéralement. { Avec les plexus choroïdes du ve
tricule moyen.

2° Sommet ........ | Postérieur, pointu ou arrondi.

3° Base........... { Avec deux lamelles...... { 1. Supérieure... } Séparées par le cul-de-sac pinéal
{ 2. Inférieure. .. }

### TOILE CHOROÏDIENNE.

**DESCRIPTION ....** { Son feuillet inférieur est en rapport avec la glande.
{ Elle forme le cul-de-sac sus-pinéal.

**STRUCTURE ......** { 1. Capsule conjonctivo-vasculaire.
{ 2. Tractus conjonctifs s'en détachant et la divisant en logettes où se
des amas de cellules à fins prolongements.

**CONNEXIONS.....**
{ Ce sont les pédoncules :
1° Pédoncules supérieurs ou rênes ou habenæ . { Se confondant au niveau de la couche optique avec
piliers antérieurs du trigone.
2° Pédoncules moyens .... { Se terminant dans la couche optique.
3° Pédoncules inférieurs.. { Grêles, se terminant également dans la couche optiq

**SIGNIFICATION ANATOMO-PATHOLOGIQUE.**
{ 1. Descartes en faisait le siège de l'âme !
2. Magendie en faisait une soupape entre les ventricules moyen et l'a
duc de Sylvius.
3. L'histologie et surtout l'embryologie ont montré que c'était le r
*atrophié de l'œil pinéal des Lacertiens.*

---

# 16. NOYAUX CENTRAUX DES HÉMISPHÈRES ET FORMATIONS SURAJOUTÉES

## I. — COUCHE OPTIQUE OU THALAMUS.

**DÉFINITION.......** | Noyau gris ovoïde des faces latérales du ventricule moyen.

**DESCRIPTION.**

**1° Faces.........**

- **1. Supérieure...**
  1. Convexe.
  2. Avec le sillon choroïdien.
  3. Formant le plancher du ventricule latéral.
  4. Tubercule antérieur.
  5. Tubercule postérieur ou pulvinar avec le triangle de l'habenula.
- **2. Inférieure...** | Reposant sur la calotte du pédoncule.
- **3. Interne.....** | D'où part la commissure grise.
- **4. Externe.....** En rapport avec { 1. Le noyau caudé. 2. La capsule interne.

**2° Extrémités.....**

- **1. Antérieure...** | Contournée par les piliers antérieurs du trigone.
- **2. Postérieure..**
  1. Plus volumineuse.
  2. Avec les deux saillies des corps genouillés.
     - **1. Externe.** { 1. Au-dessous du pulvinar. 2. Avec 2 prolongements.
     - **2. Interne.** { Avec 2 prolongements dont un forme la bandelette optique.
     - Ces prolongements forment les bras . { 1. Antérieur. 2. Postérieur. } Des tubercules quadrijumeaux.

**STRUCTURE .....**

**1° Division de Luys.......**
  1. Centre antérieur ou olfactif.
  2. Centre moyen ou optique.
  3. Centre postérieur ou auditif.
  4. Centre médian ou sensitif.

**2° Division classique...**
- **1. Lames de substance grise.....** } Stratum zonale.
- **2. Lames de substance blanche..**
  1. Lame médullaire externe ou grilagée ou réticulée.
  2. Lame médullaire interne avec 2 noyaux.
- En tout 3 noyaux.
  1. Interne (ventricule moyen).
  2. Externe (capsule interne).
  3. Antérieur (tubercule antérieur).

**CONNEXIONS.**

1. Fibres ganglio-pédonculaires (calotte pédonculaire).
2. Fibres ganglio-corticales, avec. { 1. Un faisceau antérieur frontal. 2. Un faisceau postérieur occipital.

Qui forment l'*anse pédonculaire de Gratiolet* ou substance innominée.

3. Fibres pédonculaires inférieures .... **Description.....**
   Les 4 couches de Meynert :
   1re couche ou anse pédonculaire.
   2e couche ou bandelette longitudinale postérieure.
   3e couche ..... { Plan externe } { Du pédoncule inférieur de la couche optique.
   4e couche ...... { Plan interne }

**HISTOLOGIE.**

**1° Couche optique.** { **Cellules.........**
  1. Petites et grandes.
  2. Irrégulières.
  3. Avec prolongements nerveux allant....
     1. Vers la partie convexe.
     2. Vers les pédoncules cérébraux.
     3. Vers la couronne rayonnante de Reil.

**2° Épendyme......** | Cellules coniques.

**3° Corps genouillé.** { 1. Externe : cellules multipolaires pigmentées. 2. Interne : cellules fusiformes.

## II. — CORPS STRIÉ.

### I. — NOYAU CAUDÉ.

**DÉFINITION**....... | C'est la portion grise intraventriculaire du corps strié.
**FORME**............ | Virgule à grosse extrémité antérieure.

**DESCRIPTION.**

- **1° Faces**
  - **1. Supérieure...**
    - 1. Convexe.
    - 2. Formant le plancher de la portion ventrale du ventricule latéral.
  - **2. Inférieure ...**
    - 1. Concave.
    - 2. Répondant à la capsule interne.
- **2° Bords**
  - **1. Externe .....**
    - 1. Rectiligne.
    - 2. Répondant au corps calleux.
  - **2. Interne......**
    - 1. Concave.
    - 2. Séparé de la couche optique par le sillon opto-strié qui renferme....
      - 1. La lame cornée.
      - 2. La veine du corps strié.
      - 3. Le tænia semi-circularis.
- **3° Extrémités.....**
  - **1. Antérieure ou tête....**
    - 1. Arrondie.
    - 2. Contournée par le genou du corps calleux.
  - **2. Postérieure ou queue..**
    - Descendant dans la portion sphénoïdale du ventricule.

**CONNEXIONS**..... | Relié au pédoncule cérébral et à la substance grise de l'écorce.

**HISTOLOGIE**....... | **Cellules........**
- 1. Globuleuses fusiformes et trétraédriques avec noyau et nucléole.
- 2. Protoplasma granuleux et pigmenté.
- 3. Avec prolongements protoplasmiques.

### II. — NOYAU LENTICULAIRE.

**DÉFINITION**....... | C'est la portion grise extraventriculaire du corps strié. )

**DESCRIPTION....**

- **1° Faces........**
  - **1. Inférieure...** Repose sur le centre ovale du lobe temporo-occipital.
  - **2. Interne......** | Répond à la capsule interne.
  - **3. Externe .....** | Répond à la capsule externe.
- **2° Extrémités..**
  - **1. Antérieure...** | Arrondie.
  - **2. Postérieure..** Avec prolongements terminés en pointe dans le centre ovale.

**REMARQUE**....... Par rapport au noyau caudé, le noyau lenticulaire forme la branche inférieure d'un U à concavité postérieure dont la branche supérieure est formée par le noyau caudé.

**STRUCTURE**...... Lames médullaires interne et externe divisant le noyau en 3 segments.
- 1. Externe (*putamen*).
- 2. Moyen.. } *Globus pallidus*.
- 3. Interne .

**CONNEXIONS**..... | Tractus blanchâtres transversaux gagnant l'écorce cérébrale.
**HISTOLOGIE**....... | (Voy. *Noyau caudé*.)

## III. — AVANT-MUR.

**SITUATION**........ Lame de substance grise dépendant de la substance grise corticale et placée entre la face externe du noyau lenticulaire et le lobe de l'insula.
**HISTOLOGIE**....... | Grande quantité de cellules fusiformes parallèles.

## IV. — NOYAU AMYGDALIEN.

**DESCRIPTION**..... Gros noyau gris dans la partie inférieure du lobe occipital.
C'est une dépendance de l'écorce et probablement l'aboutissant du tænia semi-circularis ou encore le ganglion olfactif de Luys.

# 17. CAPSULE INTERNE

**DÉFINITION**....... { C'est une bandelette de substance blanche entre le noyau lenticulaire en dehors, la couche optique et le noyau caudé en dedans.

**DESCRIPTION**.... {
1º Segment antérieur oblique en dehors et en avant (portion lenticulo-striée).
2º Segment postérieur oblique en dehors et en arrière (portion lenticulo-optique).
3º Genou au point d'intersection.
4º Au-dessous, est la *région sous-thalamique*.

**STRUCTURE.**

1º Terminaison de la calotte du pédoncule.... {
1. Faisceau commissural.
2. Pédoncule cérébelleux supérieur. } Se terminant au voisinage de la zone motrice.

2º Terminaison du pied du pédoncule... {
1. Fibres cortico-pédonculaires.
2. Fibres ganglio-pédonculaires. {
1. Allant de la couche optique à la calotte
2. Allant du noyau caudé au pied.
3. Allant du noyau lenticulaire au pied.
3. Fibres cortico-ganglionnaires. {
1. Cortico-striées.
2. Cortico-lenticulaires.
3. Cortico-optiques.

**SYSTÉMATI-SATION**.........

1º Bras antérieur.. {
1. En avant.... | Faisceau psychique.
2. En arrière... | Faisceau de l'aphasie.
2º Bras postérieur. {
1. En avant.... | Faisceau pyramidal.
2. En arrière... | Faisceau sensitif.
3º Genou....... { Faisceau géniculé ou volontaire des muscles de la face et de la langue.

## RÉGION SOUS-THALAMIQUE OU SOUS-OPTIQUE.

**SITUATION**........ ¦ Calotte pédonculaire amoindrie, au-dessous de la couche optique.

**STRUCTURE** ...... {
Les 3 couches de Forel :
1. Couche dorsale de fibres longitudinales.
2. Couche moyenne : zona incerta continuant la formation réticulaire de la calotte.
3. Corps sous-thalamique ou corps de Luys.

**HISTOLOGIE**....... {
1. Réticulum névroglique.
2. Cellules nerveuses petites, nucléaires.

# 18. CENTRE OVALE
## (Couronne rayonnante de Reil)

### I. — AGENCEMENT DES FIBRES.

**DESCRIPTION.**

**1° Fibres de la couronne rayonnante…**

**1. Système d'irradiation, avec………**
1. Fibres directes entre l'écorce des deux hémisphères.
2. Fibres cortico-ganglionnaires.
   1. Cortico-striées.
   2. Cortico-lenticulaires.
   3. Cortico-optiques.
3. Fibres cortico-cérébelleuses.
4. Fibres du ruban de Reil.
5. Fibres de Meynert du locus niger.

**2. Faisceaux de la capsule interne……**
1. Faisceau psychique s'inclinant en avant (circonvolutions frontales).
2. Faisceau de l'aphasie s'inclinant en dehors (pied de la 3e frontale).
3. Faisceau géniculé s'inclinant en dehors (pied de la frontale ascendante).
4. Faisceau pyramidal : zone motrice ou excitable ou épileptogène.
5. Faisceau sensitif……
   1. Vertical : circonvolutions fronto-pariétales de la zone motrice.
   2. Horizontal : lobe occipital.

**2° Fibres commissurales inter-hémisphériques.**
Fibres horizontales ou arciformes relevant les deux hémisphères.
En outre …….
1. Corps calleux.
2. Commissure blanche antérieure.
3. Fibres de la lyre.

**3° Fibres commissurales intra-hémisphériques.**
1. Fibres arquées ou arciformes.. Allant du sommet d'une circonvolution au sommet de l'autre.
2. Faisceau longitudinal.. Sous-jacent à la circonvolution limbique : c'est le faisceau de l'ourlet ou le cingulum.
3. Faisceau longitudinal supérieur. Allant horizontalement du lobe frontal au lobe occipital.
4. Faisceau longitudinal inférieur. Allant du lobe occipital au lobe temporal.
5. Faisceau unciforme ………..… Allant de la 3e frontale à la base de l'insula.

### II. — RÉGIONS PARTICULIÈRES DU CENTRE OVALE.
#### (Les six coupes de Pitres.)

**DESCRIPTION.**

**1° Coupe préfrontale** (Parallèle à la scissure de Rolando et à 5 centimètres d'elle en avant)…………
Faisceaux préfrontaux.

**2° Coupe pédiculo-frontale** (pied des trois circonvolutions frontales)..
1. Faisceau pédiculo-frontal supérieur.
2. Faisceau pédiculo-frontal moyen.
3. Faisceau pédiculo-frontal inférieur.
Allant de la capsule interne au pied des 1re, 2e et 3e circonvolutions frontales.

**3° Coupe frontale** (circonvolution frontale ascendante)………
1. Faisceau frontal supérieur.
2. Faisceau frontal moyen.
3. Faisceau frontal inférieur.
4. Faisceau sphénoïdal au-dessous des noyaux opto-striés.

**4° Coupe pariétale** (circonvolution pariétale ascendante)………
1. Faisceau pariétal supérieur.
2. Faisceau pariétal moyen.
3. Faisceau pariétal inférieur.
4. Faisceau temporo-sphénoïdal.

**5° Coupe pédiculo-pariétale** (pied des circonvolutions pariétales supérieure et inférieure)…………
1. Faisceau pédiculo-pariétal supérieur.
2. Faisceau pédiculo-pariétal moyen.
3. Faisceau pédiculo-pariétal inférieur.
4. Faisceau temporo-sphénoïdal.

**6° Coupe occipitale.**
Parallèle à la première, à 1 centimètre en avant de la scissure perpendiculaire interne).
Faisceaux occipitaux.

**1° Faisceau intellectuel ou psychique.....**
- 1. Écorce....... { Lobe frontal. / Pied de la 2e frontale formant le centre de l'agraphie.
- 2. Centre ovale. | Faisceaux préfrontaux de la 2e coupe de Pitres.
- 3. Capsule interne..... } Deux tiers antérieurs du bras antérieur.
- 4. Pédoncule... | Partie la plus interne du pied.

**2° Faisceau de l'aphasie.....**
- 1. Écorce....... | Extrémité postérieure de la circonvolution de Broca.
- 2. Centre ovale. | Faisceau pédiculo-frontal inférieur de Pitres.
- 3. Capsule interne..... } Tiers postérieur du bras antérieur.
- 4. Pédoncule... | Pied.

**3° Faisceau géniculé......**
- 1. Écorce....... | Pied de la frontale ascendante.
- 2. Centre ovale. | Faisceau frontal inférieur de la 3e coupe de Pitres.
- 3. Capsule interne..... { Genou.
- 4. Pédoncule... | Côté externe du faisceau de l'aphasie.
- 5. Dans la protubérance, il se divise en 4 faisceaux... {
  - 1. Faisceau masticateur.
  - 2. Faisceau facial inférieur.
  - 3. Faisceau grand hypoglosse.
  - 4. Faisceau moteur laryngé (aboutissant au centre cortical laryngé).

**4° Faisceau pyramidal.....**
- 1. Écorce....... — Zone motrice. {
  - 1. Deux tiers supérieurs de la frontale ascendante.
  - 2. Toute la pariétale ascendante.
  - 3. Lobule paracentral où sont les centres des mouvements des membres supérieur et inférieur, ces centres étant inversement situés, c'est-à-dire que le centre du membre supérieur est au-dessous du centre du membre inférieur, les centres des différents segments d'un membre étant également disposés en ordre inverse.
- 2. Capsule interne .... { Partie antérieure du bras postérieur.
- 3. Pédoncule... | Partie moyenne du pied.
- 4. Protubérance. | Plan le plus inférieur des fibres longitudinales.
- 5. Bulbe........ { Plan antérieur de la pyramide antérieure.. { 1. Faisceau pyramidal direct. / 2. Faisceau pyramidal croisé.

**5° Faisceau sensitif ou de l'hémianesthésie.**
- 1. Écorce....... — Circonvolutions occipitales : zone sensitivo-motrice.
  - Centres.. {
    - 1. Centre de la cécité verbale (circonvolution pariétale inférieure).
    - 2. Centre de l'hémianopsie (circonvolution pariétale inférieure également).
    - 3. Centre de la surdité verbale. { Partie moyenne de la 1re circonvolution temporale.
- 2. Centre ovale. | Faisceaux pédiculo-pariétaux de la 5e coupe de Pitres.
- 3. Capsule interne..... } Tiers postérieur du bras postérieur.
- 4. Pédoncule... { Côté externe de l'étage inférieur....... {
  - 1. Faisceau sensitif propre en arrière du faisceau pyramidal, se terminant dans la colonne vésiculaire de Clark e.
  - 2. Ruban de Reil, occupant : { 1. La calotte pédonculaire. / 2. L'étage supérieur de la protubérance.

# 19. CIRCULATION ARTÉRIELLE DU CERVEAU

**HISTORIQUE......** | Duret; Heubner, 1872.

**ORIGINE.**

- **1° Artères vertébrales....** { Tronc basilaire : artère cérébrale postérieure.
- **2° Carotide interne (ophtalmique)...** Avec ses quatre branches terminales......
  1. Cérébrale antérieure (communicante antérieure).
  2. Cérébrale moyenne (artère sylvienne).
  3. Choroïdienne (pour les plexus).
  4. Communicante postérieure : c'est cette dernière qui réunit les deux systèmes carotidien et vertébral.
- **Conclusion........** D'où à la base du cerveau la formation d'une figure polygonale appelée *l'hexagone de Villis*, d'où naissent toutes les artères du cerveau.

**ARTÈRES DES CIRCONVOLUTIONS, disposés en trois territoires...**

- **1° Territoire antérieur de l'artère cérébrale antérieure...** Elle se divise près du genou du corps calleux en trois branches :
  1. Branche antérieure.. { Frontale interne et antérieure.
  2. Branche moyenne... { Frontale interne et moyenne.
  3. Branche postérieure. { Frontale interne et postérieure, aboutissant au lobule paracentral et quadrilatère.
- **2° Territoire moyen de l'artère cérébrale moyenne ou sylvienne..** Allant à l'insula.
  1. Collatérales ascendantes.
  2. Collatérales descendantes.
  3. Terminale ou artère du pli courbe.
- **3° Territoire postérieur de l'artère cérébrale postérieure..** Avec ses trois branches.....
  1. Antérieure.
  2. Moyenne... } Pour le lobe temporo-occipital.
  3. Postérieure. { Pour le lobe occipital.

**LIMITE DE CES TROIS TERRITOIRES VASCULAIRES..........** Le plus important est celui de la cérébrale moyenne : c'est également le plus étendu irriguant la plus grande partie du pallium ou manteau des hémisphères.

**TRAJET DES ARTÈRES DANS LA PIE-MÈRE..** On trouve des rameaux, ramuscules et fines arborisations flexueuses

1. Hypothèse de Duret........ { Type terminal dans le sens de Cohnheim.
2. Hypothèse de Heubner..... { Type anastomotique avec deux réseaux : 1. Un superficiel. 2. Un profond, fin et riche.
3. Hypothèse de Testut, mixte. { Il y aurait des régions où existeraient de nombreuses anastomoses facilitant la circulation.

**TERMINAISONS DES ARTÈRES DANS LA PULPE (artères nourricières de la pulpe)...... ..**

- **1° Artères longues ou *médullaires*...** { Qui n'existent que dans le centre ovale, mais non dans les noyaux où existerait, suivant l'expression de Charcot, un véritable *terrain neutre*, qui favoriserait les ramollissements par oblitération artérielle.
- **2° Artères courtes ; *corticales*.**
- **3° Réseau capillaire.....** { Avec mailles capillaires, quadrilatères et polygonales.

**ARTÈRES DES NOYAUX CENTRAUX ....**

Absolument indépendantes. Elles partent des branches artérielles du polygone de Willis pour pénétrer dans les trous des deux espaces perforés antérieur et postérieur, puis forment des bouquets isolés ou parallèles (rejetons d'Heubner).

Ce sont des artères terminales :

1. **Cérébrale antérieure.** { Espace perforé antérieur. Tête du noyau caudé : ce sont les artères striées antérieures.
2. **Cérébrale moyenne..** Espace perforé antérieur. Les deux noyaux des corps striés. Ce sont:
   1. Les artères striées internes.
   2. Les artères striées externes. { 1. Artère lenticulo-striée (ou de l'hémorragie cérébrale de Charcot). 2. Artère lenticulo-optique.
3. **Cérébrale postérieure.** Ne donne que les artères optiques { 1. Artère optique inférieure. 2. Artère optique postéro-interne. 3. Artère optique postéro-externe.

**ARTÈRES VENTRICULAIRES, CHOROÏDIENNES.**

Destinées à la toile choroïdienne et aux plexus choroïdes.

Elles sont au nombre de trois.........
1. Artère choroïdienne antérieure.
2. Artère choroïdienne postéro-latérale.
3. Artère choroïdienne postérieure et moyenne.

**ARTÈRES DE LA BASE..............**

Elles relient les deux hémisphères par.
1. La communicante antérieure.
2. Les ramuscules du nerf optique et du chiasma.
3. La communicante postérieure........
   1. Rameau interne.
   2. Rameau externe.

## 20. CIRCULATION VEINEUSE DE L'ENCÉPHALE

**HISTORIQUE......** | Duret, Heubner, Trolard, Labbé.

**PRÉLIMINAIRES.**

Qu'est-ce qui distingue les veines du cerveau des artères? ...
1. Leur volume, plus considérable.
2. Leur situation, superficielle.
3. La minceur de leur paroi.
4. La multiplicité de leurs anastomoses.
5. L'absence de valvules.

**VEINES DES CIRCONVOLUTIONS.**

1º Veines cérébrales internes ..... } Naissant sur la face interne des circonvolutions et aboutissant au sinus longitudinal supérieur.

2º Veines cérébrales externes .....
1. Ascendantes, sinusiennes.
2. Descendantes, tributaires des sinus de la base.

3º Veines cérébrales inférieures...
1. Antérieures ou orbitaires.
2. Postérieures ou temporo-occipitales.

**VEINES PROFONDES DE GALIEN....**

1º Origine......
1. Veines du septum lucidum.
2. Veines du corps strié.
3. Veines du plexus choroïde.

2º Affluents....
1. Veine de la couche optique et du trigone.
2. Veine de l'ergot de Morand.
3. Veine de la corne d'Ammon.

3º Terminaison. } C'est l'ampoule de Galien qui forme l'extrémité antérieure du sinus droit.

**VEINES BASILAIRES ..**

1º Origine...... | Veines cérébrales antérieures.

2º Affluents ....
1. Internes.
2 Externes.
   1. Veine olfactive.
   2. Veine sylvienne profonde.
   3. Veine venant des parties latérales de la fente de Bichat.

3º Anastomoses.
1. Avec la grande veine de Trolard.
2. Avec la communicante antérieure.
3. Avec la communicante postérieure.

Polygone veineux de la base....... } Superposable au polygone artériel, mais bien moins développé.

**ANASTOMOSES.**

1º Grande veine anastomotique de Trolard......... } Allant obliquement en haut et en arrière de la vallée sylvienne au sinus longitudinal supérieur.

2º Grande veine anastomotique de Labbé.. ........ } Allant obliquement en bas et en arrière de la grande anastomotique de Trolard à la portion horizontale du sinus latéral.

3º Anastomoses des veines des circonvolutions entre elles.......
1. Superficiellement, à la surface des circonvolutions.
2. Profondément, dans les sillons.

4º Anastomoses d'un hémisphère à l'autre .......
1. Au-dessous du corps calleux.
   1. Veine interhémisphérique.
   2. Petites veinules.
2. A la base du cerveau.....
   1. Veine communicante antérieure.
   2. Veine communicante postérieure.
   3. Petites veinules.

5º Anastomoses des veines de Galien.

Avec les veines des noyaux centraux......
1. Veines striées supérieures... }
2. Veines striées inférieures... } Anastomosées à plein canal.

6º Anastomoses des veines de Galien.. { Avec les veines corticales, se faisant à travers le centre ovale et par d'assez gros vaisseaux de calibre uniforme.
Correspondant aux canaux de Sucquet d'autres points du corps.

7º Anastomoses artério-veineuses.
Elles ont été très discutées, mais Testut les a vues :
1. Plus souvent au fond des scissures.
2. Seulement chez les adultes et les vieillards.

## III. — CERVELET

**DÉFINITION**...... C'est la partie de l'encéphale située à la région postéro-inférieure du crâne.

**FORME**........... Ellipsoïde, aplati de haut en bas, ou en cœur de carte à jouer.

**CONSISTANCE**.... 
1. Substance grise : molle.
2. Substance blanche : consistante.

**DIMENSIONS**...... 
10 centimètres dans son plus grand diamètre.
5 centimètres dans son petit.

**POIDS**.............. 140 grammes, le cervelet de l'homme étant un peu plus lourd que celui de la femme.

**RAPPORTS**........
- 1º Face supérieure .
  1. Tente du cervelet.
  2. Face inférieure des lobes occipitaux.
- 2º Face inférieure | Fosses occipitales inférieures.
- 3º Circonférence.
  1. Portion horizontale de la gouttière latérale.
  2. Bord supérieur du rocher.

**DESCRIPTION**.....
- 1º Face supérieure . Saillie longitudinale : c'est le vermis supérieur ou éminence vermiculaire supérieure.
- 2º Face inférieure ..
  1. Grande scissure et vermis inférieur ou éminence cruciale de Malacarne.
  2. Luette à son extrémité antérieure.
  3. Valvules de Tarin qu'on ne peut bien voir qu'après avoir enlevé le lobule cérébelleux.
- 3º Circonférence
  1. Échancrure antérieure . Logeant la protubérance et le bulbe.
  2. Échancrure postérieure. Avec une saillie médiane : le vermis postérieur.

**MORPHOLOGIE TOPOGRAPHIQUE**
- 1º Sillons de 1er ordre..... Les plus profonds avec le grand sillon circonférentiel de Vicq d'Azyr.
- 2º Lobules (26 en tout)..
  1. Lobules du pneumogastrique.
  2. Lobules du bulbe rachidien ou tonsilles ou amygdales.
- 3º Sillons de 2e ordre.... Avec division en lames et lamelles.

## CONNEXIONS DU CERVELET.

**DESCRIPTION.**

**1° Substance grise.**
- 1. **Périphérique ou corticale..** } 2-3 millimètres.
- 2. **Centrale.....** { Ce sont les noyaux dentelés ou corps dentelés ou olives cérébelleuses, avec, sur leur côté interne : les noyaux dentelés accessoires..... { 1. Externe ou bouchon. 2. Interne ou noyau sphérique.

Signalons encore les noyaux du toit de Stilling, ovoïdes, en dedans des noyaux dentelés accessoires.

**2° Substance blanche. .......** } C'est le centre médullaire présentant une disposition arborescente : *l'arbre de vie.*

**3° Pédoncules cérébelleux....**
- 1. **Pédoncules cérébelleux supérieurs ..** } Vont du noyau dentelé au noyau rouge de la calotte.
- 2. **Pédoncule cérébelleux moyen ......** { Est tout entier cérébelleux. Il présente...... { 1. Des fibres en anse. 2. Des fibres protubérantielles. 3. Des fibres cérébrales.
- 3. **Pédoncules cérébelleux inférieurs ....** { Formant dans le bulbe les *fibres arciformes* qui vont à la partie centrale du faisceau cunéiforme et du faisceau grêle.

**4° Autres fibres médullaires....**
- 1. **Faisceau cérébelleux direct.......** } Descendant dans les cordons latéraux de la moelle.
- 2. **Fibres commissurales intrinsèques..** } 1. Courtes. 2. Longues.

**STRUCTURE.**

**1° Substance grise corticale.......**
- 1. **Couche interne ou granuleuse.** } Avec riche plexus nerveux.
- 2. **Couche externe, ou moléculaire.** } Formée des prolongements issus des cellules de Purkinje (faisceaux de Bergmann).
- 3. **Couche intermédiaire des cellules de Purkinje .....** } Ce sont des cellules utriculaires volumineuses munies d'abondants et longs prolongements protoplasmiques.

**2° Substance grise des noyaux....** { Constitution des olives.

**3° Centre médullaire....** } Fibres en éventail semblables à celles de la couronne rayonnante de Reil.

**4° Vaisseaux......**
- 1. **Artères ......** { 1. Artère cérébelleuse inféro-postérieure.. } Branche de la vertébrale. 2. Artère cérébelleuse inféro-antérieure................... } 3. Artère cérébelleuse supérieure.. } Branches du tronc basilaire.
- 2. **Veines.......** { 1. Veines cérébelleuses médianes.... } 1. Vermienne supérieure. 2. Vermienne inférieure. 2. Veines cérébelleuses latérales .... } 1. Supérieures. 2. Inférieures.
- 3. **Lymphatiques.**

## IV. — ISTHME DE L'ENCÉPHALE

# 1. PROTUBÉRANCE ANNULAIRE OU PONT DE VAROLE

**DÉFINITION**....... C'est une bande ou large saillie blanchâtre de la portion inférieure de l'isthme.

**FORME**............. Cuboïde.

**DESCRIPTION.**

**1° Face inférieure ou basilaire....** Couchée sur la gouttière de ce nom. On y remarque :
1. Un sillon recevant le tronc basilaire.
2. Une saillie que fait la pyramide du bulbe.
3. Les deux racines apparentes du trijumeau.

**2° Face supérieure ou *ventriculaire*.** On y remarque :
1. L'eminentia teres.
2. La fovea superior.
3. Le locus cæruleus.

**3° Face postérieure ou bulbaire......** Avec le sillon bulbo-protubérantiel.

**4° Face antérieure ou pédonculaire.**

**5° Faces latérales.** Se continuant avec les pédoncules cérébelleux moyens.

**STRUCTURE.**

**1° Substance blanche........**

1. **Fibres longitudinales.**
   1. Faisceaux principaux....
      1. Faisceau pyramidal.
      2. Faisceau sensitif.
      3. Faisceau commissural moteur.
      4. Faisceau géniculé.
   2. Faisceaux accessoires ...
      1. Couche du ruban de Reil.
      2. Bandelette longitudinale postérieure.

2. **Fibres transversales.**
   1. Superficielles.
   2. Profondes.

3. **Formation réticulaire....** Continuant celle du bulbe, formée de fibres arciformes entre-croisées.

**2° Substance grise.**

1. **Portion d'origine bulbo-médullaire ...**
   1. Noyau commun du facial et du moteur oculaire externe.
   2. Noyau du facial.
   3. Locus cæruleus.
   4. Noyaux du pathétique et du moteur oculaire commun.
   5. Noyau masticateur.
   6. Colonne grise de la racine du trijumeau.

2. **Olive supérieure .** Lamelle de substance grise plissée reliée avec le cervelet.

3. **Substance grise protubérantielle proprement dite.** Formant des traînées irrégulières.

# 2. PÉDONCULES CÉRÉBELLEUX

## I. — PÉDONCULES SUPÉRIEURS.

**DÉFINITION**....... | Cordons blancs de la partie supérieure de l'isthme.

**DIRECTION**....... | Obliques en avant et en dedans.

**DESCRIPTION**.....
- 1° Face supérieure.
  - 1. Convexe.
  - 2. Croisée en avant par les faisceaux ascendants du ruban de Reil et par des fibres du faisceau cérébelleux direct.
- 2° Face inférieure.. — Se confondant avec la formation réticulaire de la protubérance.
- 3° Bords.......
  - 1. Interne, aminci.
  - 2. Externe, arrondi.

**STRUCTURE**...... | Substance blanche *exclusivement* avec fibres nerveuses longitudinales.

**CONNEXIONS**....·. | Ils vont du centre médullaire du cervelet à l'étage supérieur du pédoncule cérébral après s'être entre-croisés dans la protubérance.

## II. — PÉDONCULES MOYENS.

**DÉFINITION** ...... | Ce sont deux cordons blancs des parties latérales de l'isthme.

**DESCRIPTION**.....
- 1° Face inférieure.. — En rapport avec le rocher.
- 2° Face postérieure. — Très courte.

**CONNEXIONS**..... | Fibres nerveuses allant du cervelet à la protubérance.

---

# 3. VALVULE DE VIEUSSENS

**DÉFINITION** ...... — C'est une membrane gris blanchâtre entre les deux pédoncules cérébelleux supérieurs.

**DESCRIPTION**....
- 1° Face supérieure. — Recouverte par le vermis supérieur.
- 2° Face inférieure.. — Formant la voûte du 4ᵉ ventricule.
- 3° Bords....... | Obliques en haut et en avant, s'unissant entre eux.
- 4° Base........ | En rapport avec le lobe moyen du cervelet.
- 5° Sommet ..... — Arrondi avec son frein d'où émergent les *nerfs pathétiques*.

**STRUCTURE** ....
- 1° **Lame de substance blanche** ou **voile médullaire antérieur.**
- 2° **Lame de substance grise ou lingula...** — N'occupant que les trois quarts postérieurs de la valvule et formée de plis transversaux.

**SIGNIFICATION MORPHOLOGIQUE**........... — La valvule de Vieussens est une simple dépendance du lobe moyen du cervelet.

## 4. TUBERCULES QUADRIJUMEAUX

**DÉFINITION** ..... { Ce sont quatre. saillies mamelonnées disposées par paires à la partie supérieure de la protubérance et des pédoncules.

**DESCRIPTION** ...
- 1° **Tubercules quadrijumeaux antérieur ou nates** ........ Avec leur *bras antérieur* qui va au corps genouillé externe de la couche optique.
- 2° **Tubercules quadrijumeaux postérieurs ou testes** ........ Moins volumineux, avec leur *bras postérieur* allant au corps genouillé interne de la couche optique.

**STRUCTURE** ......
- 1. Substance grise, centrale, amas de cellules nerveuses.
- 2. Substance blanche, périphérique.

**CONNEXIONS** .....
- 1. Fibres annexées à l'appareil optique.
- 2. Fibres dépendant du ruban de Reil.

---

## 5. RUBAN DE REIL

**DÉFINITION** ....... | Bandelette blanchâtre des parties latérales de l'isthme.

**FORME** ............ | Triangulaire.

**DESCRIPTION** .... { Il y a deux portions......
- 1. Une portion extérieure visible.
- 2. Une portion cachée, couche du ruban de Reil.

**CONNEXIONS**

**1° Supérieures.**
- **1. Partie interne** .... Aboutit au stratum intermedium du pied du pédoncule.
- **2. Partie moyenne** .. Aboutit :
  - 1. A la formation réticulaire du pédoncule cérébral.
  - 2. Aux tubercules mamillaires.
- **3. Partie externe** ..... Formant le ruban de Reil proprement dit qui, au niveau des tubercules quadrijumeaux, se divise en deux faisceaux .....
  - 1. Un faisceau antérieur qui va former le stratum zonale et qui se réunit au delà des tubercules pour former le bras antérieur des tubercules quadrijumeaux.
  - 2. Un faisceau postérieur allant au tubercule quadrijumeau opposé et contribuant. à former le bras postérieur des tubercules quadrijumeaux.

**2° Inférieures** ..... | Faisceau ascendant antéro-latéral ou faisceau de Gowers de la moelle.

---

## 6. AQUEDUC DE SYLVIUS

**DÉFINITION** ...... { C'est un canal longitudinal faisant communiquer le 3ᵉ et le 4ᵉ ventricule.

**DIRECTION** ........ | Oblique en avant et en haut.

**DESCRIPTION** .... { Large, étalé à ses deux extrémités. C'est une simple fente, s'ouvrant dans le ventricule moyen sous forme de cupule, l'anus.

**STRUCTURE** ...... | Substance grise recouverte de la membrane épendymaire.

# 7. VENTRICULE BULBO-CÉRÉBELLEUX, QUATRIÈME VENTRICULE

**DÉFINITION** ...... { Cavité losangique située entre le cervelet en arrière, le bulbe et la protubérance en avant.

**DESCRIPTION.**

**1° Face inférieure ou plancher...** Au milieu de laquelle est la tige du calamus scriptorius ...

**1. Triangle antéro-supérieur**
1. Tige du calamus scriptorius.
2. Eminentia teres (2e coude du facial et noyau commun du facial et du moteur oculaire externe).
3. Fovea anterior.
4. Locus cæruleus.

**2. Triangle postéro-inférieur.**
1. Tige du calamus scriptorius.
2. Bec du calamus.
3. Verrou ou obex au-dessus du bec.
4. Latéralement : barbes du calamus ou *stries acoustiques* dont l'une plus importante porte le nom de baguette d'harmonie de Bergmann.

On observe encore latéralement :
1. L'aile blanche interne (noyau d'origine du grand hypoglosse).
2. L'aile grise (noyau sensitif du pneumogastrique et du glosso-pharyngien).
3. L'aile blanche externe (noyau d'origine de l'auditif).
4. Fovea posterior.

**2° Face antérieure : voûte ou toit..**

**1. Partie antérieure .**
1. Face inférieure des pédoncules cérébelleux supérieurs.
2. Valvule de Vieussens.

**2. Partie postérieure.**
1. Extrémité antérieure de la luette.
2. Extrémité antérieure des amygdales.
3. Face inférieure des valvules de Tarin tapissée par la toile choroïdienne du 4e ventricule ou membrana tectoria, qui représente la membrane épendymaire : elle n'a plus qu'une couche épithéliale.

**3° Bords..........**

**1. Antérieurs..** Ligne d'union des pédoncules cérébelleux supérieurs avec la protubérance annulaire.

**2. Postérieurs .** Bord interne des pyramides postérieures.

**4° Angles.........**

**1. Antérieur ou supérieur ..** Orifice postérieur de l'aqueduc de Sylvius.

**2. Postérieur ou inférieur ...** Continu avec le canal de l'épendyme.

**3. Latéraux ....** Présentant les recessus laterales de Reichert.

## I. — TOILE ET PLEXUS CHOROÏDES.

**DESCRIPTION ..** { Ils pénètrent dans l'espace angulaire compris entre le cervelet et la membrana tectoria, formée de deux feuillets supérieur et inférieur réunis par des trabécules conjonctifs avec des houppes vasculaires disposées suivant deux cordons ....

1. Transversal..
2. Longitudinaux.......

Qui forment le T de Schwalbe.

## II. — TROUS DE MAGENDIE ET DE LUSCHKA.

**DESCRIPTION ....** { Ils permettent au liquide céphalo-rachidien de passer du ventricule dans les espaces sous-arachnoïdiens. Le premier est médian, les deux autres latéraux. Ces trous ont bien une existence réelle et ne sont pas seulement, comme certains auteurs l'ont cru, un artifice de préparation.

# 8. PÉDONCULES CÉRÉBRAUX

**DÉFINITION**.......  Ce sont les organes de la partie antérieure de l'isthme qui relient l'encéphale au névraxe.

**DESCRIPTION** ....
- **1° Face inférieure..** D'abord étranglée, puis transversalement étalée avec des sillons longitudinaux parallèles.
- **2° Face supérieure .** Base des tubercules quadrijumeaux.
- **3° Face externe.** Cachée par la circonvolution de l'hippocampe et formant la partie latérale de la fente de Bichat.
- **4° Face interne.** Présentant le sillon de l'oculo-moteur commun et circonscrivant avec celui du côté opposé l'espace pédonculaire triangulaire à sommet postérieur.
- **5° Extrémités..**
  1. Antérieure, cérébrale (noyaux opto-striés).
  2. Postérieure, protubérantielle.

**STRUCTURE.**
- **1° Calotte.........**
  1. **Fibres commissurales longitudinales.** Auxquelles est annexée la bandelette longitudinale postérieure.
  2. **Faisceau externe pédonculaire.** Plus en dehors, rencontrant le noyau rouge de la calotte de Stilling.
  3. **Couche du ruban de Reil.**
- **2° Locus niger de Sœmmering.....** Séparant le pied du pédoncule de la calotte, avec.........
  1. Une couche dorsale de cellules pyramidales.
  2. Une couche ventrale de cellules atypiques.
- **3° Pied ou pédoncule proprement dit.............** Sous-jacente au locus niger. On y trouve cinq faisceaux qui sont en allant de dehors en dedans.......
  1. Le faisceau sensitif.
  2. Le faisceau pyramidal.
  3. Le faisceau géniculé.
  4. Le faisceau de l'aphasie.
  5. Le faisceau intellectuel, psychique.

---

# 9. VAISSEAUX DE L'ISTHME

**ARTÈRES.........**
- **1° Protubérance.........**
  1. Artères protubérantielles médianes.
  2. Artères protubérantielles latérales (artère du trijumeau de Duret).
- **2° Pédoncules cérébraux....** Artérioles venant :......
  1. De la cérébrale postérieure.
  2. De la commissurale latérale.
- **3° Tubercules quadrijumeaux.....**
  1. Artère quadrijumelle antérieure.
  2. Artère quadrijumelle moyenne.
  3. Artère quadrijumelle postérieure, s'anastomosant en un riche réseau.

**VEINES............**
- **1° Protubérance ........** Riche réseau à mailles irrégulières.
- **2° Pédoncule...** Très irrégulières.
- **3° Isthme......** Veines basilaires.

# II. — BULBE RACHIDIEN

## 1. BULBE RACHIDIEN

**DÉFINITION**...... { C'est la moelle allongée, située entre la protubérance et la moelle épinière.

**LIMITES**...........
- 1° **Parties molles** .......
  - 1. L. supérieure. | Protubérance.
  - 2. L. inférieure. | Entre-croisement des pyramides.
- 2° **Parties dures.**
  - 1. L. supérieure. { Partie moyenne de la gouttière basilaire.
  - 2. L. inférieure. { Partie moyenne de l'apophyse odontoïde.

**FORME**........... | Tronc de cône aplati d'avant en arrière.

**DIRECTION**...... ... | Verticale, puis oblique en avant.

**DIMENSIONS**..... | Longueur : 30 millimètres.

**POIDS**............. | 6-7 grammes environ.

**RAPPORTS**.........
- 1° **En avant** .... 
  - 1. Gouttière basilaire de l'occipital.
  - 2. Apophyse odontoïde.
  - 3. Ligaments de cette région.
- 2° **En arrière**...
  - 1. Cervelet.
  - 2. Quatrième ventricule.
  - 3. Espace entre le trou occipital et l'arc postérieur de l'atlas.

**DESCRIPTION.**

1° **Face antérieure.**
- 1. **Sillon médian antérieur**..... { En haut duquel est le trou borgne de Vicq d'Azyr.
- 2. **Entre-croisement des pyramides en bas** (raphé bulbaire).
- 3. **Pyramides antérieures.**
- 4. **Sillon collatéral antérieur du bulbe ou préolivaire** (racines de l'hypoglosse).

2° **Face postérieure.**
- 1. **Portion inférieure**....
  - 1. Sillon médian postérieur.
  - 2. Sillon collatéral postérieur (émergence des filets du spinal, du pneumogastrique, du glosso-pharyngien).
  - 3. Sillon intermédiaire postérieur séparant le faisceau de Goll du faisceau de Burdach.
- 2. **Portion supérieure**...
  - Espace angulaire, résultant de l'épanouissement en surface des cordons postérieurs et formant le 4e ventricule.
  - 1. Losangique à grand axe longitudinal.
  - 2. Se continuant en bas avec le canal de l'épendyme, en haut avec l'aqueduc de Sylvius.
  - 3. Particularités.
    - 1. Tige du calamus scriptorius avec le bec du calamus et le verrou.
    - 2. Barbes du calamus ou stries acoustiques (racine ventriculaire).
    - 3. Aile blanche interne (grand hypoglosse).
    - 4. Aile grise (pneumogastrique et glosso-pharyngien).
    - 5. Aile blanche externe (nerf auditif).
  - 4. Pyramides postérieures (anciens faisceaux de Goll) avec le renflement mamelonné du bulbe.
  - 5. Corps restiformes (anciens faisceaux de Burdach) avec le sillon latéral postérieur du bulbe.

3° **Faces latérales.** Faisceau latéral du bulbe où l'on voit.....
- 1. **L'olive ou corps olivaire.** { Saillie oblongue, verticale, post-pyramidale.
- 2. **Le tubercule cendré de Rolando**...... { Formé par l'extrémité postérieure des cornes sensitives de la substance grise.
- 3. **La fossette latérale sus-olivaire** ...... D'où émergent..
  - 1. Le facial en avant.
  - 2. L'auditif en arrière.
  - 3. L'intermédiaire de Wrisberg entre les deux. Au-dessous sont les fibres arciformes.

# 2. PARTIES TRANSMISES AU BULBE PAR LA MOELLE

## I. — SUBSTANCE BLANCHE.

**DESCRIPTION.**

1º Faisceau pyramidal direct..... } Il passe directement.

2º Faisceau pyramidal croisé..... } S'entre-croise sur la ligne médiane avec celui du côté opposé pour venir constituer la partie antérieure de la pyramide antérieure.

3º Faisceau sensitif latéral......... } S'entre-croise sur la ligne médiane avec celui du côté opposé pour venir constituer la partie postérieure du faisceau pyramidal. — Cet entre-croisement moteur et sensitif n'est pas successif, mais simultané.

4º Faisceau radiculaire antérieur....... } Se porte en dehors, en arrière et en haut, mais sans s'entre-croiser, d'où la formation d'un espace elliptique où passent............ } 1. Le faisceau pyramidal croisé. 2. Le faisceau sensitif latéral.

5º Faisceau de Gowers......... } 1. S'arrête en partie dans le noyau latéral du bulbe. 2. L'autre partie dans la protubérance, dans la couche du ruban de Reil.

6º Faisceau cérébelleux direct.......... } 1. Passe dans le corps restiforme, puis se termine dans le vermis supérieur. 2. D'autres fibres vont à la couche du ruban de Reil.

7º Faisceau de Burdach........ } 1. Les fibres issues de la colonne vésiculaire de Clarke vont former le faisceau sensitif latéral. Les autres vont au plan moyen de la pyramide du côté opposé. 2. Les autres fibres se terminent....... } 1. Dans le noyau restiforme. 2. Dans le noyau post-pyramidal.

8º Faisceau de Goll............. } Pas d'entre-croisement bulbaire : les fibres se terminent dans le noyau post-pyramidal correspondant.

## II. — SUBSTANCE GRISE.

**DESCRIPTION.**

Elle subit de la moelle au bulbe un grand nombre de transformations, par suite.. } 1. De l'entre-croisement du faisceau pyramidal croisé. 2. Du déplacement des fibres sensitives du faisceau de Burdach. 3. De la formation du 4e ventricule. 4. De l'apparition des fibres arciformes.

1º Décapitation des cornes antérieures par le faisceau pyramidal....... } 1. Noyau antérieur : c'est la tête. 2. Noyau postérieur : c'est la base.

2º Décapitation des cornes postérieures par le faisceau de Burdach...... } Noyaux antérieur et postérieur : tête et base.

3º Déplacement latéral des colonnes sensitives...... } 1. Corne antérieure.... } Tête repliée en avant et en dehors. 2. Corne postérieure... } 1. Base : en dehors de la base des cornes antérieures. 2. Tête : déjetée en dehors ; elle forme le tubercule cendré de Rolando.

4º Fragmentation en noyaux superposés des colonnes motrices et sensitives.... }

1º Corne antérieure.... } 1. Tête......... } Elle forme : 1. Le noyau antéro-latéral de Stilling. 2. Le noyau accessoire pour l'hypoglosse. 3. Le noyau inférieur du facial. 4. Le noyau masticateur.

2. Base......... } 1. Le noyau de l'hypoglosse. 2. Le noyau commun du facial et du moteur oculaire externe. 3. Le noyau du pathétique et du moteur oculaire commun.

2º Corne postérieure... } 1. Tête......... } Longue colonne de la face externe de laquelle partent des fibres nerveuses ; racine bulbaire du trijumeau.

2. Base......... } 1. Aile blanche externe. 2. Aile grise. 3. Locus cæruleus.

# 3. FORMATIONS PROPRES AU BULBE

**DESCRIPTION.**

1° **Noyau des cordons grêles ou post-pyramidal** (pyramides postérieures).

2° **Noyau restiforme....** Dans l'intérieur des corps restiformes.

3° **Formation olivaire.......** Avec les olives accessoires ou noyaux juxta-olivaires de Sappey....
1. Noyau juxta-olivaire antéro-interne.
2. Noyau juxta-olivaire postéro-externe.

4° **Corps restiformes....** Se continuant avec les pédoncules cérébelleux inférieurs.

5° **Fibres arciformes....**
Émanant des pédoncules cérébelleux inférieurs ...
1. Internes ..... Formant le raphé et la formation réticulaire.
2. Externes..... Formant l'avant-pont ou pédoncule.

A signaler sur le trajet de ces fibres les noyaux arciformes ou pyramidaux,

*Leurs connexions....*
1. Olives bulbaires.
2. Noyaux de substance grise des faisceaux de Goll et de Burdach.

**HISTOLOGIE.......**

1° **Substance grise, noyau d'origine des nerfs .......**
Cellules......... 1. Volumineuses. 2. Multipolaires.
Celles du locus cæruleus sont très pigmentées.

2° **Substance grise propre du bulbe....** Cellules multipolaires ou fusiformes.

3° **Névroglie...** C'est la même structure que la névroglie en général.

**SYNTHÈSE DES FAISCEAUX BULBAIRES..**
Elle est facile à réaliser en étudiant les faisceaux sur les cinq coupes suivantes ...
1. Partie inférieure de l'entre-croisement des pyramides.
2. Partie moyenne de l'entre-croisement des pyramides (zone motrice).
3. Partie supérieure de l'entre-croisement des pyramides (zone sensitive).
4. Partie inférieure des olives.
5. Partie moyenne des olives.

**VAISSEAUX.**

1° **Artères........**
*Artère vertébrale* et artères spinales antérieures...
1. **Artères médianes..**
1. Antérieures.
1. Rectilignes.
2. Horizontales.
A signaler les *artères des noyaux* et les artères sous-protubérantielles de Duret.
2. Postérieures. Moins importantes, venant des spinales postérieures.

2. **Artères radiculaires .**
1. Rameau externe descendant.
2. Rameau interne ascendant.

3. **Artères périphériques .** Artère cérébelleuse inférieure et postérieure.

2° **Veines.........** Réseau veineux prébulbaire communiquant avec les veines du cervelet et de la protubérance et d'où partent de grosses veines allant à la jugulaire interne et à certains sinus craniens.

# III. — MOELLE ÉPINIÈRE

## I. — MÉNINGES RACHIDIENNES

### 1. DURE-MÈRE

**DÉFINITION**....... C'est un cylindre creux renfermant la moelle et le bulbe et allant du trou occipital à la 3e vertèbre sacrée.

**DESCRIPTION**.....

**1° Face externe.**
- **1. En avant.....** Prolongements la reliant au ligament vertébral commun postérieur.
- **2. En arrière...** Pas de prolongements.
- **3. Latéralement.** Gaine pour les nerfs rachidiens.

**2° Face interne.** Latéralement, on observe le *ligament dentelé* dans toute la hauteur de la moelle.

**3° Extrémité supérieure.** *Insertions......*
- 1. Axis.
- 2. Pourtour du trou occipital.
- 3. Troisième vertèbre sacrée.

**4° Extrémité inférieure..** Elle entoure la queue de cheval, fixée au canal sacré par le ligament antérieur de la dure-mère de Trolard.

### 2. PIE-MÈRE

**DÉFINITION**....... Elle s'applique intimement à la moelle et se prolonge en bas autour du filum terminale : c'est le ligament coccygien.

**DESCRIPTION**.....

**1° Face interne.** De nombreuses cloisons conjonctives : septa et septula, l'unissent aux faisceaux blancs de la moelle.

**2° Face externe.**
- **1. Prolongements antéro-postérieurs...** Trabécules conjonctives allant de la pie-mère à la dure-mère, véritable cloison médiane.
- **2. Prolongements latéraux ou ligaments dentelés ....** Divisant en deux loges antérieure et postérieure l'espace pie-dure-mérien.

### 3. ARACHNOÏDE

**DESCRIPTION**.....

Elle présente comme toute séreuse deux feuillets :

- **1° Feuillet pariétal ....** Adhérant intimement à la dure-mère rachidienne.
- **2° Feuillet viscéral ....** S'applique plus ou moins sur la moelle dans toute sa hauteur, en déterminant un espace sous-arachnoïdien : *lac bulbo-spinal.*
- **Continuité des deux feuillets......** Elle se fait au niveau des racines nerveuses.

## II. — MOELLE ÉPINIÈRE

# 1. DESCRIPTION DE LA MOELLE ÉPINIÈRE

**DÉFINITION**....... | C'est la portion rachidienne du système nerveux central.

**LIMITES**..........
- 1º **Parties molles**.....
  - 1. L. supérieure. | Décussation des pyramides.
  - 2. L. inférieure. | Filum terminale de la queue de cheval.
- 2º **Parties osseuses**...
  - 1. L. supérieure. | Plan horizontal passant par l'articulation atloïdo-occipitale.
  - 2. L. inférieure. | Deuxième vertèbre lombaire.

**FORME**............
Irrégulièrement cylindrique.
- 1º **Renflement supérieur cervical ou brachial**.... } Va de la 3e cervicale à la 2e dorsale.
- 2º **Renflement inférieur lombaire ou abdominal**... } Va de la 2e à la 12e dorsale.
- 3º **Cône terminal**... { Effilé.

**LONGUEUR**....... | 45 centimètres.

**DIRECTION**.......
- 1. Courbure cervicale à concavité postérieure.
- 2. Courbure dorsale à concavité antérieure.

**POIDS**.............. | 27 grammes.

**MOYENS DE FIXITÉ**.......
- 1º **En haut**..... | Continuité avec le bulbe et l'encéphale.
- 2º **En bas**...... | Ligament coccygien de la moelle.
- 3º **Dans toute sa hauteur**...
  - 1. En avant et en arrière....... } Prolongements filiformes.
  - 2. Latéralement. | Ligament dentelé.

**CONFIGURATION INTÉRIEURE. DESCRIPTION.**

- 1º **Face antérieure**.....
  - 1. Sillon médian antérieur avec au fond la commissure blanche.
  - 2. Sillon collatéral antérieur d'où partent les racines antérieures | des nerfs rachidiens.
  - 3. Cordon antérieur entre les deux.
  - 4. Sillon intermédiaire antérieur.
- 2º **Face postérieure**....
  - 1. Sillon médian postérieur avec au fond la commissure grise.
  - 2. Sillon collatéral postérieur d'où partent les racines postérieures | des nerfs rachidiens.
  - 3. Cordon postérieur entre les deux.
  - 4. Sillon intermédiaire postérieur.
- 3º **Faces latérales**.. | Cordon latéral qui donne attache au ligament dentelé.

**1º Parties latérales.**
- 1. Substance grise....
  Ce sont les *cornes* (en forme de virgule) :
  - 1. Antérieure... | Arrondie, homogène.
  - 2. Postérieure.. | Effilée, avec en arrière la substance gélatineuse de Rolando.
  - Toutes deux présentent.... { 1. Une tête. 2. Un col. | 3. Une pointe.
  - 3. Moyenne..... } Ou *corne latérale* ou *tractus intermedio-lateralis* de Clarke.
- 2. Substance blanche. { Ce sont les trois cordons de la moelle pénétrant la substance grise avec, à la région cervicale, la *formation réticulaire de Deiters*.

**2º Partie moyenne.**
- 1. Commissure blanche. 
  - 1. Au fond du sillon antérieur.
  - 2. Se continuant avec la substance blanche de la moelle.
- 2. Commissure grise...
  - 1. Au fond du sillon postérieur.
  - 2. Se continuant avec la substance grise.
  - 3. Percée d'un canal : le canal de l'épendyme ou ventricule de la moelle continuant le 4e ventricule et longé par les veines longitudinales droite et gauche de la commissure grise.
  - Enfin, au niveau du filum est le ventricule terminal de la moelle de Krause.

**VARIÉTÉS**.........
- 1º **Cornes antérieures.**
  - 1. Triangulaires, à la région cervicale.
  - 2. Allongées, à la région dorsale.
  - 3. Arrondies, à la région lombaire.
- 2º **Cornes postérieures.** } Très élargies aux renflements cervical et lombaire.

**LOIS DE STILLING**......
- 1. Les volumes des trois cordons décroissent de haut en bas.
- 2. La corne antérieure, qui est la plus grosse à la région sacrée, est la plus petite à la région dorsale.
- 3. Les paquets de fibres motrice et sensitive sont réduits à leur plus petit nombre au niveau du renflement lombaire.

## 2. SYSTÉMATISATION DE LA MOELLE

**SUBSTANCE GRISE.**

- **1° Corne antérieure ....** — Trois groupes ou noyaux de cellules ....
  - 1. Noyau antéro-interne.
  - 2. Noyau antéro-externe.
  - 3. Noyau postéro-externe, ce dernier répondant au tractus intermedio-lateralis.
- **2° Corne postérieure....** — Division de Lissauer....
  - 1. Zone antérieure ou substance gélatineuse proprement dite (avec cellules ganglionnaires).
  - 2. Zone postérieure ou zone spongieuse de la substance gélatineuse, avec.
    - 1. Fibres provenant des racines postérieures.
    - 2. Fibres provenant de la zone marginale de Lissauer.
    - 3. Fibres provenant du cordon postérieur.

Latéralement est la colonne de Stilling ou la colonne vésiculaire de Clarke, allant du tiers inférieur du renflement cervical au tiers inférieur du renflement lombaire. Elle est formée de cellules ganglionnaires entourées d'un riche réticulum nerveux.

**SUBSTANCE BLANCHE.**

- **1° Cordon antérieur......**
  - 1. Faisceau pyramidal direct ou faisceau de Türck ou faisceau moteur.
  - 2. Faisceau commissural longitudinal.
- **2° Cordon latéral..**
  - 1. Faisceau radiculaire antérieur ou faisceau restant du cordon latéral.
  - 2. Faisceau de Gowers ou ascendant antéro-latéral.
  - 3. Faisceau latéral mixte (faisceau limitant latéral) avec..
    - 1. Fibres motrices.
    - 2. Fibres sensitives.
    - 3. Fibres vaso-motrices.
  - 4. Faisceau pyramidal croisé.
  - 5. Faisceau cérébelleux direct, avec..
    - 1. Fibres des racines antérieures des nerfs rachidiens.
    - 2. Fibres commissurales longitudinales.
- **3° Cordon postérieur.....**
  - **1° Description ancienne...**
    - 1. Faisceau de Goll ou faisceau grêle, avec...
      - 1. Fibres radiculaires provenant des racines postérieures (fibres longues).
      - 2. Fibres commissurales longitudinales (fibres à long parcours de Charcot).
    - 2. Faisceau de Burdach ou faisceau cunéiforme .. — C'est la zone radiculaire postérieure de Pierret. On y trouve : ..
      - 1. Des fibres radiculaires provenant des racines postérieures.
      - 2. Des fibres commissurales longitudinales.
      - 3. Des fibres sensitives venant de la colonne vésiculaire de Clarke.
  - **2° Description nouvelle ...**
    - 1. Les cinq zones de Flechsig.
      - 1. Zone antérieure.
      - 2. Zone interne (faisceau de Goll).
      - 3. Zone postérieure.
      - 4. Zone médiane.
      - 5. Zone moyenne.
    - 2. Faisceaux accessoires.
      - 1. Bandelette externe.
      - 2. Faisceau en virgule de Schultze.
      - 3. Zone de Lissauer, avec deux segments.
        - 1. Externe.
        - 2. Interne.

**COMMISSURES ...**

- **1° Antérieure...**
  - 1. Fibres provenant du faisceau pyramidal direct.
  - 2. Fibres allant d'une corne antérieure aux racines antérieures du côté opposé.
- **2° Postérieure..**
  - 1. Fibres allant des racines postérieures d'un côté à la corne postérieure du côté opposé.
  - 2. Fibres allant de la corne postérieure d'un côté aux fibres ascendantes du faisceau sensitif latéral du côté opposé.

# 3. RACINES RACHIDIENNES

Il y a 62 nerfs formant 31 paires rachidiennes.

### I. — RACINES ANTÉRIEURES.

**ORIGINE** ............ | Corne antérieure de la substance grise.
**DIRECTION** ........ | Curviligne.
**CALIBRE** ........... | Tubes larges et fibres fines.
**COLLATÉRALES.** | = 0.
**NOMBRE** ........... | 300 000 d'après Stilling.
**LARGEUR** ......... | Elles occupent un large espace.
**REMARQUE** ....... | Adjonction des fibres du spinal pour les paires cervicales supérieures.

**DESCRIPTION** ....
- 1er **groupe** ...... Fibres se terminant dans les cellules des 3 groupes décrits plus haut.
- 2e **groupe** ...... Fibres se terminant dans les cornes postérieures.
- 3e **groupe** ...... Fibres traversant seulement les cornes antérieures, puis allant, par l'intermédiaire du cordon latéral, jusqu'à l'encéphale.

### II. — RACINES POSTÉRIEURES.

**ORIGINE** ........... | Cellules bipolaires à pôles opposés, puis à pôles géminés, les cellules apparaissant unipolaires : ce sont les cellules en T de Ranvier.
**NOMBRE** ........... | 500 000 d'après Stilling.
**TERMINAISON** .... Branches .......
- 1. Descendantes.
- 2. Ascendantes..
    - 1. Courtes.
    - 2. Moyennes.
    - 3. Longues.

**AU NIVEAU DU SILLON COLLATÉRAL POSTÉRIEUR.** Il y a trois groupes : externe, interne et moyen.

**COLLATÉRALES.**
1. Courtes, descendantes.
2. Moyennes allant à la colonne de Clarke.
3. Commissurales.
4. Faisceau collatéral réflexe ou sensitivo-moteur de Cyon.
5. Fibres motrices des racines postérieures.

# 4. HISTOLOGIE DE LA MOELLE

### I. — SUBSTANCE GRISE.

1º **Cellules de la corne antérieure** ....... } Grosses et multipolaires.

2º **Cellules de la colonne vésiculaire de Clarke** ......... {
1. Moins grosses.
2. Multipolaires.
3. Fusiformes.
4. Protoplasma moins granuleux avec pigment.

3º **Cellules de la corne postérieure** ....... {
1. Petites.
2. Disséminées.

4º **Cellules commissurales de Ramon y Cajal** ............. } Perdues dans la substance grise.

### II. — SUBSTANCE BLANCHE.

Formée de fibres nerveuses parallèles.

### III. — NÉVROGLIE.

C'est la trame de la substance nerveuse répondant au tissu conjonctif des autres organes ............. {
1º **Gelée de Stilling** ..... } Autour du canal de l'épendyme.
2º **Substance gélatineuse de Rolando.** } Dans le sillon collatéral postérieur, en arrière de la corne postérieure.

**ASPECT** ............ {
1. Filaments en réseaux.
2. Lamelles réticulées avec aréoles.
3. Masses gélatineuses ou fibreuses.

**DESCRIPTION** ..... {
1. Fibres.
2. Lamelles.
3. Cellules dites en araignée par suite de leurs prolongements qui s'anastomosent avec ceux des cellules voisines.

**NATURE** .......... {
1. Conjonctive pour les uns.
2. Nerveuse pour les autres.

### IV. — ÉPITHÉLIUM ÉPENDYMAIRE.

Avec cellules à fibrilles granuleuses et noyau allongé et à corpuscules secondaires.

---

# 5. VAISSEAUX DE LA MOELLE

**ARTÈRES.**

1º **Réseau extra-médullaire** .... {
1. Artères spinales antérieures et tronc spinal antérieur.
2. Artères spinales postérieures. } De chaque côté du sillon médian postérieur.
3. Artères spinales latérales.. } Elles s'engagent dans le trou de conjugaison avec le nerf se divisant en 2 rameaux ............... {
1. Ascendant.
2. Et descendant.

Enfin, tout autour de la moelle est un véritable cercle périmédullaire. {
1. Réseau radiculaire.
2. Anastomoses interradiculaires.

2º **Réseau intra-médullaire** ..... {
1º **Artères médianes** .. {
1. Antérieures (dans le sillon médian antérieur) ........ {
1. Rameau récurrent.
2. Rameau postérieur.
3. Rameaux verticaux.
2. Postérieures.

2º **Artères radiculaires.** {
1. Antérieures pour ........ { La tête de la corne antérieure.
2. Postérieures, pour ....... {
1. La corne postérieure.
2. La substance gélatineuse.
3. Le faisceau de Burdach.

3º **Artères périphériques.** } Parvenant en d'autres points : ce sont les artères interfuniculaires d'Adamkiewicz.

**VEINES** ............ {
1º **Trois canaux antérieurs** .. {
1. Veine médiane antérieure ......
2. Veines latérales antérieures ....
2º **Trois canaux postérieurs** .. {
1. Veine médiane postérieure .....
2. Veines latérales postérieures ..
} Avec nombreuses anastomoses.

**LYMPHATIQUES** .. | Ce sont des gaines lymphatiques périvasculaires.

# IV. — NERFS CRANIENS

**DÉFINITION**....... « Ceux qui naissent de l'encéphale ou du bulbe et traversent les trous de la base du crâne pour se rendre aux territoires organiques auxquels ils sont destinés. » (Testut.)

**ORIGINES**..........
- 1° Origine apparente.. — Au point de sortie du névraxe.
- 2° Origine réelle....... — Au noyau d'où partent *réellement* les fibres.

**NOMBRE**........... | 12 paires.

---

# 1. NERF OLFACTIF (Première paire cranienne)

**DIVISION**..........
- 1° Bandelette olfactive.
- 2° Bulbe olfactif.
- 3° Filets pituitaires.

**ORIGINES.**

**1° Apparente**...... | Face inférieure du bulbe olfactif couchée sur la lame criblée de l'ethmoïde.

**2° Réelle**..........

**1° Bulbe olfactif**.... — Masse ovoïde très développée chez les animaux (lobe olfactif) et d'où partent les filets olfactifs.........
- 1. Couche superficielle... — Faisceaux et fibres nerveuses.
- 2. Couche moyenne.
  - 1. Zone externe glomérulaire : glomérules olfactifs.
  - 2. Zone intermédiaire avec cellules nerveuses petites et à prolongements.
  - 3. Zone interne à grosses cellules triangulaires.
- 3. Couche profonde ou médullaire... — Blanchâtre.

**2° Bandelette olfactive**.... — Formée de fibres à myéline et de petites cellules nerveuses. Avec les racines blanches du nerf olfactif et la racine grise, moyenne.

**3° Racines blanches**....
- 1. Externe...... — Qui se perd dans la partie la plus antérieure de la circonvolution de l'hippocampe.
- 2. Interne.... — Qui se perd dans l'extrémité antérieure de la circonvolution du corps calleux.
- 3. Entre elles deux....... 
  - 1. Fibres commissurales.
  - 2. Tractus de Lancisi.
  - 3. Bandelette diagonale de Broca.

**4° Racine grise ou moyenne.** — Dans l'espace triangulaire formé par les deux racines précédentes est le tubercule olfactif qui va se mêler à la commissure blanche antérieure du cerveau.........
- 1. Fibres en anse.
- 2. Fibres entre-croisées qui vont à l'écorce temporo-occipitale.

**TRAJET**............ | Les filets descendent verticalement dans la paroi supérieure des fosses nasales.

**DISTRIBUTION**...
- 1° Rameaux externes..... ...... — Anastomosés en plexus.
- 2° Rameaux internes ...........

**TERMINAISON**.... | (Voy. p. 29.)

---

# 2. NERF OPTIQUE (Deuxième paire cranienne)

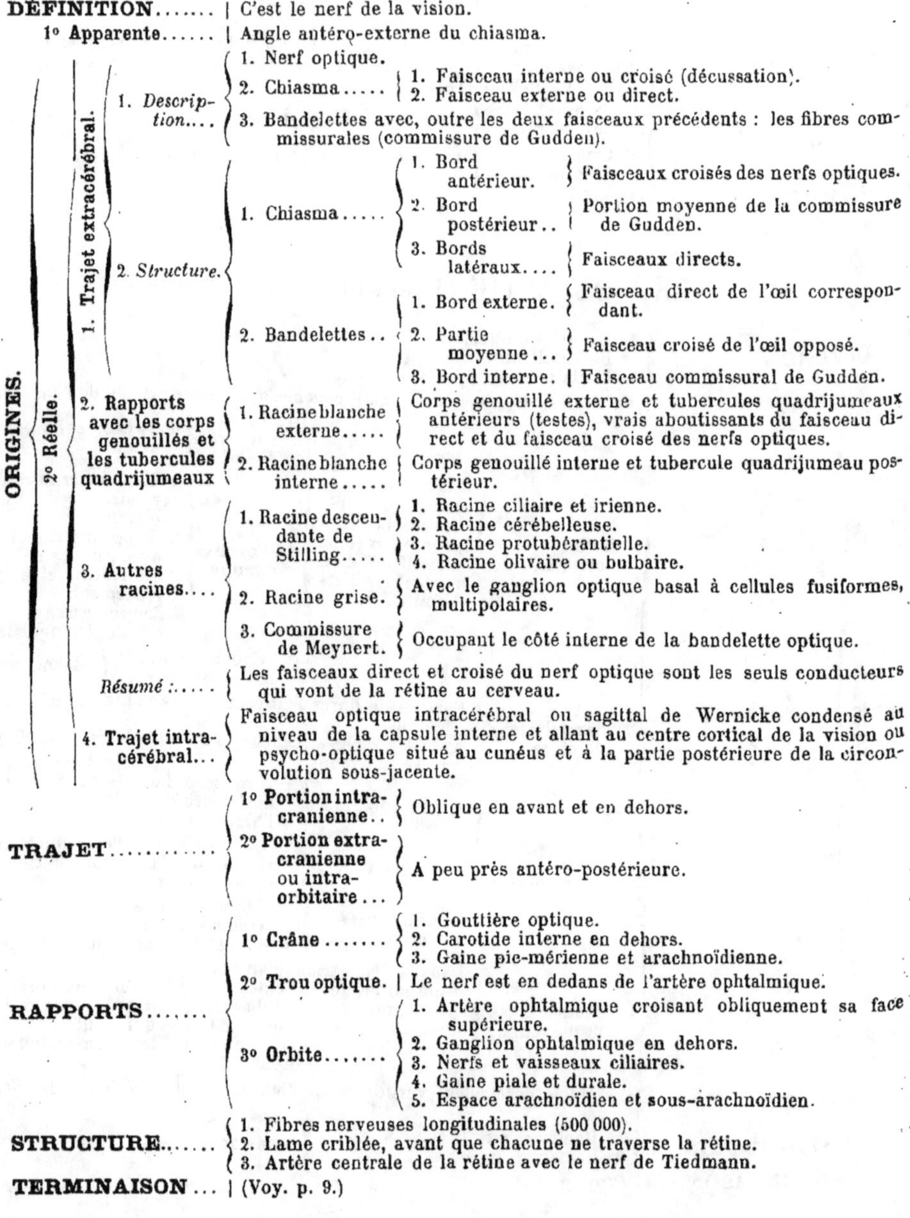

**DÉFINITION**....... | C'est le nerf de la vision.

**ORIGINES.**

**1° Apparente**...... | Angle antéro-externe du chiasma.

**2° Réelle.**

**1. Trajet extracérébral.**

**1. Description...**
- 1. Nerf optique.
- 2. Chiasma..... | 1. Faisceau interne ou croisé (décussation). 2. Faisceau externe ou direct.
- 3. Bandelettes avec, outre les deux faisceaux précédents : les fibres commissurales (commissure de Gudden).

**2. Structure.**
- 1. Chiasma.....
  - 1. Bord antérieur. } Faisceaux croisés des nerfs optiques.
  - 2. Bord postérieur.. | Portion moyenne de la commissure de Gudden.
  - 3. Bords latéraux.... } Faisceaux directs.
- 2. Bandelettes..
  - 1. Bord externe. } Faisceau direct de l'œil correspondant.
  - 2. Partie moyenne... } Faisceau croisé de l'œil opposé.
  - 3. Bord interne. | Faisceau commissural de Gudden.

**2. Rapports avec les corps genouillés et les tubercules quadrijumeaux**
- 1. Racine blanche externe..... | Corps genouillé externe et tubercules quadrijumeaux antérieurs (testes), vrais aboutissants du faisceau direct et du faisceau croisé des nerfs optiques.
- 2. Racine blanche interne..... | Corps genouillé interne et tubercule quadrijumeau postérieur.

**3. Autres racines...**
- 1. Racine descendante de Stilling.....
  - 1. Racine ciliaire et irienne.
  - 2. Racine cérébelleuse.
  - 3. Racine protubérantielle.
  - 4. Racine olivaire ou bulbaire.
- 2. Racine grise. } Avec le ganglion optique basal à cellules fusiformes, multipolaires.
- 3. Commissure de Meynert. } Occupant le côté interne de la bandelette optique.

**Résumé :**..... Les faisceaux direct et croisé du nerf optique sont les seuls conducteurs qui vont de la rétine au cerveau.

**4. Trajet intracérébral...** Faisceau optique intracérébral ou sagittal de Wernicke condensé au niveau de la capsule interne et allant au centre cortical de la vision ou psycho-optique situé au cunéus et à la partie postérieure de la circonvolution sous-jacente.

**TRAJET**...........
- 1° Portion intra-cranienne.. } Oblique en avant et en dehors.
- 2° Portion extra-cranienne ou intra-orbitaire ... } A peu près antéro-postérieure.

**RAPPORTS**.......
- 1° Crâne .......
  - 1. Gouttière optique.
  - 2. Carotide interne en dehors.
  - 3. Gaine pie-mérienne et arachnoïdienne.
- 2° Trou optique. | Le nerf est en dedans de l'artère ophtalmique.
- 3° Orbite.......
  - 1. Artère ophtalmique croisant obliquement sa face supérieure.
  - 2. Ganglion ophtalmique en dehors.
  - 3. Nerfs et vaisseaux ciliaires.
  - 4. Gaine piale et durale.
  - 5. Espace arachnoïdien et sous-arachnoïdien.

**STRUCTURE**.......
- 1. Fibres nerveuses longitudinales (500 000).
- 2. Lame criblée, avant que chacune ne traverse la rétine.
- 3. Artère centrale de la rétine avec le nerf de Tiedmann.

**TERMINAISON** ... | (Voy. p. 9.)

# 3. NERF MOTEUR OCULAIRE COMMUN
## (Troisième paire cranienne)

**ORIGINES**

1° **Apparente** : 10-12 filets émergeant de l'espace interpédonculaire entre la protubérance annulaire et les tubercules mamillaires.

2° **Réelle** :

1. **Trajet intra-pédonculaire.** : Fibres curvilignes, en haut et en dedans, à convexité externe, venant se perdre dans la substance grise du plancher de l'aqueduc.

2. **Noyau d'origine** : Colonnette grisâtre allant du noyau du pathétique à la partie antérieure des tubercules quadrijumeaux, formant deux noyaux séparés sur la ligne médiane.

A deux racines : 1. Du noyau qui lui appartient en propre. 2. Du noyau du moteur oculaire externe du côté opposé.

3. **Localisations fonctionnelles du noyau** : En allant d'avant en arrière, on a :
1. Centre du petit oblique.
2. Centre du droit inférieur.
3. Centre du droit supérieur.
4. Centre du releveur.
5. Centre du droit interne.
6. Centre photo-moteur.
7. Centre accommodateur.
Enfin, signalons le noyau supérieur ou accessoire de Darkschewitsch.

**TRAJET** : Oblique en avant, en dehors et en haut.

**RAPPORTS**

1° **A son origine apparente** : Le nerf passe entre : 1. L'artère cérébrale postérieure en avant. 2. L'artère cérébelleuse supérieure en arrière, dans le confluent inférieur.

2° **Dans la paroi externe du sinus.** : Au-dessous de lui, qui occupe la partie toute supérieure : 1. Pathétique. 2. Ophtalmique. 3. Maxillaire supérieur. Le moteur oculaire externe est dans le sinus.

3° **Fente sphénoïdale** : Traversant l'anneau de Zinn et passant par la partie la plus large de la fente.

**ANASTOMOSES**

1° **Sensitive** : Venant de l'ophtalmique.
2° **Sympathique** : Venant du plexus caverneux.

**DISTRIBUTION**

1° **Branche supérieure** : 1. Rameau du droit supérieur. 2. Rameau du releveur de la paupière.

2° **Branche inférieure** : 1. Rameau du droit interne. 2. Rameau du droit inférieur. 3. Rameau du petit oblique (qui fournit la grosse racine du ganglion ophtalmique).

## 4. NERF PATHÉTIQUE (Quatrième paire cranienne)

**ORIGINES.**

**1° Apparente......** Face supérieure de l'isthme, en arrière des tubercules quadrijumeaux postérieurs, de chaque côté de la valvule de Vieussens.

**2° Réelle.........**
- **1. Trajet intra-protubérantiel.** S'entre-croise sur la ligne médiane, s'infléchit en avant et se coude à angle droit sous l'aqueduc de Sylvius, pour se terminer dans un noyau gris du plancher : il y a *décussation totale*.
- **2. Rapports avec le trijumeau..** Il n'y a jamais, comme on l'a dit, échange *de fibres*.

**TRAJET...........**
1. Oblique en dehors, en bas et en avant.
2. Puis à la base de l'encéphale va à la paroi externe du sinus caverneux.

**RAPPORTS........**
- **1° Protubérantiels........**
  1. L'artère cérébelleuse supérieure l'accompagne.
  2. Trijumeau en dehors.
  3. Moteur oculaire commun en dedans.
  4. Sommet du rocher.
- **2° Caverneux...** Entre le moteur commun qui est en haut et l'ophtalmique qui est en bas.
- **3° Sphénoïdaux.** Partie supéro-interne de la fente sphénoïdale.

**ANASTOMOSES...**
1. Avec le grand sympathique.
2. Avec l'ophtalmique.....
   1. Nerf récurrent d'Arnold.
   2. Filet se détachant un peu en avant du précédent.

**DISTRIBUTION ...**
- **1° Branches collatérales.**
  1. Nerf récurrent de la tente du cervelet.
  2. Filets dure-mériens.
- **2° Branches terminales.** Filet du grand oblique.

---

## 5. TRIJUMEAU (Cinquième paire cranienne)

**DÉFINITION.......** C'est le nerf sensitivo-moteur de la face.

**ORIGINES.**

**1° Apparente......** Côté externe de la face inférieure de la protubérance, quand celle-ci se confond avec les pédoncules cérébelleux moyens............
- 1. Grosse racine ou racine sensitive.
- 2. Petite racine ou racine motrice.... C'est le *nerf masticateur* des physiologistes, situé en avant de la languette de Wrisberg.

**2° Réelle.........**
- **1. Racine motrice.....** Après avoir traversé la protubérance d'avant en arrière, en bas et en dedans, elle aboutit au noyau masticateur qui est à 3 millimètres au-dessous du plancher du 4e ventricule.
- **2. Racine sensitive..**
  - **1. Racine supérieure.**
    1. Fibres cérébelleuses.
    2. Fibres quadrijumelles qui vont jusqu'à la commissure postérieure du cerveau.
  - **2. Racine moyenne.. ...** Allant au locus cæruleus.
  - **3. Racine inférieure, bulbaire ou descendante.** Va jusqu'au tubercule cendré de Rolando.

**TRAJET...........**
- **1° Grosse racine.** Oblique en haut et en dehors, vers la partie interne du rocher jusqu'au cavum Meckelii de la partie interne de la face antérieure du rocher, où l'on trouve d'abord le plexus triangulaire du trijumeau, puis le ganglion de Gasser.
- **2° Petite racine.** Est accolée à la grosse racine, mais passe au-dessous du ganglion de Gasser.

**RAPPORTS........** Gaine arachnoïdienne jusqu'au ganglion de Gasser.

**GANGLION DE GASSER..........**
- **1° Aspect.......** Petite masse jaunâtre, contenue dans une loge fibreuse résultant du dédoublement de la dure-mère.
- **2° Structure...** On y trouve des amas irréguliers de cellules nerveuses traversées par des fibres nerveuses entre-croisées.
- **3° Branches....**
  1. Nerf ophtalmique.
  2. Nerf maxillaire supérieur.
  3. Nerf maxillaire inférieur.

---

## I. — NERF OPHTALMIQUE (1re branche du trijumeau).

**DEFINITION.** — C'est la plus interne et la plus antérieure des 3 branches du trijumeau. Il chemine dans la paroi externe du sinus caverneux, entre le moteur oculaire commun qui est en haut et le maxillaire supérieur qui est en bas, puis, en atteignant la fente sphénoïdale, donne les 3 branches terminales : nasal, lacrymal et frontal.

**SCHÉMA TOPOGRAPHIQUE DE LA FENTE SPHÉNOIDALE.** — Elle est rétrécie par l'anneau de Zinn, formé par les 2 tendons d'insertion du droit externe.

- **1° Au-dessus d'elle** — Passent, en allant de dedans en dehors :
  - 1. Le pathétique.
  - 2. Le frontal.
  - 3. Le lacrymal.
- **2° Dans l'anneau.**
  - 1. En haut — La branche supérieure du moteur oculaire commun.
  - 2. En bas (de dedans en dehors) —
    - 1. Le nasal.
    - 2. La branche inférieure du moteur oculaire commun.
  - 3. En dehors — La veine ophtalmique.

**BRANCHES.**

- **1° Collatérales..**
  1. Anastomose avec le moteur oculaire commun.
  2. Anastomose avec le pathétique.
  3. Anastomose avec le moteur oculaire externe.
  4. Nerf récurrent d'Arnold.

- **2° Terminales...**
  - **1. Nerf nasal...**
    - **1. Branches collatérales.**
      1. Racine sensitive du ganglion ophtalmique.
      2. Longs nerfs ciliaires.
      3. Filet sphéno-ethmoïdal.
    - **2. Branches terminales.**
      - **1. Nasal externe.**
        1. Filets palpébraux.
        2. Filets nasaux.
        3. Filets inter-sourciliers.
        4. Filets lacrymaux.
      - **2. Nasal interne.**
        1. Filet interne.
        2. Filet externe.
  - **2. Nerf frontal.**
    - **1. Frontal externe.....**
      1. Filets palpébraux.
      2. Filets osseux.
      3. Filets frontaux.
    - **2. Frontal interne ....**
      1. Filets palpébraux.
      2. Filets nasaux.
      3. Filets frontaux.
  - **3. Nerf lacrymal.**
    1. Filets palpébraux.
    2. Filets lacrymaux.

### GANGLION OPHTALMIQUE.

**DÉFINITION.** — Au nerf ophtalmique est annexé le ganglion ophtalmique ou ciliaire, homologue...
  1. D'un ganglion spinal pour les uns
  2. D'un ganglion sympathique pour les autres.

- **1° Branches afférentes.**
  1. Racine sensitive, ou longue ou grêle.
  2. Racine motrice, courte ou grosse.
  3. Racine sympathique venant du plexus caverneux.
- **2° Branches efférentes.** — Longs nerfs ciliaires avec le nerf de Tiedmann.

## II. — NERF MAXILLAIRE SUPÉRIEUR (2ᵉ branche du trijumeau).

**DÉFINITION** ....... { C'est la branche moyenne du trijumeau, située entre l'ophtalmique qui est en dedans et le maxillaire inférieur qui est en dehors.

**RAPPORTS** ........
1. Sort du crâne par le trou grand rond.
2. Arrive dans la fosse ptérygo-maxillaire.
3. Entre dans la gouttière et le canal sous-orbitaire.
4. Sort par le trou sous-orbitaire où est son bouquet terminal.

**BRANCHES** ... ....

**1° Collatérales..**

- **1. Intra-cranienne ..** } Rameau méningé moyen.

- **2. Extra-craniennes.**
  - **1. Rameau orbitaire..**
    - 1. Filet temporo-malaire.
    - 2. Filet lacrymo-palpébral.
  - **2. Rameau du ganglion sphéno-palatin.**
  - **3. Rameaux dentaires postérieurs..**
    - 1. Filets dentaires.
    - 2. Filets alvéolaires.
    - 3. Filets muqueux.
    - 4. Filets osseux.
  - **4. Rameaux dentaires antérieurs..**
    - 1. Filets nasaux.
    - 2. Filets dentaires.
    - 3. Filets alvéolaires.
    - 4. Filets osseux.

**2° Terminales..** } **Filets sous-orbitaires...**
- 1. Labiaux.
- 2. Nasaux.
- 3. Palpébraux.

### GANGLION SPHÉNO-PALATIN.

**DÉFINITION** ....... { Au nerf maxillaire supérieur est annexé le petit ganglion sphéno-palatin ou de Meckel, de forme triangulaire (Poirier, Cunéo), plaqué au fond de la fosse ptérygo-maxillaire.

**BRANCHES** ........

**1° Afférentes : nerf vidien.**
- **1. Racine sensitive..**
  - 1. Nerf maxillaire supérieur.
  - 2. Glosso-pharyngien par le grand pétreux profond.
- **2. Racine motrice...** } Facial par le grand pétreux superficiel.
- **3. Racine sympathique.** } Plexus carotidien par le filet carotidien.

**2° Efférentes...**
- 1. Rameau pharyngien ou nerf de Bock.
- 2. Filets orbitaires.
- 3. Nerf sphéno-palatin ....
  - 1. Externe.
  - 2. Interne.
- 4. Nerfs palatins.
  - **1. Antérieur....**
    - 1. Filets antérieurs.
    - 2. Filets postérieurs.
    - 3. Nerf nasal et postéro-inférieur.
  - **2. Moyen.**
  - **3. Postérieur...**
    - 1. Rameau sensitif.
    - 2. Rameau moteur.

### III. — NERF MAXILLAIRE INFÉRIEUR (3ᵉ branche du trijumeau).

**DÉFINITION**....... { C'est la branche la plus externe se détachant du pôle antérieur du ganglion de Gasser.

**ORIGINE**.......... { 2 racines........ { 1. Sensitive, se détachant de la partie externe du ganglion de Gasser.
2. Motrice ou petite racine, protubérantielle du trijumeau.

**TRAJET**.......... { Ce nerf sort du crâne par le trou ovale, affecte des rapports importants à la partie toute supérieure de la face latérale du pharynx avec la maxillaire interne et descend obliquement en bas et en avant.

**BRANCHES.**

**1° Externe**........ {

1. **Nerf temporal profond moyen.**

2. **Nerf massétérin.** { 1. Filet anastomotique. 2. Filet sensitif. 3. Nerf temporal profond postérieur.

3. **Nerf buccal.** { 1. Branches collatérales. { 1. Filet du ptérygoïdien externe. 2. Nerf temporal profond antérieur. } 2. Branches terminales. { 1. Rameaux superficiels cutanés. 2. Rameaux profonds muqueux.

**2° Interne**........ | Nerf du ptérygoïdien interne.

**3° Postérieure**..... { Nerf auriculo-temporal..... { Branches collatérales.. { 1. Filets vasculaires. 2. Filets articulaires. 3. Filets parotidiens. 4. Filets auriculaires. 5. Filets temporaux.

**4° Descendantes**... {

1. **Nerf dentaire inférieur..** { 1. Branches collatérales. { 1. Rameau anastomotique du lingual. 2. Nerf mylo-hyoïdien. 3. Filets dentaires, osseux et gingivaux. } 2. Branches terminales. { 1. Nerf incisif. 2. Nerf mentonnier.

2. **Nerf lingual.** { Anastomosé avec la corde du tympan....... { 1. Filets linguaux. 2. Filets amygdaliens. 3. Filets pour le ganglion sous-maxillaire. 4. Filets pour le ganglion sub-lingual de Blandin.

### GANGLION OTIQUE OU D'ARNOLD.

**DÉFINITION** ...... | Il est annexé au nerf maxillaire inférieur.

**BRANCHES.**

**1° Afférentes**...... {

1. **Rameau du maxillaire supérieur.**

2. **Racines**...... { 1. Racine sensitive...... { Petit nerf pétreux profond qui vient du nerf de Jacobson, branche lui-même du glosso-pharyngien. } 2. Racine motrice........ { Petit nerf pétreux superficiel, branche du facial. } 3. Racine sympathique... { Venant du plexus méningé moyen.

**2° Efférentes**...... {

1. **Rameau moteur......** { Pour............ { 1. Péristaphylin externe. 2. Ptérygoïdien interne.

2. **Rameau moteur .....** { Pour le muscle interne du marteau.

3. **Rameaux sensitifs.....** { Pour la muqueuse de la caisse du tympan.

# 6. NERF MOTEUR OCULAIRE EXTERNE (Sixième paire cranienne)

**ORIGINES**
- **1º Apparente...** Face antérieure du bulbe entre la pyramide et la protubérance.
- **2º Réelle......** Noyau gris du plancher du quatrième ventricule répondant à l'eminentia teres, logé dans le coude du facial.
- **Remarque......** De sa partie antérieure part un faisceau longitudinal qui, s'entre-croisant au-dessous des tubercules quadrijumeaux, se jette dans le tronc de l'oculo-moteur commun pour le muscle droit interne de l'autre côté, assurant ainsi les mouvements conjugués de la vision binoculaire.

**TRAJET**
1. Se dirige vers le bord latéral de la lame quadrilatère.
2. Arrive dans le sinus caverneux.
3. Traverse la fente sphénoïdale.

**RAPPORTS**
- **1º Du bulbe au sinus......** Entre la protubérance et la gouttière basilaire de l'occipital.
- **2º Dans le sinus......** Entre la carotide interne qui est en dedans et le nerf ophtalmique en dehors, non contenu dans la paroi externe du sinus.
- **3º Dans la fente sphénoïdale..** Passe dans l'anneau de Zinn limité par les deux tendons d'insertion du muscle droit externe, en dehors du nasal et du moteur oculaire commun.

**ANASTOMOSES...**
1. Avec l'ophtalmique.
2. Avec le grand sympathique.

**BRANCHE........** Filet terminal pour le muscle droit externe de l'œil.

---

# 7. NERF FACIAL (Septième paire cranienne)

**DÉFINITION......** C'est le nerf de l'expression ou de la physionomie.

**1º Apparente......** Fossette latérale du bulbe.....
1. Racine interne entre la protubérance et l'olive.
2. Racine externe ou nerf intermédiaire de Wrisberg, entre la racine interne et le nerf auditif.

**ORIGINES — 2º Réelle.........**

**1. Nerf facial proprement dit.**

**1. Trajet intra-bulbaire....**
1. **Première portion...** Allant obliquement de la fossette sus-olivaire au côté antéro-externe de l'eminentia teres.
2. **Deuxième portion...** Transversale, allant jusqu'à la ligne médiane.
3. **Troisième portion...** Longeant la ligne médiane : c'est le fasciculus teres.
4. **Quatrième portion...** Transversale en dehors (genou du facial).
5. **Cinquième portion...** Obliquement dirigée en avant et en dehors et allant jusqu'au noyau d'origine.

D'où une forme en anse, contournant le noyau d'origine du moteur oculaire externe.

**2. Division des noyaux du facial......**
1. **Noyau supérieur.** Commun avec le moteur oculaire externe.
2. **Noyau inférieur.** Qui lui appartient en propre.

D'où partent respectivement........
1. Le facial supérieur.
2. Le facial inférieur.

**2. Nerf intermédiaire de Wrisberg.** Ce n'est autre qu'un rameau erratique du glosso-pharyngien, origine de la corde du tympan et aboutissant à la paroi supérieure de la colonne sensitive du glosso-pharyngien.

**TRAJET**

- **1° Facial**
  - **1re portion** — Du bulbe au trou stylo-mastoïdien.
    1. Première portion, antéro-postérieure, allant jusqu'au fond du conduit auditif interne.
    2. Deuxième portion, transversale.
    3. Troisième portion, verticale en bas jusqu'au trou stylo-mastoïdien avec. en haut, le ganglion géniculé.
  - **2e portion** — Oblique en bas et en avant, du trou stylo-mastoïdien au bord postérieur du masséter, où il se divise en ses deux branches terminales.
- **2° Nerf de Wrisberg** — Suit le même trajet jusqu'à sa terminaison au ganglion géniculé.

**RAPPORTS**

- **1° Du bulbe au conduit auditif interne** — Il est reçu dans la gouttière à concavité supérieure de l'auditif, le nerf intermédiaire de Wrisberg cheminant entre les deux.
- **2° Dans l'aqueduc de Fallope** — Artère stylo-mastoïdienne.
- **3° Au delà du trou stylo-mastoïdien** — Intérieur de la parotide avec l'artère carotide externe en dedans, la veine jugulaire externe en dehors. Ces deux derniers organes étant obliques en haut alors que le facial a un trajet transversal perpendiculaire aux deux autres (boutonnières nerveuses quelquefois).

**BRANCHES**

- **1° Collatérales**
  - **1. Intra-pétreuses**
    1. Grand nerf pétreux superficiel.
    2. Petit nerf pétreux superficiel.
    3. Nerf du muscle de l'étrier.
    4. Corde du tympan.
    5. Rameau anastomotique du pneumogastrique ou rameau auriculaire du pneumogastrique d'Arnold ou rameau de la fosse jugulaire de Cruveilhier.
  - **2. Extra-pétreuses**
    1. Rameau anastomotique du glosso-pharyngien (avec l'anse de Haller).
    2. Rameau auriculaire postérieur.
       1. Filet supérieur ascendant.
       2. Filet postérieur horizontal.
    3. Rameau du digastrique.
    4. Rameau du stylo-hyoïdien.
    5. Rameau lingual.
       1. Filets muqueux.
       2. Filets musculaires.
- **2° Terminales**
  - **1. Branche supérieure, temporo-faciale** — Recevant deux ou trois filets anastomotiques du nerf auriculo-temporal.
    1. Filets temporaux.
    2. Filets frontaux.
    3. Filets palpébraux.
    4. Filets nasaux.
    5. Filets sous-orbitaires.
    6. Filets buccaux supérieurs.
  - **2. Branche inférieure, cervico-faciale**
    1. Filets buccaux inférieurs.
    2. Mentonnier (plexus mentonnier).
    3. Cervicaux.

## 8. NERF AUDITIF (Huitième paire cranienne)

**ORIGINES.**

1° Apparente...... Au bulbe par...
1. Racine antérieure : fossette latérale du bulbe en arrière de la protubérance.
2. Racine ventriculaire postérieure : formée par les barbes du calamus scriptorius qui partent de la ligne médiane.

2° Réelle..........

1. Noyaux......
1. Externe ou noyau de Deiters..... Amas gris irréguliers dans la partie antéro-interne du corps restiforme et de la pyramide postérieure.
2. Interne sous le plancher ventriculaire (aile blanche externe).
3. Médians ou noyaux du raphé ou noyaux innominés de Clarke, entre la colonne de l'hypoglosse et l'eminentia teres.
4. Noyau antérieur ou latéral de Henle situé entre les deux racines antérieure et postérieure sur le côté antéro-externe du corps restiforme.

2. Tubercule gris latéral de Stieda... Coiffant en dehors le noyau de l'auditif avec..........
1. Une couche périphérique de cellules globuleuses avec prolongements.
2. Une couche moyenne de cellules pyramidales.
3. Une couche interne fusiforme avec prolongements protoplasmiques.

3. Racine antérieure ou grosse racine..... S'interrompant dans le noyau antérieur et formant deux faisceaux.....
1. Un interne pour la formation réticulaire.
2. Un externe : racine cérébelleuse.

4. Racine postérieure. S'arrête tout entière dans le noyau antérieur, puis donne.......
1. Des fibres profondes : noyau l'auditif.
2. Des fibres superficielles : noyau du raphé ou médians.

**TRAJET** ........... Oblique en dehors, en avant et en haut.

**RAPPORTS**.......
1° Faces latérales du pédoncule cérébelleux moyen.
2° Côté interne du lobule du pneumogastrique.
3° Conduit auditif interne avec en haut....
1. Le nerf intermédiaire de Wrisberg.
2. L'auditif, plus supérieur.

**BRANCHES**........
1° Collatérale.. | = 0.
2° Terminales..
1. Branche antérieure, cochléenne.
2. Branche postérieure, vestibulaire.

# 9. NERF GLOSSO-PHARYNGIEN (Neuvième paire cranienne)

**ORIGINES**

- **1° Apparente** — Partie supérieure du sillon latéral du bulbe, entre le faisceau latéral et le corps restiforme, au-dessus du pneumogastrique et au-dessous de l'auditif.
- **2° Réelle**
  - **1. Noyau sensitif** — Sous le plancher du 4e ventricule à son extrémité supérieure (aile grise).
  - **2. Noyau moteur** — Côté interne de la racine bulbaire du trijumeau sur le côté antéro-externe du premier.
  - **3. Faisceau solitaire ou colonne grêle de Clarke** — Sur le côté interne des corps restiformes, se terminant.
    - **1. En haut.** — Dans le nerf intermédiaire de Wrisberg et le glosso-pharyngien.
    - **2. En bas.** — Dans le tractus intermédio-lateralis.

**TRAJET**

1. Oblique en dehors et en avant.
2. Traverse le trou déchiré postérieur.
3. Se termine à la base de la langue.

**RAPPORTS**

- **1° Crâne**
  1. Gaine arachnoïdienne.
  2. Pneumogastrique.
  3. Spinal.
- **2° Trou déchiré posterieur.** — Partie antéro-interne séparée.
  1. De la veine jugulaire.
  2. Et des deux autres nerfs. { 1. Pneumogastrique. 2. Spinal. }
  Par une lamelle fibro-cartilagineuse.
- **3° A la sortie du trou.**
  1. Nerf grand hypoglosse avec lequel il passe entre la carotide interne et la jugulaire en dehors.
  2. Intervalle entre le stylo-pharyngien et le stylo-glosse.
  3. Parties latérales du pharynx et de l'amygdale.

**GANGLIONS**

1. Ganglions pétreux ou d'Andersch à sa sortie du trou déchiré postérieur.
2. Ganglion d'Ehrenritter un peu au-dessus.

**ANASTOMOSES**

1. Avec le pneumogastrique.
2. Avec le facial.
3. Avec le grand sympathique.

**BRANCHES**

- **1° Collatérales**
  - **1. Nerf de Jacobson**
    - **1. Filets antérieurs**
      1. Une queue pour la trompe d'Eustache.
      2. Anastomotique ou filet caroticotympanique.
    - **2. Filets postérieurs**
      1. Filet de la fenêtre ronde.
      2. Filet de la fenêtre ovale.
    - **3. Filets supérieurs ascendants**
      1. Grand nerf pétreux profond.
      2. Petit nerf pétreux profond.
  - **2. Nerf du digastrique et du stylo-hyoïdien.**
  - **3. Nerf du stylo-glosse.**
  - **4. Nerfs carotidiens** (plexus carotidiens).
  - **5. Nerfs pharyngiens (plexus pharyngien)** — Avec
    1. Filets moteurs.
    2. Filets sensitifs.
    3. Filets vasculaires.
  - **6. Nerfs tonsillaires** (plexus tonsillaires d'Andersch).
- **2° Terminales**
  1. Plexus lingual.
  2. Plexus coronaire du trou borgne de Valentin.

---

# 10. NERF PNEUMOGASTRIQUE OU VAGUE
## (Dixième paire cranienne)

**ORIGINES**
- 1° **Apparente** : Sillon latéral du bulbe au-dessous du glosso-pharyngien et au-dessus du spinal.
- 2° **Réelle** :
  - 1. **Noyau sensitif** : Au-dessous de celui du glosso-pharyngien, sous le plancher du 4e ventricule.
  - 2. **Noyau moteur** : A la partie antéro-externe du précédent.
  - 3. **Faisceau sympathique** : Venant du faisceau solitaire de Stilling.

**TRAJET**
- 1. Oblique en haut, en dehors et en avant.
- 2. Sort par le trou déchiré postérieur.
- 3. Traverse les régions cervicale et thoracique.
- 4. Perfore le diaphragme.
- 5. Se termine :
  - 1. Sur l'estomac.
  - 2. Dans le foie.
  - 3. Dans le plexus solaire.

**RAPPORTS**
- 1° **Crâne** : Gaine arachnoïdienne commune avec celle du glosso-pharyngien et du spinal.
- 2° **Trou déchiré postérieur** :
  - 1. En avant : glosso-pharyngien.
  - 2. En arrière et en dehors :
    - 1. Veine jugulaire interne.
    - 2. Spinal.
- 3° **Cou** : Angle dièdre à sinus postérieur limité par la carotide en dedans et la veine jugulaire interne en dehors et en avant.
  Mais, à droite, ce nerf est entre la veine et l'artère sous-clavière.
  A gauche, il croise la face antéro externe de la crosse de l'aorte.
- 4° **Thorax** :
  - 1. A gauche :
    - 1. Face postérieure du pédicule pulmonaire gauche.
    - 2. Face antérieure de l'œsophage.
  - 2. A droite :
    - 1. Face postérieure du pédicule pulmonaire droit.
    - 2. Face postérieure de l'œsophage.
- 5° **Abdomen** :
  - 1. Le pneumogastrique gauche innerve la face antérieure de l'estomac.
  - 2. Le pneumogastrique droit innerve sa face postérieure.
  - Disposition qui résulte de la torsion de l'œsophage et de l'estomac au cours du développement.

**GANGLIONS DU PNEUMOGASTRIQUE**
- 1° **Ganglion jugulaire** : Corps ovoïde dans le trou déchiré postérieur.
- 2° **Ganglion plexiforme** : Au-dessous.

**ANASTOMOSES**
- 1. Avec le glosso-pharyngien.
- 2. Avec le spinal.
- 3. Avec le facial.
- 4. Avec le grand hypoglosse.
- 5. Avec le grand sympathique.
- 6. Avec les premiers nerfs rachidiens.

**BRANCHES.**

- **1º Intra-craniennes.....** Nerf méningien postérieur.

- **2º Cervicales......**
  - **1. Nerf pharyngien** (plexus pharyngien).
  - **2. Nerf laryngé supérieur....**
    - 1. Rameau supérieur.. { Nerf laryngé externe (plexus de Haller).
    - 2. Rameau inférieur...
      - 1. Filets antérieurs.
      - 2. Filets moyens.
      - 3. Filets postérieurs (anse de Galien).
  - **3. Nerf laryngé inférieur, ou *récurrent*.....**
    - 1. Rapports..
      - 1. A droite..
        - 1. Contourne en anse le bord inférieur de la sous-clavière.
        - 2. Bord droit de l'œsophage.
      - 2. A gauche..
        - 1. Contourne non le bord inférieur de la crosse aortique, mais le ligament artériel de Botal (Chaput).
        - 2. Angle de l'œsophage et de la trachée.
    - 2. Branches.
      - 1. Collatérales
        - 1. Filets cardiaques.
        - 2. Filets œsophagiens.
        - 3. Filets trachéens.
        - 4. Filets pharyngiens.
      - 2. Terminales { Anse nerveuse de Galien.

- **3º Thoraciques....**
  - **1. Nerfs cardiaques..**
    - 1. Supérieurs ou cervicaux (plexus cardiaque).
    - 2. Inférieurs ou thoraciques.
  - **2. Nerfs pulmonaires..**
    - Plexus pulmonaires. { 1. Antérieur. 2. Postérieur. } Avec anastomoses les reliant entre eux.
    - Branches....
      - 1. Filets trachéens.
      - 2. Filets œsophagiens.
      - 3. Filets péricardiques.
      - 4. Filets pulmonaires.
  - **3. Rameaux œsophagiens inférieurs** (plexus œsophagien).

- **4º Abdominales...**
  - **1. A gauche....** | 1. Filets gastriques. | 2. Filets hépatiques.
  - **2. A droite......** { 1. Filets gastriques. 2. Filets pour le plexus solaire. } | 3. Filets pour le ganglion semi-lunaire.

---

# 11. NERF SPINAL (Onzième paire cranienne)

**ORIGINES**

- **1º Apparente......**
  - **1. Racines bulbaires....** { Sillon latéral du bulbe.
  - **2. Racines médullaires.** { Cordon latéral de la moelle en avant des racines postérieures rachidiennes.
- **2º Réelle..........**
  - **1. Racine bulbaire (motrice)....**
    - 1. Noyau moteur près de celui du pneumogastrique.
    - 2. Fibres accessoires sympathiques du faisceau solitaire.
  - **2. Racine médullaire (sensitive)...** { Faces latérales des cornes antérieures.

**TRAJET............**
- 1. Direction oblique en dehors et d'autant plus oblique qu'on examine des fibres plus inférieures.
- 2. Sort par le trou déchiré postérieur.

**RAPPORTS........**
- **1º Portion ascendante..**
  - 1. En avant..... | Ligament dentelé.
  - 2. En arrière... { Racine postérieure des 1ers nerfs cervicaux.
- **2º Trou occipital....**
  - 1. Au-dessous du cervelet.
  - 2. En arrière de l'artère vertébrale.
- **3º Dans le crâne.......** { Gaine arachnoïdienne commune avec celle du pneumogastrique et du glosso-pharyngien.
- **4º Trou déchiré postérieur...**
  - 1. En avant...... { Ganglion jugulaire du pneumogastrique.
  - 2. En arrière... | Sinus latéral.

**ANASTOMOSES...**
- 1. Avec les racines postérieures des deux premiers nerfs cervicaux.
- 2. Avec le ganglion jugulaire du vague.

**BRANCHES........**
- **1º Collatérale...** | 0.
- **2º Terminales ..**
  - **1. Branche interne......**
    - 1. Rameaux pharyngiens.
    - 2. Rameaux laryngés.
    - 3. Rameaux cardiaques.
  - **2. Branche externe.......**
    - 1. Rameau du sterno-cléido-mastoïdien.
    - 2. Rameau du trapèze.

# 12. NERF GRAND HYPOGLOSSE (Douzième paire cranienne)

**DÉFINITION**....... | C'est un nerf exclusivement moteur.

**ORIGINES**.........
- 1º **Apparente**... { Sillon préolivaire longitudinal de la face antérieure du bulbe par 10-15 filets.
- 2º **Réelle**.......
  - 1. **Noyau principal**.... { Colonnette longitudinale sous le plancher du 4e ventricule.
  - 2. **Noyau accessoire**... { C'est, non un noyau, mais une formation réticulée de substance grise située à la partie antéro-externe du précédent.

**TRAJET**...........
1. Filets supérieurs descendants.
2. Filets inférieurs ascendants.
3. Trou condylien antérieur.
4. Ensuite oblique en bas et en avant, puis de nouveau horizontal du bord postérieur du sterno-mastoïdien au bord postérieur du mylo-hyoïdien; se porte enfin en haut et en avant pour se terminer à la base de la langue.

**RAPPORTS**.......
- 1º **Dans le crâne**.
  1. En avant : artère vertébrale.
  2. En arrière : artère cérébelleuse inféro-postérieure.
  3. Gaine arachnoïdienne.
- 2º **Portion descendante**..
  1. Entre la carotide interne et le petit droit antérieur.
  2. En dedans des nerfs du trou déchiré postérieur.
  3. A la face externe du ganglion plexiforme.
  4. Entre la jugulaire et la carotide interne.
  5. Entre........
     1. Le stylo-pharyngien et le stylo-glosse en dedans.
     2. Le stylo-hyoïdien et le ventre postérieur du digastrique en dehors.
  6. Bord antérieur du sterno-mastoïdien.
- 3º **Portion horizontale**...
  1. Au-dessous du tendon du digastrique.
  2. Au-dessus de la grande corne de l'os hyoïde.
  3. Constricteur moyen du pharynx et hyo-glosse.
  4. Artère linguale..... { En arrière de l'hyo-glosse, le nerf étant parallèle à elle en avant du muscle.
  5. Glande sous-maxillaire.
  6. Stylo-hyoïdien.
  7. Aponévrose cervicale superficielle et peau.

**ANASTOMOSES**...
1. Avec le pneumogastrique.
2. Avec les deux premiers nerfs cervicaux.
3. Avec le lingual.
4. Avec le sympathique.

**BRANCHES** ........
- 1º **Collatérales**..
  1. Rameau méningien.
  2. Rameau vasculaire.
  3. Branche descendante.. { En avant de la carotide interne, puis de la carotide primitive : elle va former avec la branche descendante du plexus cervical l'anse sus-hyoïdienne de l'hypoglosse de Hyrtl.
  4. Rameau du thyro-hyoïdien.
  5. Rameau des muscles hyo-glosse et stylo-glosse.
  6. Rameau du génio-hyoïdien.
- 2º **Terminales**.. | Nerfs des muscles de la langue.

# V. — NERFS RACHIDIENS (Nerfs spinaux)

**DÉFINITION**....... { « Ce sont ceux qui naissent de la moelle épinière et traversent les trous de conjugaison pour se rendre aux territoires organiques auxquels ils sont destinés. » (Testut.)

**ORIGINE**.......... { 1. Antérieure ou ventrale.......... } avec { 1. Une origine apparente.
2. Postérieure ou dorsale.......... } { 2. Une origine réelle.

**TRAJET**.......... { 1. Tronc radiculaire antérieur..... { Formant par leur réunion le nerf rachidien.
2. Tronc radiculaire postérieur..... {
Avec leurs ganglions intervertébraux...................... { 1. Pôle d'immersion. 2. Pôle d'émergence.

**NOMBRE**.......... { 62 paires rachidiennes....... {
1. Huit au cou.
2. Douze au dos.
3. Cinq aux lombes.
4. Cinq à la région sacrée.
5. Le nerf coccygien.

**RAPPORTS**........ { Au niveau des trous de conjugaison, les nerfs sont accompagnés des enveloppes méningiennes et sont en rapport avec les veines rachidiennes.

---

# 1. BRANCHES POSTÉRIEURES DES NERFS RACHIDIENS

**BRANCHES SOUS-OCCIPITALES.** {

1º Branche postérieure du 1er nerf cervical..... { Elle est entre l'occipital et l'arc postérieur de l'atlas.
Branches....... {
1. Rameaux anastomotiques.
2. Rameaux musculaires. {
1. Rameau interne.
2. Rameau externe.
3. Rameau inférieur.

2º Branche postérieure du 2e nerf cervical..... { C'est le grand nerf occipital ou sous-occipital d'Arnold. Avec deux arcades anastomotiques, le tout formant le plexus cervical postérieur de Cruveilhier. Il se termine à la région occipitale.

**BRANCHES CERVICALES..** { Ce sont les 3e, 4e, 5e, 6e, 7e et 8e paires cervicales et 1re dorsale qui se portent obliquement en bas et en dedans entre le transversaire épineux et le complexus, puis perforent le splénius et le trapèze et arrivent ainsi sous la peau.

**BRANCHES THORACIQUES.** {
Ce sont les 2e, 3e, 4e, 5e, 6e, 7e et 8e paires dorsales.
Branches....... {
1. Rameau externe pour. { 1. Le long dorsal. 2. Le sacro-lombaire.
2. Rameau interne ou musculo-cutané qui traverse le grand dorsal et le trapèze.

**BRANCHES ABDOMINO-PELVIENNES..** {
Ce sont :........ {
1. Les 9e, 10e, 11e et 12e paires dorsales.
2. Les 1re, 2e, 3e, 4e et 5e paires lombaires.
3. Les 1re, 2e, 3e, 4e et 5e paires sacrées.
4. Le nerf coccygien.
Qui fournissent : {
1. Des filets internes pour la peau de la ligne médiane.
2. Des filets externes pour les régions....... { 1. Lombo-fessière. 2. Sacro-coccygienne.

## 2. PLEXUS CERVICAL

**DÉFINITION.......** { Anastomoses des branches antérieures des quatre premiers nerfs cervicaux à leur origine.

**MODE DE CONSTITUTION.** { Trois arcades nerveuses verticales au-devant des apophyses transverses des trois premières cervicales.

**RAPPORTS.........**

1º **En avant....** { 1. Aponévrose. 2. Tissu graisseux. 3. Bord postérieur du sterno-mastoïdien.

2º **En dedans...** | Muscles prévertébraux.

3º **En dehors...** { 1. Splénius. 2. Angulaire. 3. Paquet vasculo-nerveux du cou.

**ANASTOMOSES....** { 1. Avec le grand hypoglosse. 2. Avec le pneumogastrique. 3. Avec le sympathique.

**DISTRIBUTION.**

1º **Branches superficielles** (plexus superficiel).

1. Branche cervicale transverse qui donne le rameau de la jugulaire externe.

2. Branche auriculaire avec :...... { 1. Filets parotidiens. 2. Filets anastomotiques. 3. Filets auriculaires....... { 1. Interne. 2. Externe.

3. Branche mastoïdienne avec rameaux...... } 1. Antérieur. 2. Postérieur.

4. Branche sus-claviculaire.
5. Branche sus-acromiale.

2º **Branches profondes** (plexus cervical profond).......

1. **Ascendantes.** { 1. Filet du droit latéral. 2. Filet du petit droit antérieur.

2. **Descendantes.**

1. Branche descendante interne.

2. Nerf diaphragmatique ou phrénique qui descend..... { 1. Le droit en dehors de la veine cave supérieure. 2. Le gauche en dehors de la crosse de l'aorte. 3. Tous deux entre le péricarde et la plèvre.

Et viennent s'anastomoser par une arcade transversale sur le diaphragme en avant du ligament phréno-péricardique antérieur de Luschka.

Branches....... { 1. Supérieures ou rameaux sous-pleuraux. 2. Inférieures ou rameaux sous-péritonéaux.

3. **Internes.....** { 1. Filet du long du cou. 2. Filet du grand droit antérieur.

4. **Externes.....** { 1. Filet du sterno-mastoïdien. 2. Filet du trapèze. 3. Filet de l'angulaire. 4. Filet du rhomboïde.

# 3. PLEXUS BRACHIAL

**DÉFINITION**.......{ C'est l'anastomose des branches antérieures des quatre dernières paires cervicales et de la 1re dorsale.

**MODE DE CONSTITUTION.**
1. Deux triangles. { 1. Un supérieur, formé par les 5e et 6e cervicales.
{ 2. Un inférieur, formé par les 8e cervicale et 1re dorsale.
2. Branche intermédiaire formée par la 7e cervicale.
3. Triangle naissant du sommet des deux premiers prolongé.
4. Triangle externe formé de même.
5. Le sommet prolongé de ce dernier forme le nerf médian avec ses deux racines, en dehors duquel naît le musculo-cutané et en dedans le cubital.
6. Le brachial cutané interne et son accessoire naissent plus en dedans.
7. Enfin, du 3e triangle naissent en arrière le radial et le circonflexe.

**FORME**............ | Triangle à sommet axillaire tronqué et à base vertébrale.

**RAPPORTS**........
1o Au cou....... { 1. Entre les deux scalènes antérieur et postérieur.
{ 2. Croisé par l'artère cervicale profonde.
2o A la clavicule. { 1. En arrière d'elle et du muscle sous-clavier.
{ 2. Reposant sur la 1re côte.
3o A l'aisselle... { 1. En arrière des pectoraux.
{ 2. En avant du sous-scapulaire.

**ANASTOMOSES**...
1. Avec le plexus cervical.
2. Avec le grand sympathique.
3. Avec le deuxième nerf intercostal.

## I. — BRANCHES COLLATÉRALES.

**DISTRIBUTION**...

1o Branches antérieures.
1. Nerf du sous-clavier...... { 1. Rameau musculaire.
{ 2. Rameau anastomotique avec le phrénique.
2. Nerf du grand pectoral.... { Ou grand nerf thoracique antérieur.
3. Nerf du petit pectoral..... { Ou petit nerf thoracique antérieur........ { 1. Rameaux superficiels.
{ 2. Rameaux profonds.

2o Branches inférieures.
{ 1. Nerf du grand dentelé.
{ 2. Accessoire du brachial cutané interne.

3o Branches postérieures.
1. Nerf du sus-scapulaire.
2. Nerf de l'angulaire.
3. Nerf du rhomboïde.
4. Nerf supérieur du sous-scapulaire.
5. Nerf inférieur du sous-scapulaire.
6. Nerf du grand dorsal.
7. Nerf du grand rond.

## II. — BRANCHES TERMINALES.

### I. — NERF CIRCONFLEXE.

**TRAJET**............ | Contournant le col chirurgical de l'humérus.

**BRANCHES**.. .....
1o Collatérales.. { 1. Nerf du petit rond.
{ 2. Nerf cutané de l'épaule.
2o Terminale... | Nerf du deltoïde.

### II. — NERF BRACHIAL CUTANÉ INTERNE.

**BRANCHES**........
1o Collatérales.. | Filet cutané brachial.
2o Terminales.. { 1. Branche postérieure épitrochléenne.
{ 2. Branche antérieure cubitale.

**III. — NERF MUSCULO-CUTANÉ OU PERFORANT DU CORACO-BRACHIAL.**

BRANCHES........

1° Collatérales..
1. Nerf du coraco-brachial.
2. Nerf du biceps.
3. Nerf du brachial antérieur.
4. Anastomose avec le médian.
5. Filets osseux.
6. Filets périostiques.
7. Filets vasculaires.

2° Terminales..
1. Branche antérieure.
2. Branche postérieure.

**IV. — NERF MÉDIAN.**

RAPPORTS........

1° Aisselle......
1. En avant..... | Grand pectoral.
2. En dehors.... | Coraco-brachial.
3. En arrière et en haut...... } Artère axillaire.

2° Bras........
1. Bord interne du biceps.
2. Croise en X l'artère humérale et d'externe lui devient interne.

3° Avant-bras..
Entre les deux faisceaux coronoïdien et épitrochléen du rond pronateur.

4° Carpe. ......
Entre le tendon du grand palmaire en dehors et du petit palmaire en dedans, bridé par le ligament annulaire antérieur du carpe.

5° Main ........
1. En avant..... } 1. Aponévrose palmaire. 2. Arcade superficielle.
2. En arrière.... | Tendons fléchisseurs.

Il ne donne aucune branche au bras.

DISTRIBUTION....

1° Branches collatérales.
1. Nerf supérieur du rond pronateur.
2. Rameaux musculaires antérieurs.
3. Rameaux musculaires postérieurs.
4. Filet interosseux.
5. Nerf cutané palmaire.... { 1. Rameau externe. 2. Rameau interne.

2° Branches terminales..
1. Première branche.... } Muscles thénariens.
2. Deuxième branche.... } 1er collatéral palmaire.
3. Troisième branche.... } 2e collatéral palmaire.
4. Quatrième branche....
1. Nerf du 1er lombrical.
2. Troisième collatéral palmaire.
3. Troisième collatéral dorsal.
5. Cinquième branche....
1. Nerf du deuxième lombrical.
2. Quatrième collatéral palmaire.
3. Quatrième collatéral dorsal.
4. Cinquième collatéral palmaire.
5. Cinquième collatéral dorsal.
6. Sixième branche ....
1. Sixième collatéral palmaire.
2. Sixième collatéral dorsal.
3. Septième collatéral palmaire.
4. Septième collatéral dorsal.

### V. — NERF CUBITAL.

**RAPPORTS.**

- 1° **Aisselle** ........ | En dedans et en arrière de l'artère axillaire.
- 2° **Bras** ........... | Loge postérieure sous la cloison intermusculaire interne près de l'os.
- 3° **Coude** ......... ( Gouttière épitrochléo-olécranienne bridée par une bandelette, reste du muscle épitrochléo-cubital.
- 4° **Avant-bras** ..... | Sous l'aponévrose, accompagné par l'artère cubitale.
- 5° **Corps** .......... ( En dehors du pisiforme, en dedans de l'os crochu, sous le ligament annulaire antérieur.
- 6° **Main** .......... | Branche superficielle et profonde.

**DISTRIBUTION.**

Il ne fournit aucune branche au bras.

1° **Branches collatérales** ....
  1. Filets articulaires.
  2. Filets musculaires.
  3. Filet anastomotique ...,
     1. Filet cutané.
     2. Filet vasculaire.
  4. Nerf cutané dorsal de la main .......
     1. Rameau interne.
     2. Rameau moyen..
     3. Rameau externe.
     ( Rameaux carpiens, rameaux métacarpiens, 9e et 10e collatéraux dorsaux.

2° **Branches terminales** ....
  1. Superficielle.
     1. Anastomose avec le médian.
     2. Nerf du palmaire cutané.
     3. 8e, 9e, 10e collatéraux palmaires.
  2. Profonde.....
     1. Nerf des muscles hypothénariens.
     2. Nerf des interosseux.
     3. Nerf des 3e et 4e lombricaux.
     4. Nerf de l'adducteur du pouce..

### VI. — NERF RADIAL, MUSCULO-SPINAL DE GRAY.

**RAPPORTS** .........

- 1° **Aisselle** .....
  1. En avant du grand rond.
  2. En arrière du sous-scapulaire.
- 2° **Bras** ........
  1. Gouttière sous-deltoïdienne ou du nerf radial.
  2. Accompagné par l'artère humérale profonde qui est au-dessous.
  3. En avant du triceps brachial.
- 3° **Coude** ....... Gouttière .......
  1. Du brachial antérieur en dedans.
  2. Du long supinateur en dehors.
- 4° **Avant-bras** ..
  1. Sous la peau.
  2. Le long du long supinateur.
  3. Accompagné par l'artère radiale.
- 5° **Corps** ....... Gouttière carpienne bridée par le ligament annulaire antérieur.
- 6° **Main** ....... | Dos de la main.

**DISTRIBUTION.**

1° **Branches collatérales** ....
  1. Rameau cutané interne.
  2. Rameau du long triceps.
  3. Rameau du vaste interne.
  4. Rameau du vaste externe et de l'anconé.
  5. Rameau cutané externe.
  6. Rameau du brachial antérieur.
  7. Rameau du long supinateur et du 1er radial externe.

2° **Branches terminales** ....
  1. Postérieures.
     1. Rameau du 2e radial externe.
     2. Rameau du court supinateur..
     3. Rameau pour les muscles de la loge postérieure de l'avant-bras, à l'exception de l'anconé.
     4. Rameaux articulaires.
  2. Antérieures..
     1. Rameaux carpiens.
     2. Rameaux métacarpiens.
     3. Premier collatéral dorsal.
     4. Deuxième collatéral dorsal.
     5. Rameaux thénariens.

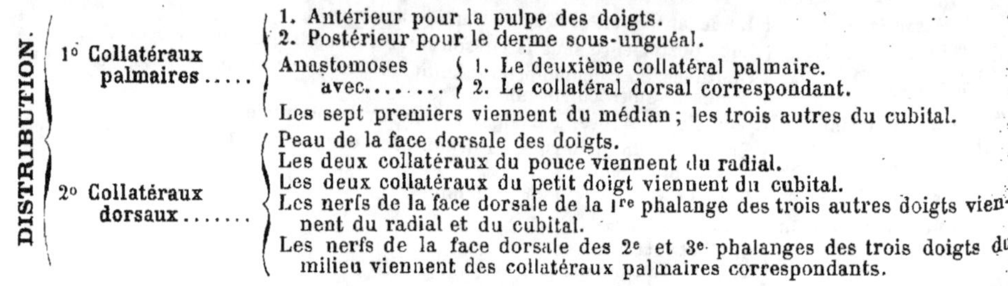

### VII. — NERFS COLLATÉRAUX DES DOIGTS.

**DISTRIBUTION.**

**1° Collatéraux palmaires.....**
1. Antérieur pour la pulpe des doigts.
2. Postérieur pour le derme sous-unguéal.
Anastomoses avec........
1. Le deuxième collatéral palmaire.
2. Le collatéral dorsal correspondant.
Les sept premiers viennent du médian ; les trois autres du cubital.

**2° Collatéraux dorsaux.......**
Peau de la face dorsale des doigts.
Les deux collatéraux du pouce viennent du radial.
Les deux collatéraux du petit doigt viennent du cubital.
Les nerfs de la face dorsale de la 1re phalange des trois autres doigts viennent du radial et du cubital.
Les nerfs de la face dorsale des 2e et 3e phalanges des trois doigts du milieu viennent des collatéraux palmaires correspondants.

---

# 4. NERFS INTERCOSTAUX

## I. — CARACTÈRES COMMUNS.

**ORIGINE............** | Trous de conjugaison.

**ANASTOMOSES...**
1. Filet supérieur ascendant ,....... Allant aux ganglions supérieur et
2. Filet inférieur descendant....... inférieur.

**TRAJET............** | Courbes à concavité interne, dans l'espace intercostal.

**RAPPORTS........**
1c En avant.... Dans la gouttière costale du bord inférieur de la côte, toujours au-dessous de l'artère.
2° En arrière... Dans le dédoublement du muscle intercostal interne au-dessous de l'artère et de la veine du même nom.

**DISTRIBUTION...**
1. Rameaux musculaires.
2. Rameaux sous-costaux.
3. Rameaux anastomotiques.
4. Rameaux cutanés ou perforants........
1. Antérieur avec........
1. Filets internes.
2. Filets externes.
2. Latéral avec..
1. Rameau antérieur.
2. Rameau postérieur.

## II. — CARACTÈRES PROPRES.

**DISTRIBUTION.**

**1er nerf intercostal....**
1. Très ténu.
2. Contourne le bord externe de la 1re côte.

**2° nerf intercostal....**
Le rameau perforant latéral va à la face interne du bras après s'être anastomosé avec l'accessoire du brachial cutané interne.

**3e nerf intercostal....**
Le perforant latéral va à la paroi interne du creux de l'aisselle.

**4e et 5e nerfs intercostaux...**
Le perforant latéral va.....
1. Par son filet antérieur à la glande mammaire.
2. Par son filet postérieur à l'épaule.

**6e et 7e nerfs intercostaux ..**
Quelques filets au grand oblique et au grand droit de l'abdomen.

**8e, 9e, 10e et 11e nerfs intercostaux..........**
1er et 2e rameaux perforants antérieurs pour le grand droit de l'abdomen.

**12e nerf intercostal ....**
1. Sort du canal rachidien entre la 12e dorsale et la 1re lombaire.
2. Se rend entre le transverse, le petit et le grand oblique.

# 5. PLEXUS LOMBAIRE

**DÉFINITION** — Ce sont les anastomoses que contractent les branches antérieures des quatre premières paires lombaires.

**MODE DE CONSTITUTION** — Les quatre branches donnent chacune deux rameaux et toutes sont reliées entre elles par une anastomose oblique en bas et en dehors.

**SITUATION** — Triangle à base vertébrale, allant de la 12e dorsale à la 5e lombaire.

**RAPPORTS** — Intérieur même du grand psoas, en avant des apophyses transverses des vertèbres lombaires.

**ANASTOMOSES**
1. Douzième nerf intercostal.
2. Plexus sacré par le nerf lombo-sacré.
3. Rami communicantes avec le sympathique.

**DISTRIBUTION**

**1° Branches collatérales**

1. **Grand et petit abdomino-génitaux**, avec
   1. Rameau abdominal — Perforants cutanés.
   2. Rameau génital — 1. Filet pubien. 2. Filet génital.
2. **Nerf fémoro-cutané** — Perforant le psoas — 1. Rameau fessier. 2. Rameau fémoral.
3. **Nerf génito-crural** — Perforant également le psoas — 1. Rameau génital. 2. Rameau crural.

**2° Branches terminales**

**1. Nerf obturateur**
1. Rameau de l'obturateur externe.
2. Rameau du droit interne.
3. Rameau du moyen adducteur avec filet anastomotique pour le saphène interne ou son accessoire.
4. Rameau du petit adducteur.
5. Rameau du grand adducteur.

**2. Nerf crural.**

Le plus volumineux du plexus.

**1. Rapports.**
1. Bassin — Gouttière formée par le psoas en dedans, le muscle iliaque en dehors.
2. Arcade crurale — En dehors de la bandelette ilio-pectinée, avec le psoas.
3. Triangle de Scarpa — En dehors de l'artère fémorale et *à fortiori* de la veine, croisé par le couturier.

**2. Branches.**

1. **Nerf musculo-cutané externe**
   1. Rameaux musculaires — 1. Courts. 2. Longs.
   2. Rameaux cutanés
      1. Perforant supérieur.
      2. Perforant moyen.
      3. Accessoire du saphène interne — 1. Filet superficiel ou satellite de la saphène interne. 2. Filet profond ou satellite de l'artère fémorale.

2. **Nerf musculo-cutané interne**
   1. Rameaux musculaires.
   2. Rameaux cutanés.

3. **Nerf du quadriceps**
   1. Rameau du droit antérieur — 1. Filet ascendant. 2. Filet descendant.
   2. Rameau du vaste externe.
   3. Rameau du vaste interne — 1. Filets osseux. 2. Filets périostiques. 3. Filets articulaires.
   4. Rameau du crural.

4. **Nerf saphène interne**
   1. Branches collatérales — 1. Filet articulaire. 2. Filet cutané.
   2. Branches terminales — 1. Rameau rotulien ou rameau perforant inférieur. 2. Rameau jambier.

# 6. PLEXUS SACRÉ

**DÉFINITION** ...... { Anastomoses des branches antérieures de la derniere-paire lombaire et des quatre premières paires sacrées.

**MODE DE CONSTITUTION. FORME**...... { Grand triangle à base vertébrale, allant du dernier trou lombaire de conjugaison au 4⁰ trou sacré antérieur et à sommet répondant à la grande échancrure sciatique.

**SITUATION**........ | Excavation pelvienne.

**RAPPORTS**........ {
1⁰ **En avant**.... | Aponévrose pelvienne supérieure.
2⁰ **En arrière**... | Muscle pyramidal.
3⁰ **En dedans**... | Rectum.
4⁰ **En dehors**... | Vaisseaux hypogastriques.

**ANASTOMOSES**... {
1. Avec le plexus lombaire.
2. Avec le plexus sacro-coccygien.
3. Avec le grand sympathique.

**DISTRIBUTION.**

**1⁰ Branches collatérales** ...
1. Nerf de l'obturateur interne.
2. Nerf anal.
3. Nerf du releveur anal.
4. Nerf honteux interne.....
  - 1. **Branche inférieure périnéale**... { 1. Rameau superficiel ou cutané. 2. Rameau profond ou musculo-urétral... { 1. Filet bulbaire. 2. Filet urétral. }
  - 2. **Branche supérieure pénienne**... { Ou nerf dorsal de la verge... { 1. Branche inférieure périnéale. 2. Branche supérieure clitoridienne. }
5. Nerf fessier supérieur... { 1. Rameau supérieur. 2. Rameau inférieur. }
6. Nerf du pyramidal.
7. Nerf du jumeau supérieur.
8. Nerf du jumeau inférieur et du carré crural.
9. Nerf petit sciatique ...
  - 1. Branches collatérales. { 1. Rameaux fessiers. 2. Rameau périnéal. 3. Rameaux fémoraux. }
  - 2. Branches terminales.. { Rameaux jambiers. }

**2⁰ Branches terminales** .... | Nerf grand sciatique (Voy. plus loin).

# 7. NERF GRAND SCIATIQUE

**DÉFINITION**....... | C'est le plus gros nerf du corps.

**DIRECTION**....... | Allant verticalement de la grande échancrure sciatique au creux poplité.

**RAPPORTS**........
- 1° **Fesse**........ { Recouvert en arrière par le grand fessier, il repose en avant sur les deux jumeaux et le carré crural en rapport avec le petit sciatique et l'artère ischiatique.
- 2° **Cuisse**.......
  - 1. En avant..... { Insertions du grand adducteur et de la courte portion du biceps.
  - 2. En arrière.... { 1. Longue portion du biceps. 2. Demi-membraneux et demi-tendineux.

**DISTRIBUTION**...
- 1° **Branches collatérales.**
  1. Rameaux musculaires.
  2. Nerf de la longue portion du biceps.
  3. Nerf de la courte portion du biceps.
  4. Nerf du demi-tendineux.
  5. Nerf du demi-membraneux.
  6. Nerf du grand adducteur.
  7. Rameaux articulaires.
- 2° **Branches terminales.**
  1. Nerf sciatique poplité externe.
  2. Nerf sciatique poplité interne.

## I. — NERF SCIATIQUE POPLITÉ EXTERNE.

**DIRECTION**....... | Contournant en arrière le col du péroné.

**BRANCHES.**
- 1° **Branches collatérales** ...
  1. Accessoire du saphène externe.
  2. Nerf cutané péronier.
  3. Rameaux musculaires (jambier antérieur).
- 2° **Branches terminales** ....
  - 1. **Nerf musculo-cutané** .....
    - 1. Branches collatérales. { 1. Nerf du long péronier latéral. 2. Nerf du court péronier latéral. 3. Rameau malléolaire.
    - 2. Branches terminales.. { Les sept premiers collatéraux dorsaux.
  - 2. **Nerf tibial antérieur**...
    - 1. Branches collatérales. { 1. Nerf du jambier antérieur. 2. Nerf de l'extenseur commun. 3. Nerf de l'extenseur propre. 4. Nerf articulaire.
    - 2. Branches terminales.. { 1. Nerf du pédieux. 2. 2e et 3e collatéraux profonds.

## II. — NERF SCIATIQUE POPLITÉ INTERNE.

**DÉFINITION**....... | Il continue le grand sciatique en bas.

**RAPPORTS**........
- 1° **En avant**.... { Vaisseaux et muscle poplité (le nerf étant des trois organes le plus en dehors).
- 2° **En arrière**... { 1. Interstice du biceps et du demi-tendineux. 2. Peau et aponévrose superficielle. 3. Interstice des jumeaux.

**DISTRIBUTION**...
- 1° **Branches collatérales.**
  - 1. Rameaux musculaires pour ....... { 1. Les deux jumeaux. 2. Le plantaire grêle. 3. Le soléaire.
  - 2. Rameaux articulaires. { Pour le genou.
  - 3. Nerf saphène externe .... { 1. Rameau calcanéen externe. 2. Rameau malléolaire. 3. 8e, 9e et 10e collatéraux dorsaux.
- 2° **Branche terminale** (Voy. p. 94).

## III. — NERF TIBIAL POSTÉRIEUR.

**DÉFINITION** ...... { Continuant le sciatique poplité interne, passant par l'anneau du soléaire et situé entre les muscles de la couche profonde et de la couche superficielle de la jambe.

**BRANCHES** .......

**1° Branches collatérales.**
- **1. Rameaux musculaires pour** ........
  - 1. Le poplité.
  - 2. Le jambier postérieur.
  - 3. Le fléchisseur propre.
  - 4. Le fléchisseur commun.
- **2. Rameau calcanéen interne.**
- **3. Rameau cutané plantaire.**

**2° Branches terminales : nerfs plantaires.**

**1. Nerf plantaire interne** .....
- **1. Rameaux musculaires pour** .......
  - 1. L'adducteur du gros orteil.
  - 2. Le court fléchisseur du gros orteil.
  - 3. Le court fléchisseur plantaire.
  - 4. L'accessoire du long fléchisseur.
  - 5. Les 1er et 2e lombricaux.
- **2. Rameaux cutanés** ..
  - 1. Filets plantaires.
  - 2. 1er, 2e, 3e, 4e, 5e, 6e et 7e collatéraux plantaires.

**2. Nerf plantaire externe** ....
- **1. Rameaux musculaires pour** .......
  - 1. L'accessoire du long fléchisseur.
  - 2. L'adducteur du petit orteil.
  - 3. Le court fléchisseur du petit orteil.
  - 4. L'abducteur oblique et transverse.
  - 5. Les 3e et 4e lombricaux.
  - 6. Tous les interosseux.
- **2. Rameaux cutanés** .. { 8e, 9e et 10e collatéraux plantaires.

---

## IV. — COLLATÉRAUX DES ORTEILS.

**DIVISION** ..........

**1° Plantaires** ...
- 1. Les sept premiers viennent du plantaire interne.
- 2. Les trois derniers du plantaire externe.

**2° Dorsaux** .....
- 1. Les sept premiers viennent du musculo-cutané.
- 2. Les trois derniers du saphène externe.

---

# 8. PLEXUS SACRO-COCCYGIEN

**DÉFINITION** ....... { Anastomoses entre les branches antérieures des deux derniers nerfs sacrés et du nerf coccygien.

**RAPPORTS** ........ | En avant du sacrum.

**MODE DE CONSTITUTION ET DISTRIBUTION** ..

**Deux branches.**
- 1. Supérieure.
- 2. Inférieure.

**Réunies par une arcade d'où partent** .......
- 1. Des rameaux antérieurs, allant au plexus hypogastrique.
- 2. Des rameaux postérieurs, se terminant sur la peau du coccyx.

**Le nerf coccygien donne deux rameaux :**
- 1. Externe.
- 2. Interne.

# VI. — GRAND SYMPATHIQUE

**SYNONYMIE** ...... $\left\{\begin{array}{l}\text{1. Système nerveux ganglionnaire.}\\\text{2. Système nerveux trisplanchnique.}\\\text{3. Système nerveux de la vie végétative.}\end{array}\right.$

## 1. GRAND SYMPATHIQUE CERVICAL

### I. — TRONC ET GANGLIONS.

**TRONC**............ $\left\{\begin{array}{l}\text{Au-devant des apophyses transverses cervicales, sur l'aponévrose pré-}\\\text{vertébrale, en dehors du vague et des carotides primitive et interne.}\end{array}\right.$

**GANGLIONS**....... $\left\{\begin{array}{l}\text{1. Cervical supérieur, très allongé et le plus grand.}\\\text{2. Cervical moyen ou ganglion thyroïdien de Haller.}\\\text{3. Cervical inférieur ou ganglion de } \left\{\begin{array}{l}\text{Logé dans la petite fossette sus-}\\\text{pleurale.}\end{array}\right.\\\quad\text{Neubauer.....................}\end{array}\right.$

### II. — RACINES.

**DÉFINITION**....... $\left\{\begin{array}{l}\text{Ce sont les rami}\\\text{communi-}\\\text{cantes qui}\\\text{viennent des}\\\text{branches anté-}\\\text{rieures des nerfs}\\\text{cervicaux.....}\end{array}\right\} \left\{\begin{array}{l}\text{1. Ganglion cervical supé-}\\\quad\text{rieur...................}\\\text{2. Ganglion cervical moyen.}\\\text{3. Ganglion cervical infé-}\\\quad\text{rieur..................}\end{array}\right. \left\{\begin{array}{l}\text{En reçoit 4.}\\\text{En reçoit 2.}\\\text{En reçoit 3.}\end{array}\right.$

### III. — BRANCHES EFFÉRENTES.

#### I. — DU GANGLION CERVICAL SUPÉRIEUR.

**BRANCHES.**

**1° Branches supérieures**......

**1. Postérieure..** $\left\{\begin{array}{l}\text{Rameaux anastomotiques avec le vague, le glosso-pha-}\\\text{ryngien et le grand hypoglosse.}\end{array}\right.$

**2. Antérieure...**

  **1. Plexus carotidiens .** $\left\{\text{Branches efférentes :..}\right.$ $\left\{\begin{array}{l}\text{1. Filet carotico-}\\\text{tympanique.}\\\text{2. Filet carotidien}\\\text{du nerf vidien.}\end{array}\right.$

  **2. Plexus caverneux ou artério-nerveux de Walther...** $\left\{\text{Branches efférentes...}\right.$ $\left\{\begin{array}{l}\text{1. Filets anasto-}\\\text{motiques pour}\\\text{les nerfs de}\\\text{l'œil.}\\\text{2. Racines sym-}\\\text{pathiques des}\\\text{ganglions}\\\text{ophtalmiques.}\\\text{3. Filets pitui-}\\\text{taires.}\\\text{4. Filets ménin-}\\\text{giens de Hir-}\\\text{schfeld.}\\\text{5. Filets mu-}\\\text{queux.}\\\text{6. Filets vascu-}\\\text{laires.}\end{array}\right.$

**2° Branches postérieures...** $\left\{\begin{array}{l}\text{1. Musculaires: long du cou et grand droit antérieur.}\\\text{2. Osseux : 2}^\text{e}\text{, 3}^\text{e}\text{ et 4}^\text{e}\text{ vertèbres cervicales.}\end{array}\right.$

**3° Branches antérieures ...** $\left\{\begin{array}{l}\text{Plexus inter-}\\\text{carotidien avec}\\\text{le ganglion}\\\text{intercarotidien}\\\text{d'Arnold......}\end{array}\right\} \left\{\text{Branches efférentes :}\right.$ $\left\{\begin{array}{l}\text{1. Plexus thyroïdien supérieur.}\\\text{2. Plexus lingual.}\\\text{3. Plexus facial.}\\\text{4. Plexus occipital.}\\\text{5. Plexus auriculaire postérieur.}\\\text{6. Plexus temporal superficiel.}\\\text{7. Plexus maxillaire interne.}\\\text{8. Plexus pharyngien inférieur.}\end{array}\right.$

**4° Branches internes.......** $\left\{\begin{array}{l}\text{1. Rameaux pharyngiens (plexus pharyngiens).}\\\text{2. Rameaux œsophagiens.}\\\text{3. Rameaux laryngiens (plexus laryngé de Haller).}\\\text{4. Rameaux thyroïdiens.}\\\text{5. Rameaux cardiaques.}\end{array}\right.$

#### II. — DU GANGLION CERVICAL MOYEN.

BRANCHES........ {
1. Branches thyroïdiennes.
2. Branches cardiaques.
3. Branches anastomotiques.

#### III. — DU GANGLION CERVICAL INFÉRIEUR.

BRANCHES........ {
1. Branches externes pour la sous-clavière.
2. Branches ascendantes : nerf vertébral.
3. Branches internes.

### IV. — NERFS ET PLEXUS CARDIAQUES.

NERFS............. {

1° Nerfs cardiaques du pneumo-gastrique..... {
1. Supérieurs ou cervicaux.
2. Inférieurs ou thoraciques.

2° Nerfs cardiaques du sympathique. {
1. Supérieur.
2. Moyen (grand nerf cardiaque de Scarpa).
3. Inférieur (petit nerf cardiaque de Scarpa).

Les nerfs du côté droit passent entre la trachée et la crosse de l'aorte ; ceux du côté gauche, en avant de la crosse.

PLEXUS............ {

On le trouve à la base du cœur.

A son centre est le petit *ganglion de Wrisberg* situé dans l'espace triangulaire à sommet interne........ {
Dont la base répond au ligament artériel de Botal.
Le bord supérieur à la concavité de la crosse.
Le bord inférieur à la bifurcation et à gauche de l'artère pulmonaire.

---

## 2. GRAND SYMPATHIQUE THORACIQUE

### I. — TRONC ET GANGLIONS.

TRONC............. {
Descend verticalement sur la tête des douze premières côtes, en arrière des plèvres.

GANGLIONS....... {
Ovoïdes et grisâtres, échelonnés en nombre égal à celui des vertèbres dorsales.

### II. — RACINES.

DÉFINITION....... {
Racines communicantes en nombre variable les reliant aux nerfs intercostaux voisins.

### III. — BRANCHES EFFÉRENTES.

BRANCHES EFFÉRENTES SUPERIEURES,... {
1. Filets cardiaques.
2. Filets aortiques.
3. Filets œsophagiens.
4. Filets pulmonaires.
5. Filets osseux.

BRANCHES EFFÉRENTES INFÉRIEURES.... {
1. Grand nerf splanchnique se détachant par quatre racines à partir de la quatrième vertèbre dorsale et présentant le petit ganglion de Lobstein.
2. Petit nerf splanchnique se détachant par 2-3 racines.

PLEXUS SOLAIRE...... {

Formé par les splanchniques et ganglions semi-lunaires en forme de reins à deux pôles............. {
1. Interne.
2. Externe.

1° Branches afférentes.. {

1. Pneumogastrique en dedans..... {
2. Grand splanchnique en dehors... {
Formant l'*anse mémorable de Wrisberg*.

2° Branches efférentes.. {
1. Plexus diaphragmatique inférieur.
2. Plexus coronaire stomachique.
3. Plexus hépatique.
4. Plexus splénique.
5. Plexus porte.
6. Plexus mésentérique supérieur.
7. Plexus surrénaux.
8. Plexus rénaux.
9. Plexus spermatique.

---

# 3. GRAND SYMPATHIQUE LOMBAIRE

### I. — TRONC ET GANGLIONS.

**TRONC**............ { Partie antéro-latérale de la colonne vertébrale, en dedans du psoas, recouvert par l'aorte d'un côté, la veine cave inférieure à droite.

**GANGLIONS**.......| 3-5 ganglions allongés.

### II. — RACINES.

**DIVISION**.......... { 2-3 racines communicantes les reliant aux branches antérieures des nerfs lombaires.

### III. — BRANCHES EFFÉRENTES.

**DIVISION**
1. Rameaux osseux.
2. Rameaux lombaires.
3. Rameaux pré-aortiques et plexus lombo-aortique...... } Avec.......... {
1. Des filets osseux.
2. Des filets anastomotiques.
3. Des filets vasculaires . {
1. Veine cave inférieure.
2. Artères lombaires.
3. Artère mésentérique inférieure.
4. Artère iliaque primitive et ses branches.

---

# 4. GRAND SYMPATHIQUE SACRÉ

### I. — TRONC ET GANGLIONS.

**TRONC**............. | Un peu en dedans des trous sacrés antérieurs du sacrum.

**GANGLIONS**....... | 4 à 5 fusiformes.

**REMARQUE**....... { A la réunion des deux sympa-thiques, on ob-serve : ....... { L'anse coccygienne du grand sympathique ou ganglion coccygien impair.

### II. — RACINES.

**DIVISION**.......... { Rami communicantes les reliant aux branches antérieures des nerfs sacrés.

### III. — BRANCHES EFFÉRENTES.

**BRANCHES**........
1. Branches internes.
2. Branches antérieures. { Plexus hypogas-trique inner-vant tous les viscères pelviens. {
1. Plexus hémorroïdal moyen.
2. Plexus vésical.
3. Prostatique et vésico-séminal chez l'homme.
4. Plexus vaginal et utérin chez la femme.

---

## III

# VISCÈRES

---

## I. — ORGANES DE LA RESPIRATION

### 1. LARYNX

**DÉFINITION**....... | C'est l'organe par où passe l'air de la respiration.

**SITUATION**........ | Région moyenne et antérieure du cou.

**DIMENSIONS**...... Variables........

- **1° Avec les âges.**
  1. Petit chez l'enfant.
  2. S'accroît beaucoup au moment de la puberté (mue de la voix), cet accroissement étant en rapport avec celui des organes génitaux.
  3. Après la puberté jusqu'à trente ans, il continue à s'accroître.
  4. Chez le vieillard, il s'ossifie.
- **2° Avec les sexes** ........ Le larynx de l'homme est beaucoup plus développé que celui de la femme.
- **3° Avec les individus.....**
  1. Larynx petit chez les sujets à voix haute.
  2. Larynx grand chez les sujets à voix basse.

**MOBILITÉ** .........
- **1° Verticale....** | Pendant la déglutition.
- **2° Antéro-postérieure...** Dépendant des mouvements verticaux.
- **3° Latérale.....** Comme on peut s'en convaincre en saisissant le larynx avec les doigts.

**MOYENS DE FIXITÉ**...........
1. Continuité avec la trachée.
2. Continuité avec le pharynx.
3. Muscles et ligaments (Voy. p. 110 et 111).

**DESCRIPTION ET RAPPORTS.**

**1° Faces..........**
- **1. Faces antéro-latérales .....**
  1. Corps thyroïde.
  2. Muscles sterno-thyroïdiens.
  3. Muscles thyro-hyoïdiens.
  4. Muscles sterno-hyoïdiens.
- **2. Face postérieure ..**
  1. Saillie médiane crico-aryténoïdienne.
  2. Echancrure inter-aryténoïdienne avec le repli inter-aryténoïdien.
  3. Gouttières pharyngo-laryngiennes.

**2° Bords..........**
- **1. Antérieur....** | Angle thyroïdien saillant.
- **2. Postérieur...** Bord postérieur du thyroïde avec les grandes et petites cornes, en rapport avec.....
  1. La carotide primitive.
  2. Le pneumogastrique.
  3. La jugulaire interne.

**3° Sommet........** Orifice rétréci, trachéen, en rapport avec le disque séparant les 6e et 7e vertèbres cervicales.

**4° Base..........**
1. Bord supérieur du thyroïde.
2. Tissu cellulo-graisseux.
3. Epiglotte, avec les replis glosso-épiglottiques.
4. Replis pharyngo-épiglottiques et aryténo-épiglottiques.
5. Ouverture du larynx.

**CONFORMATION INTÉRIEURE.**

**1° Région glottique........**

**1. Cordes vocales......**

  **1. Cordes vocales supérieures.** — Allant de la portion élevée de l'angle rentrant du thyroïde à la face antérieure de l'aryténoïde. Ce sont des lames aplaties, formées d'un repli de la muqueuse entourant une lame fibro-élastique (ligament thyro-aryténoïdien supérieur).

  **2. Cordes vocales inférieures...** — Allant de l'angle rentrant du thyroïde au-dessous des précédentes à l'apophyse interne des cartilages aryténoïdes. Outre le ligament thyro-aryténoïdien inférieur, elles renferment le muscle thyro-aryténoïdien.

  **3. Parallèle entre les deux cordes vocales.**
    **1. Supérieures..** — 1. Minces. 2. Plus éloignées de la ligne médiane. 3. Rôle accessoire.
    **2. Inférieures ...** — 1. Épaisses. 2. Plus rapprochées de la ligne médiane. 3. Très importantes dans la phonation ; ce sont les vraies cordes vocales.

**2. Glotte........** — C'est l'espace allongé limité par le bord libre des cordes vocales......
  **1. Glotte inter-ligamenteuse ou vocale....** — A forme de triangle isocèle dilatable.
  **2. Glotte inter-cartilagineuse ou respiratoire.** — A forme quadrilatère, entre les faces internes des deux aryténoïdes.

**3. Ventricules laryngiens ou de Morgagni..** — Ce sont les espaces à ouverture elliptique (grand axe antéro-postérieur) compris entre les deux cordes vocales. En avant, ils émettent un prolongement peu important chez l'homme qui répond aux sacs laryngiens des mammifères.

**2° Région sus-glottique ou vestibule du larynx.........**

**1. Face antérieure....** — 1. Épiglotte avec la fossette centrale sous-épiglottique de Merkel. 2. Bourrelet épiglottique.

**2. Face postérieure...**
  **1. Ligne médiane......** — Muscle ary-aryténoïdien.
  **2. Parties latérales.....** — Cartilages aryténoïdes et corniculés.

**3. Faces latérales......** — 1. Replis aryténo-épiglottiques. 2. Face interne des cordes vocales supérieures.

**3° Région sous-glottique........**

**1. En avant.....** — 1. Partie antérieure du cartilage cricoïde. 2. Partie inférieure du thyroïde.

**2. En arrière ...** — Chaton du cricoïde.

**3. Latéralement.** — 1. Cricoïde en bas. 2. Face interne des cordes vocales inférieures.

# 2. CARTILAGES DU LARYNX

### I. — CARTILAGE CRICOÏDE.

A la partie inférieure et beaucoup plus haut (chaton) en arrière qu'en avant.

**STRUCTURE.**

- **1° Faces**
  - **1. Interne**
    - 1. Concave.
    - 2. Revêtue de muqueuse.
  - **2. Externe**
    - **1. En avant** — Saillie médiane et muscles crico-thyroïdiens.
    - **2. En arrière** — Crête médiane et, latéralement, muscles crico-aryténoïdiens postérieurs.
- **2° Bords**
  - **1. Supérieurs**
    - 1. A diamètre antérieur plus grand que le transversal.
    - 2. Où s'insère en avant la membrane crico-thyroïdienne et où s'articulent en arrière les aryténoïdes.
  - **2. Inférieurs**
    - 1. Mince.
    - 2. Répondant au premier anneau de la trachée.

### II. — CARTILAGE THYROÏDE.

**FORME** — En forme de livre ouvert dont le dos serait en avant.

**STRUCTURE.**

- **1° Faces**
  - **1. Antérieure**
    - 1. Angle saillant du thyroïde, avec en haut la pomme d'Adam.
    - 2. Ligne oblique en avant et en bas allant du tubercule antérieur au tubercule inférieur et divisant cette face en deux parties.
      - 1. Antérieure pour le thyro-hyoïdien.
      - 2. Postérieure pour le sterno-thyroïdien.
  - **2. Postérieure**
    - 1. Angle rentrant d'où partent les cordes vocales.
    - 2. Surface quadrilatère sur les côtés répondant à la muqueuse et aux ventricules.
- **2° Bords**
  - **1. Supérieurs** — En forme d'S avec l'échancrure thyroïdienne.
  - **2. Inférieurs** — Où s'insèrent les muscles crico-thyroïdiens.
  - **3. Postérieurs** — Se continuant par les cornes supérieures et inférieures du thyroïde et où s'insèrent
    - 1. Le constricteur moyen.
    - 2. Le pharyngo-staphylin.
    - 3. Le stylo-pharyngien.
    - 4. L'aponévrose pharyngienne.

### III. — CARTILAGES ARYTÉNOÏDES.

**FORME** — Pyramide triangulaire.

**STRUCTURE.**

- **1° Faces**
  - **1. Antéro-externe avec**
    - 1. Une fossette supérieure où s'insère la corde vocale supérieure.
    - 2. Une fossette inférieure où s'insère le muscle thyro-aryténoïdien.
  - **2. Interne** — Recouverte de muqueuse.
  - **3. Postérieure** — Creusée pour l'insertion de l'ary-aryténoïdien.
- **2° Bords** — Antéro-postérieur et externe, ce dernier en S italique et où s'insère le muscle thyro-aryténoïdien.
- **3° Sommet**
  - 1. Incliné en dedans.
  - 2. Surmonté du cartilage de Santorini.
- **4° Base** — Articulée avec le bord supérieur du cricoïde
  - 1. **Apophyse antéro-interne ou vocale** (corde vocale inférieure).
  - 2. **Apophyse postéro-externe ou musculaire** (insertion du crico-aryténoïdien postérieur et latéral).

## IV. — CARTILAGES CORNICULÉS DE SANTORINI.

**SITUATION**........ | Petits noyaux cartilagineux au sommet des aryténoïdes.

## V. — CARTILAGES DE WRISBERG.

**SITUATION**........ | Situés dans les replis aryténo-épiglottiques.

## VI. — ÉPIGLOTTE.

**SITUATION**........ | Fibro-cartilage impair et médian.

**DESCRIPTION**....
- 1º Faces........
  - 1. Antérieure...
    - 1. Replis glosso-épiglottiques.. { 1. Médians. 2. Latéraux.
    - 2. Fossettes glosso-épiglottiques ou valleculæ.
    - 3. Glande de Morgagni ou paquet adipeux préglottique.
  - 2. Postérieure.. ( Avec l'ouverture de nombreuses glandes.
- 2º Bords .......
  - 1. Convexes.
  - 2. Où s'insèrent les prolongements pharyngo-épiglottiques et aryténo-épiglottiques.
- 3º Extrémités ..
  - 1. Supérieure... | Arrondie.
  - 2. Inférieure (Sommet).... ( Où se fixe le ligament thyro-épiglottique.

**STRUCTURE** ......
- 1º Thyroïde ....
  - 1. Au milieu.... ( Cartilage interthyroïde, élastique réticulé.
  - 2. Latéralement. | Cartilage hyalin.
- 2º Cricoïde et aryténoïdes.. ( Cartilage hyalin.
- 3º Épiglotte de Wrisberg .... ( Cartilage élastique.
- 4º Cartilages de Santorini .... ( Fibro-cartilage.

**OSSIFICATION**..... | Elle se fait à des âges différents pour chacun d'eux.

# 3. ARTICULATIONS ET LIGAMENTS DU LARYNX

## I. — THYROÏDE ET HYOÏDE.

DESCRIPTION.....

**1° Ligament thyro-hyoïdien moyen ou membrane thyro-hyoïdienne...** En rapport.....

1. En avant..... Avec la bourse séreuse de Boyer.

2. En arrière... Avec la boule graisseuse et les gouttières pharyngo-laryngées.

3. En dehors.... Avec les ligaments thyro-hyoïdiens latéraux.

**2° Ligaments thyro-hyoïdiens latéraux......** Allant des grandes cornes du thyroïde aux grandes cornes de l'hyoïde et renfermant dans leur épaisseur le cartilage hordéiforme.

## II. — CRICOÏDE ET TRACHÉE.

DESCRIPTION..... Membrane fibro-élastique allant du bord inférieur du cricoïde au bord supérieur du premier anneau de la trachée.

## III. — CRICOÏDE ET THYROÏDE.

DESCRIPTION....

**1° Articulation crico-thyroïdienne proprement dite ....** Capsule fibreuse renforcée par les ligaments crico-thyroïdiens antérieur et postérieur avec synoviale et faisant basculer en avant le thyroïde.

**2° Ligament crico-thyroïdien moyen .** Ou membrane crico-thyroïdienne. Triangulaire à sommet tronqué et jaunâtre.

## IV. — CRICOÏDE ET ARYTÉNOÏDES.

DÉFINITION..... . Ligament capsulaire permettant des mouvements de rotation de l'aryténoïde sur le cricoïde.

## V. — ARYTÉNOÏDES ET CARTILAGES CORNICULÉS.

DÉFINITION....... Capsule fibreuse délicate (arthrodie).

## VI. — ÉPIGLOTTE ET THYROÏDE.

DÉFINITION ...... Languette fibreuse : ligament thyro-épiglottique.

## VII. — ARYTÉNOÏDES ET THYROÏDE.

DESCRIPTION....

**1° Ligaments thyro-aryténoïdiens supérieurs...** Dans l'intérieur des cordes vocales supérieures et formés d'un tissu conjonctivo-élastique.

**2° Ligaments thyro-aryténoïdiens inférieurs....** Dans l'intérieur des cordes vocales inférieures avec deux nodules glottiques antérieur et postérieur.

## VIII. — ARYTÉNOÏDES ET ÉPIGLOTTE.

DESCRIPTION..... Ligaments aryténo-épiglottiques droit et gauche, dans l'épaisseur des replis aryténo-épiglottiques.

# 4. MUSCLES INTRINSÈQUES DU LARYNX

## I. — MUSCLES PAIRS.

### I. — MUSCLE THYROÏDIEN.

**SITUATION**....... | Partie antéro-inférieure du larynx.

**FORME**.......... | Triangulaire.

**INSERTIONS** ..... 1° Supérieure...
- 1. Faisceau droit........ { Face antérieure et bord inférieur du cricoïde.
- 2. Faisceau oblique...... } Petites cornes du thyroïde.

2° Inférieure... | Face antérieure du cricoïde.

**RAPPORTS**.......
- 1° En avant....
  - 1. Muscle sterno-thyroïdien.
  - 2. Corps thyroïde.
  - 3. Espace triangulaire où sont deux petits ganglions lymphatiques.
- 2° En arrière...
  - 1. Muscle crico-aryténoïdien latéral.
  - 2. Muscle thyro-aryténoïdien.

**ACTION**.......... { Muscle tenseur des cordes vocales et peut-être élévateur du cricoïde et de la trachée.

### II. — MUSCLE CRICO-ARYTÉNOÏDIEN POSTÉRIEUR.

**SITUATION** ....... | Partie postéro-inférieure du larynx.

**FORME** .......... | Triangulaire.

**INSERTIONS**......
- 1° Supérieure.. { Apophyse externe de l'aryténoïde, avec fibres d'autant plus verticales qu'elles sont plus inférieures.
- 2° Inférieure... | Dépression thyroïdienne.

**RAPPORTS**.......
- 1° En avant .... | Chaton cricoïdien.
- 2° En arrière.. | Muqueuse pharyngienne.

**ACTION** .......... | Dilatateurs de la glotte.

### III. — MUSCLE CRICO-ARYTÉNOÏDIEN LATÉRAL.

**SITUATION**....... | Parties latérales du larynx.

**FORME** .......... | Quadrilatère.

**INSERTIONS** .....
- 1° Antérieure.. | Partie latérale du bord supérieur du cricoïde.
- 2° Postérieure.. | Apophyse externe de l'aryténoïde.

**RAPPORTS**......
- 1° En dedans... | Ligament thyro-aryténoïdien inférieur.
- 2° En dehors... | Face postérieure du cartilage thyroïde.
- 3° Bords .......
  - 1. Supérieur.... | Muscle thyro-aryténoïdien.
  - 2. Inférieur..... { Au-dessus de l'articulation crico-thyroïdienne.

**ACTION**.......... | Constricteurs de la glotte.

### IV. — MUSCLE THYRO-ARYTÉNOÏDIEN.

**SITUATION**....... | Dans la corde vocale inférieure.

**FORME**.......... | Quadrilatère.

**INSERTIONS** .....
- 1° Antérieure.. 
  - 1. Deux tiers inférieurs de l'angle rentrant du thyroïde.
  - 2. Partie moyenne de la membrane crico-thyroïdienne.
- 2° Postérieure..
  - 1. Faisceau interne triangulaire ou faisceau propre de la corde vocale.............. { Muscle thyro-aryténoïdien interne de Henle.
  - 2. Faisceau externe ....... { Aplati transversalement. (muscle thyro-aryténoïdien externe de Henle).
  - 3. Faisceau thyro-épiglottique ou thyro-membraneux......... { Ce sont les fibres supérieures du faisceau précédent.

RAPPORTS ....... 1° **En dehors**... | Aile thyroïdienne.

2° **En dedans**... { 1. Ligament thyro-aryténoïdien inférieur.
2. Paroi inféro-externe du ventricule laryngien.
3. Ligament aryténo-épiglottique.

ACTION ........... | Constricteurs de la glotte.

### V. — MUSCLE ARYTÉNO-ÉPIGLOTTIQUE.

SITUATION ....... | Partie supérieure des replis aryténo-épiglottiques.

FORME .......... | Quadrilatère.

INSERTIONS ..... { 1° **Antérieure**.. | Parties latérales de l'épiglotte.
2° **Postérieure**.. | Sommet de l'aryténoïde.

ACTION .......... | Muscle abaisseur de l'épiglotte.

## II. — MUSCLE IMPAIR.

### MUSCLE ARY-ARYTÉNOÏDIEN.

SITUATION ........ | Entre les deux aryténoïdes.

FORME ........... | Quadrilatère.

INSERTIONS ....... { 1° **Portion oblique** ..... { Avec deux faisceaux se croisant en X sur la ligne médiane.
Allant de la partie postérieure de l'apophyse externe d'un aryténoïde au sommet de l'autre aryténoïde.

2° **Portion transversale**. { Fibres horizontales allant d'un bord externe d'un aryténoïde au bord externe de celui du côté opposé.

RAPPORTS ........ { 1° **En avant** .... { 1. Face postérieure des aryténoïdes.
2. Muqueuse du larynx.
2° **En arrière**... | Muqueuse du pharynx.

ACTION ........... | Muscle constricteur de la glotte.

# 5. MUQUEUSE DU LARYNX

**ASPECT** — Elle recouvre :
1. Toute la portion sous-glottique.
2. Les ventricules.
3. Les cordes vocales.
4. Puis se continue en haut avec :
   1. La muqueuse pharyngienne en arrière.
   2. La muqueuse des gouttières pharyngo-laryngées.
   3. La muqueuse de la base de la langue.

**ADHÉRENCE** —
1° Intime :
   1. A la face postérieure de l'épiglotte.
   2. A la portion libre des cordes vocales supérieure et inférieure.
   3. A la face interne des ligaments aryténo-épiglottiques.

2° Lâche : A la face externe des ligaments aryténo-épiglottiques.

**STRUCTURE** —

1° Chorion de fibres conjonctivo-élastiques : Avec tissu lymphoïde formé d'éléments arrondis et papilles coniques au niveau du bord libre de la corde vocale inférieure.

2° Épithélium :
1. Pavimenteux stratifié :
   1. Sur les faces antérieure et supérieure de l'épiglotte.
   2. Sur la partie supérieure des replis aryténo-épiglottiques.
   3. Sur le bord libre des cordes vocales inférieures.
2. Cylindrique : A cils vibratiles ailleurs.

3° Glandes :
1° Folliculeuses. Masses arrondies de la partie superficielle du chorion muqueux.
2° Muqueuses. En grappe ou acineuses. Siège :
   1. Glandes épiglottiques. A la face postérieure de l'épiglotte.
   2. Glandes pré-aryténoïdiennes. Dans l'épaisseur des replis aryténo-épiglottiques (forme de L).
   3. Glandes des cordes vocales inférieures.
      1. A canal excréteur très long.
      2. S'ouvrant à la limite de la région des papilles.

**VAISSEAUX** —

1° Artères :
1. Artère laryngée supérieure, branche de la thyroïdienne supérieure.
2. Artère laryngée inférieure, branche de la thyroïdienne supérieure.
3. Artère laryngée postérieure, branche de la thyroïdienne inférieure.
Se terminant en un riche réseau capillaire avec anse vasculaire au niveau des papilles.

2° Veines : Aboutissant à la jugulaire interne.

3° Lymphatiques :
1. Supérieurs : Vont aux ganglions de bifurcation de la carotide primitive.
2. Inférieurs : Vont aux ganglions prélaryngés.

**NERFS** —
1° Laryngé supérieur : Sensitif.
2° Laryngé inférieur ou récurrent : Sensitivo-moteur.
3° Laryngé externe : Moteur.
4° Laryngé moyen d'Exner.

---

# 6. TRACHÉE-ARTÈRE

**DÉFINITION** — C'est le conduit aérien qui va du cartilage cricoïde au hile du poumon.

**SITUATION** — Partie antéro-inférieure du cou.

**DIRECTION** — Oblique en bas et en arrière.

**MOBILITÉ** — Transversale et verticale.

**FORME** — Cylindre à face postérieure plane avec les deux empreintes :
1. Thyroïdienne.
2. Aortique.

**DIMENSIONS** — Longueur : 10-12 centimètres, cette longueur n'étant d'ailleurs pas fixe.

## RAPPORTS.

### 1° Au cou

**1. En avant**
1. Isthme du corps thyroïde.
2. Veines thyroïdiennes inférieures.
3. Artère thyroïdienne de Neubauer.
4. Muscles sterno-thyroïdiens.
5. Muscles sterno-hyoïdiens.
6. Aponévrose cervicale superficielle et la peau.

**2. En arrière** : Œsophage débordant à gauche et réuni à la trachée par du tissu cellulaire.

**3. Latéralement**
1. Lobes thyroïdiens.
2. Paquet vasculo-nerveux :
   1. Carotide primitive.
   2. Jugulaire interne.
   3. Pneumogastrique.
3. Nerfs récurrents :
   1. Le droit sur le bord droit de l'œsophage.
   2. Le gauche dans l'angle dièdre de la trachée et de l'œsophage.

### 2° Au thorax

**1. En avant**
1. Tronc veineux brachio-céphalique gauche.
2. Thymus.
3. Muscle sterno-thyroïdien et sternum.
4. Tronc artériel brachio-céphalique.
5. Artère carotide primitive gauche.
6. Crosse de l'aorte séparée de la trachée par la bourse séreuse de Calori.

**2. En arrière** : Œsophage.

**3. Latéralement**
1. A droite :
   1. Plèvre et poumon droit.
   2. Veine cave supérieure.
   3. Grande azygos.
2. A gauche :
   1. Plèvre et poumon gauche.
   2. Nerf récurrent gauche avec la chaîne récurrentielle, pré-trachéo-bronchique gauche de Baréty.
   3. Crosse de l'aorte.

### 3° A sa bifurcation.
1. Péricarde.
2. Oreillettes.
3. Branche droite de l'artère pulmonaire.
4. Pneumogastrique et grand sympathique.
5. Groupe de ganglions intertrachéo-bronchiques de Baréty.

## STRUCTURE.

### 1° Couche fibro-cartilagineuse

**1. Membrane fibreuse** : Allant du périchondre péricricoïdien à la tunique externe des bronches. Elle est formée de tissu conjonctivo-élastique.

**2. Cerceaux ou anneaux cartilagineux.** Au nombre de 15 à 20 inclus dans la membrane précédente. Ce sont des anneaux incomplets manquant à la face postérieure et présentant...
1. Une face externe, convexe.
2. Une face interne, concave.
3. Deux bords supérieur et inférieur horizontaux.
4. Deux extrémités renversées en dehors.

*Particularités*...
1. Le premier est très haut.
2. Le dernier se termine en éperon.

*Structure*... Élastiques et résistants, ils sont formés de tissu hyalin.

**3. Fibres musculaires lisses de Stirling** : Là où manquent les cartilages. C'est le muscle trachéal, se fixant aux extrémités des cerceaux et sur la membrane fibreuse.

### 2° Couche muqueuse
1. Chorion conjonctivo-élastique, avec un grand nombre de globules blancs.
2. Épithélium cylindrique stratifié à cils vibratiles.
3. Glandes en grappe avec canal excréteur.

## VAISSEAUX.

**1° Artères**
1. Thyroïdienne supérieure.
2. Thyroïdienne inférieure.
3. Thymiques.
4. Bronchique droite.

**2° Veines** : Se jettent...
1. Dans les intercostales.
2. Dans les azygos.

**3° Lymphatiques** : Vont d'avant en arrière entre les cerceaux cartilagineux et se jettent dans les groupes pré-trachéo-bronchiques droit et gauche de Baréty.

## NERFS.
1. Pneumogastrique.
2. Grand sympathique.
3. Nerfs moteur sensitif et sécréteurs.

# 7. BRONCHES

**DÉFINITION**....... | Conduits résultant de la bifurcation de la trachée.
**FORME**............. | Cylindre creux manquant dans le cinquième postérieur.
**DIRECTION**....... | Oblique en bas et en dehors, la gauche beaucoup plus oblique que l'autre.
**LONGUEUR**........ | La gauche est beaucoup plus longue : 4-5 centimètres.
**CALIBRE**.......... | La droite est beaucoup plus volumineuse.

**DIVISION**.......... { Deux portions . { 1. Extrapulmonaire. / 2. Intrapulmonaire.

**RAPPORTS.**

**1° Communs**......

1. Artère pulmonaire. } En avant, qui d'inférieure lui devient supérieure.

2. Veines pulmonaires.. { 1. Antérieures.. | En arrière de l'artère. / 2. Postérieures.. } Ou vaisseaux de Meyer et Zuckerkandl.

3. Vaisseaux bronchiques. } Artère et veine cheminent à la face postérieure.

4. Vaisseaux lymphatiques.

5. Nerfs........ | A la face postérieure surtout.

6. Manchon séreux pleural péripédiculaire.

**2° Propres**........

1. A droite...... { 1. Veine cave inférieure en avant et perpendiculaire au pédicule pulmonaire. / 2. Crosse de l'azygos contournant le pédicule en arrière et en haut.

2. A gauche.... { 1. Crosse de l'aorte. / 2. OEsophage *en arrière*. / 3. Canal artériel en avant avec le plexus cardiaque et le petit ganglion de Wrisberg.

**STRUCTURE**...... { 1° Couche externe .... | Fibro-élastique, où sont les cerceaux. / 2° Couche interne..... } Avec l'ouverture de nombreuses glandes en grappe.

**VAISSEAUX**......

1° Artères.. .... | Artères bronchiques.

2° Veines ...... { 1. La droite se jette dans l'azygos près de la crosse. / 2. La gauche va à la petite azygos et au tronc veineux brachio-céphalique gauche.

3° Lymphatiques { Vont aux ganglions qui continuent les deux chaînes récurrentielles pré-trachéo-bronchiques droite et gauche de Baréty.

**NERFS**............. } Plexus pulmonaire postérieur avec sur leur trajet de nombreux ganglions.

---

# 8. POUMONS

**DÉFINITION**.. .... | Ce sont les organes de la respiration.
**SITUATION**........ { Dans le thorax, appendus aux bronches et séparés par les médiastins antérieur et postérieur.

**VOLUME** ..........

1. Diamètre vertical. ... { 25 centimètres.

2. Diamètre antéro-postérieur..... } 16 centimètres.

3. Diamètre transverse . } 10 centimètres.

Le poumon droit l'emporte toujours sur le gauche.
Les poumons sont plus développés chez l'homme que chez la femme et chez les individus à thorax large.

**POIDS**.............

1° Absolu ...... { 1. 65 grammes chez le fœtus qui n'a pas respiré. / 2. 900-1 200 grammes chez l'adulte.

2° Spécifique... { 1. Enfant........ | 1,050. / 2. Adulte........ | 0,500.

**CAPACITÉ**........ Elle comprend :
- 1. L'air en circulation (air de la respiration).
- 2. L'air d'une expiration forcée (air de réserve).
- 3. L'air restant après cette expiration (air résidual).

**SURFACE RESPIRATOIRE.** 81 mètres carrés.

**COULEUR**.........
- 1. Fœtus....... | Rouge foncé.
- 2. Nouveau-né.. | Rouge rosé.
- 3. Adulte....... | Grisâtre.
- 4. Vieillard..... Noirâtre, par suite du dépôt dans les alvéoles des particules de charbon absorbées avec l'air.

**CONSISTANCE**.... | Molle et crépitante.

**ÉLASTICITÉ**....... | Très grande, comme le prouve l'insufflation d'une grande quantité d'air.

**DESCRIPTION ET RAPPORTS.**

**1° Faces**

1. Externe..... Lisse, convexe, avec.........
- 1. Empreintes costales.
- 2. Scissure oblique des deux côtés........  } Scissures interlobulaires.
- 3. Scissure horizontale à droite seulement. }

2. Interne...... Concave, mais présentant le hile du poumon avec les vaisseaux qui entrent et sortent de l'organe en formant le pédicule pulmonaire).....
- Région antéhilaire : médiastin antérieur avec le lit du cœur (1).
- Région rétro-hilaire (Voy. *Médiastin*).

**2° Bords**

1. Antérieur....
- 1. Tranchant.
- 2. Vertical à droite.
- 3. Echancré à gauche (échancrure cardiaque du poumon gauche).
- 4. Il est en rapport avec.....
  - 1. Le sternum et les articulations chondro-sternales.
  - 2. Les cartilages et les côtes.
  - 3. Les muscles intercostaux.
  - 4. Le triangulaire.
  - 5. Les vaisseaux mammaires (à 1 centimètre du bord sternal).

2. Postérieur... Épais, remplissant la gouttière costo-vertébrale.
- Il est en rapport avec....
  - 1. Face latérale des corps vertébraux.
  - 2. Articulations costo-vertébrales.
  - 3. Extrémité postérieure des côtes et espaces intercostaux.
  - 4. Chaîne sympathique.

**3° Sommet**

Arrondi. En rapport avec :
- 1. La première côte.
- 2. L'artère sous-clavière.
- 3. L'artère intercostale supérieure.
- 4. L'artère mammaire interne.
- 5. La première paire dorsale.
- 6. Le ganglion cervical inférieur ou troisième ou ganglion de Neubauer, logé dans la petite fossette sus-pleurale.
- 7. Veine vertébrale.
- 8. Le canal thoracique à gauche

**4° Base**

En rapport avec la voûte diaphragmatique et par son intermédiaire...
- 1. A droite avec le foie.
- 2. A gauche avec l'estomac et la rate.
- 3. Au milieu avec la région iliaque.

La languette pulmonaire descend plus ou moins pendant les grandes inspirations dans le sinus costo-diaphragmatique.

(1) Voy. *Tableaux synoptiques d'Anatomie topographique.*

# 9. LOBULES PULMONAIRES

**DESCRIPTION...**
- 1° **Petits sacs membraneux.** Où se trouve l'air de la respiration.
- 2° **Volume ......** 1 centimètre cube.
- 3° **Forme.......**
  - 1. Lobules phériphériques *pyramidaux* à base externe, pleurale.
  - 2. Lobules centraux, tassés les uns contre les autres, et de forme très irrégulière.
- 4° **Rapports....**
  - 1. Plèvre
  - 2. Lobules voisins.
  - 3. Petites bronches.
  - 4. Vaisseaux.

**STRUCTURE......**
- 1° **Lobule.......**
  - 1. **Branche intralobulaire.**
  - 2. **Branches terminales ou bronchioles.**
  - 3. **Acini.........**
    - 1. Vestibule.........
    - 2. Canaux alvéolaires.
    - 3. Infundibula.......
    
    Parties différenciées de l'acinus.
  - 4. **Alvéoles terminaux** avec riche réseau capillaire pré-acineux.
- 2° **Alvéoles.....**
  - 1. Paroi transparente et mince avec fins réseaux élastiques.
  - 2. Réseau capillaire formé d'un riche réseau capillaire à mailles rondes ou ovales.
  - 3. Épithélium alvéolaire formé : De cellules minces en *pistolet* dont la partie renflée est située sur les côtés du capillaire sanguin et le canon ou portion lamellaire sur la face externe des capillaires eux-mêmes.

---

# 10. CANAUX BRONCHIQUES (Bronches intrapulmonaires)

**ORIGINE..........** Il existe deux bronches primitives pour chaque bronche, une supérieure et une inférieure pour les différents lobes du poumon : ce sont les bronches lobaires, la bronche inférieure du poumon droit fournissant une bronche au lobe moyen.
Toutes sont sous-artérielles, à l'exception de la branche supérieure de la bronche droite.

**MODE DE DIVISION......**
- 1. Collatéral pour les bronches de premier ordre.
- 2. Dichotomique pour les petites bronches.

**DESCRIPTION GÉNÉRALE...** Canaux cylindriques avec pièces cartilagineuses irrégulières devenant au fur et à mesure de plus en plus petites et de plus en plus espacées.

**STRUCTURE......**
- 1° **Tunique fibreuse périphérique conjonctivo-élastique.**
- 2° **Tunique musculaire lisse des muscles circulaires de Reissessen.**
- 3° **Tunique muqueuse..**
  - 1. Épithélium... Cylindrique à cils vibratiles.
  - 2. Derme....... Conjonctivo-élastique avec globules blancs et avec formation de plis longitudinaux.
  - 3. Orifices glandulaires.
- 4° **Vaisseaux....** Artère bronchique avec.........
  - 1. Un réseau externe dans la couche musculaire de Reissessen.
  - 2. Un réseau interne dans le derme de la muqueuse.
- **Nerfs.........** Ils suivent les bronches.

---

# 11. VAISSEAUX, NERFS ET TISSU CONJONCTIF DU POUMON

## I. — VAISSEAUX DE L'HÉMATOSE.

**DESCRIPTION** . . . .

1° **Artères pulmonaires.** — Au nombre de deux qui donnent : . . . . . . . .
- 1. Trois branches à droite. . . . . }
- 2. Deux à gauche. } Artères lobaires.

Elles forment les artères lobulaires.

2° **Veines pulmonaires.**
- 1. Proprement dites. . . . . . . — Naissent dans le réseau capillaire du lobule.
- 2. Broncho-pulmonaires de Lefort. . . . . . — Naissent du réseau capillaire des petites bronches au niveau du hile; on en trouve deux pour le poumon droit, deux pour le poumon gauche et elles sont en arrière des bronches.

## II. — VAISSEAUX NOURRICIERS.

**DESCRIPTION** . . . . .

1° **Artères bronchiques.** — Branches de l'aorte thoracique, courent le long du bord postérieur des bronches et vont jusqu'aux lobules, mais n'y pénètrent pas.

*Branches* . . . . . . .
- 1. Rameaux pour les divisions bronchiques.
- 2. Vasa vasorum (pour les artères et veines pulmonaires).
- 3. Rameaux ganglionnaires.
- 4. Rameaux pour les plèvres et le tissu cellulaire.

2° **Veines bronchiques.** — Viennent des parois bronchiques, mais à réseau capillaire moins étendu que celui des artères correspondantes, puis, à partir du hile, courent le long de la face postérieure de la bronche.

3° **Lymphatiques**
- 1. Superficiels, sous-pleuraux.
- 2. Profonds, venant des lobules et des bronches. Ils aboutissent aux ganglions du hile.

## III. — NERFS.

**DESCRIPTION** . . . .

Plexus pulmonaire antérieur et postérieur formés par . . .
- 1. Le grand sympathique.
- 2. Le pneumogastrique.

On rencontre sur leur trajet de petits ganglions microscopiques et ils se terminent sur les faisceaux musculaires des alvéoles.

## IV. — TISSU CONJONCTIF.

**ROLE** . . . . . . . . . . . . . — Servant de substratum aux vaisseaux et nerfs, et d'autant plus abondant qu'on se rapproche du hile.

# 12. PLÈVRES

**DÉFINITION** ...... { Membranes séreuses entourant les poumons dont elles facilitent le glissement.

**DESCRIPTION.**

**1° Feuillet viscéral.**
1. Appliqué à la périphérie des poumons.
2. Descendant presque au fond des scissures interlobaires.
3. Séparé du poumon par le tissu sous-pleural.

**2° Feuillet pariétal.**

**1° Plèvre costale.....** — En rapport avec toute la paroi antéro-latérale du thorax....
1. Elle forme en arrière les deux culs-de-sac séreux interazygo-œsophagien et interaortico-œsophagien réunis en arrière par le ligament de Morosow.
2. En avant, est le sinus costo-médiastinal qui n'est jamais rempli par le poumon, même dans les grandes inspirations.
3. En bas, est le sinus costo-diaphragmatique ou cul-de-sac inférieur, rigole circulaire tout autour du thorax.

**2° Plèvre médiastine .** — Divisée en deux parties par le hile du poumon et en rapport avec.....
1. En avant.
  1. Le cœur.
  2. Les vaisseaux diaphragmatiques supérieurs.
  3. Le nerf phrénique, etc.
2. En arrière. { Avec tout le médiastin postérieur (1).

**3° Plèvre supérieure cervicale ou cul-de-sac supérieur ou dôme pleural.**

C'est la portion sus-thoracique de la plèvre remontant à 2-3 centimètres et dont on a vu plus haut les rapports.

A cette calotte est annexé tout un système de ligaments et de muscles bien décrits par Zuckerkandl et Sébileau sous le nom d'appareil suspenseur de la plèvre .....

1. Faisceau superficiel du ligament pleuro-transversaire, allant au tubercule antérieur de l'apophyse transverse de la 7e cervicale.
2. Faisceau profond.
  1. Ligament costo-pleural interne.
  2. Ligament costo-pleural externe. } Entre lesquels est le 1er nerf dorsal.
  Allant au col de la 1re côte.
3. Faisceau accessoire. { Ou ligament vertébro-pleural. Allant au corps de la 2e dorsale.

Toutes ces formations sont les restes d'un appareil scalénique en partie disparu chez l'homme. Ancien diaphragme supérieur de Deville-Degrusse et Bourgery.

**4° Plèvre diaphragmatique....** — Mince, séparée du diaphragme par le tissu cellulaire sous-pleural.

**CONTINUITÉ DES DEUX FEUILLETS SÉREUX.:.........** { Elle se fait au niveau du pédicule pulmonaire avec formation du *ligament du poumon*, sorte de raquette à manche inférieur perpendiculaire au diaphragme et présentant deux faces antérieure et postérieure, deux bords interne et externe, une base ou bord inférieur et un sommet.

(1) Voy. *Tableaux synoptiques d'Anatomie topographique.*

**TOPOGRAPHIE THORACIQUE.**

- 1° Topographie des culs-de-sac pleuraux antérieurs ....
  - 1. Formation d'un triangle supérieur à sommet tronqué inférieur (par la présence de la veine cave inférieure).
  - 2. Plèvres adossées de la 2e à la 4e articulation chondro-sternale.
  - 3. Formation d'un triangle inférieur à sommet tronqué partant de la 4e côte et dont les bords divergent de plus en plus.
- 2° Topographie des bords des poumons ......
  - 1. Inspiration .. — Les poumons dilatés remplissent plus ou moins les culs-de-sac antérieur et inférieur, mais il reste toujours, même dans les grandes inspirations, une région *inhabitée.*
  - 2. Expiration ...
    - 1. A droite .... — Le poumon quitte le sternum à la 6e côte et descend bien au-dessus du cul-de-sac.
    - 2. A gauche .... — Le poumon forme entre la 5e et la 6e côte une large échancrure : *l'échancrure cardiaque.*
- 3° Topographie des scissures interlobaires ....
  - 1. A droite .....
    - 1. Scissure oblique .... — Va obliquement du col de la 4e côte à l'articulation chondro-costale de la 6e.
    - 2. Scissure horizontale. — Va presque horizontalement du col de la 4e côte à l'articulation chondro-costale de la 3e.
  - 2. A gauche .... — La scissure oblique va du col de la 4e côte au triangle interchondral de la 6e et de la 7e côte.

**STRUCTURE** ......
- 1° Couche superficielle. — Endothéliale, formée d'une seule rangée de cellules aplaties, polygonales.
- 2° Couche profonde ... — Conjonctivo-élastique.

**VAISSEAUX** ......
- 1° Artères ......
  - 1. Feuillet viscéral .... — Artères bronchiques.
  - 2. Feuillet pariétal ....
    - 1. Artères intercostales antérieures et postérieures.
    - 2. Artères médiastines postérieures ....
      - 1. Artères bronchiques.
      - 2. Artères diaphragmatiques supérieures.
      - 3. Artère mammaire interne.
    - 3. Artères diaphragmatiques supérieures et inférieures.
- 2° Veines ....... — Vont à l'azygos et à la veine cave supérieure.
- 3° Lymphatiques — Réseau intraséreux, puis sous-séreux, communiquant avec celui du poumon.

**NERFS** ..........
- 1° Feuillet viscéral .... — Plexus pulmonaire.
- 2° Feuillet pariétal ...
  - 1. Intercostaux.
  - 2. Pneumogastrique.
  - 3. Phrénique.
  - 4. Sympathique.

# 13. THYMUS

**DÉFINITION**...... | Glande vasculaire sanguine (organe de transition chez l'homme).

**SITUATION**........ En avant du conduit trachéal, dans le médiastin antérieur, entre es deux poumons.

**VOLUME**.......... | Il augmente jusqu'à deux ans pour ensuite décroître.

**POIDS** ............ | 8-15 grammes.

**NOMBRE**.......... Deux lobes..... 1. Un droit. / 2. Un gauche.
Mais on a signalé aussi des thymus erratiques ou accessoires.

**COULEUR**......... | Rosée, puis grisâtre plus tard.

**CONSISTANCE**.... | Molle.

**DESCRIPTION ET RAPPORTS** .....

**1° Au cou**......
- **1. En avant**.....
  1. Ligne blanche sous-hyoïdienne.
  2. Muscles sterno-thyroïdiens.
  3. Muscles sterno-cléido-hyoïdiens.
  4. Aponévrose cervicale superficielle.
- **2. En arrière**...
  1. Trachée.
  2. Carotides primitives.
- **3. Latéralement.** | Croisent les carotides primitives.

**2° Au thorax** ...
- **1. En avant** ....
  1. Sternum.
  2. Muscles sterno-thyroïdiens.
  3. Articulation sterno-claviculaire.
- **2. En arrière**...
  1. Péricarde.
  2. Aorte descendante.
  3. Veine cave supérieure.
  4. Tronc artériel brachio-céphalique.
  5. Carotide primitive gauche.
  6. Trachée.
  7. Tronc veineux brachio-céphalique gauche.
- **3. Latéralement**
  1. Poumons et plèvres.
  2. Nerfs phréniques.

**STRUCTURE**......

**1° Enveloppe fibreuse** .... Véritable capsule du thymus d'où partent des prolongements formés de fibres conjonctivo-élastiques.

**2° Tissu propre.**
1. Lobule et cordon central.
- **2. Follicules**....
  - **1. Substance corticale.**
    1. Trame adénoïde avec prolongements protoplasmiques anastomosés.
    2. Vaisseaux.
    3. Cellules lymphoïdes.
  - **2. Substance médullaire.**
    1. Cellules lymphoïdes.
    2. Cellules granuleuses jaunâtres.
    3. Cellules géantes à noyaux multiples.
    4. *Corpuscules de Hassal*, corps ronds formés de cellules plates, concentriques.

**VAISSEAUX**.......
- **1° Artères**......
  1. Artères mammaires internes.
  2. Artères thyroïdiennes inférieures.
  3. Artères péricardiques.
  4. Artères diaphragmatiques supérieures.
- **2° Veines** ...... Nombreuses et dont les plus volumineuses se jettent dans le tronc veineux brachio-céphalique gauche.
- **3° Lymphatiques** Système de sinus, se réunissant en quelques troncs allant aux ganglions rétrosternaux.

**NERFS**............. | Grand sympathique.

# 14. CORPS THYROÏDE

**DÉFINITION** ...... Glande vasculaire sanguine, impaire et médiane, annexée à la partie anté-rieure du conduit laryngo-trachéal.

**VOLUME** .........
- 1. Hauteur ..... | 3 centimètres.
- 2. Largeur ..... | 5-8 centimètres.

Plus volumineux chez la femme et relativement chez le fœtus et qui, dans certains pays, sous des influences probablement d'origine hydrique, peut s'hypertrophier et constituer la tumeur goitreuse.

**POIDS** .......... ... | 25-30 grammes.

**COULEUR** ......... | Rouge, rosé ou brun.

**CONSISTANCE** ..... | Molle, visqueuse à la coupe.

**FORME** ......... ... | Celle d'un papillon.

**MOYENS DE FIXITÉ** ..........

1º **Ligament médian** .... — Allant de la face profonde de la glande..
- 1. A la face antérieure du cricoïde.
- 2. A l'aponévrose des crico-thyroï-diens.
- 3. Au bord inférieur du thyroïde.

2º **Ligaments latéraux** ... — Allant sur les parties latérales du cricoïde et des premiers anneaux de la trachée.

3º **Artères thyroïdiennes supérieures et inférieures** .. — Avec leurs expansions aponévrotiques.

**DESCRIPTION ET RAPPORTS.**

Aplati d'avant en arrière.

1º **Isthme** .. ....

1º **En avant** .....
- 1. Ligne blanche sous-hyoïdienne.
- 2. Muscles sous-hyoïdiens.

2º **En arrière** ...
- 1. Cartilage cricoïde.
- 2. Deux premiers anneaux de la trachée.

3º **Bord supérieur : Pyramide de Lalouette** ..
- 1. Forme : cône allongé ou rubané.
- 2. Variable par son origine.
- 3. Tantôt médian, tantôt latéral.
- 4. Simple ou double.
- 5. Formé du même tissu que la thyroïde et non de fibres musculaires.

2º **Lobes** .... ..

1. **Face externe.**
- 1. Muscle sterno-thyroïdien.
- 2. Muscle sterno-cléido-hyoïdien.
- 3. Muscle sterno-cléido-mastoïdien.
- 4. Aponévrose cervicale superficielle.

2. **Face interne.**
- 1. Trachée.
- 2. Cartilages cricoïde et thyroïde.
- 3. Pharynx et œsophage.
- 4. Nerfs récurrents (surtout le gauche).

3. **Bord antérieur** ..
- 1. Mince.
- 2. Formant l'échancrure supérieure du corps thyroïde.

4. **Bord postérieur** .. — En rapport avec le paquet vasculo-nerveux ......
- 1. Lèvre externe. } Veine jugulaire.
- 2. Lèvre interne. } Carotide primitive.
- 3. Entre les deux. } Le vague.

3º **Sommet** ..... — Arrondi et mousse ; c'est la corne supérieure du corps thyroïde.

4º **Base** ........ | Répondant au 5e ou 6e anneau de la trachée.

**STRUCTURE**

- **1° Enveloppe fibreuse** — Capsule fibreuse de la face interne de laquelle partent des tractus conjonctifs qui divisent la glande en un certain nombre de lobes et lobules.
- **2° Tissu propre** — *Vésicules* de grandeurs différentes, sans canal excréteur, revêtues de cellules épithéliales, cylindro-cubiques, et renfermant une substance colloïde qui résulterait, suivant les auteurs, d'une destruction des cellules de la paroi ou d'une sécrétion de ces cellules.

**VAISSEAUX.**

**1° Artères**

- **1. Thyroïdiennes supérieures.** Branches de la carotide externe.
- **2. Thyroïdiennes inférieures.** Branches de la carotide interne.
- **3. Thyroïdienne moyenne de Neubauer.**

Formant de nombreuses anastomoses et finalement un riche réseau capillaire périvésiculaire.

**2° Veines**

- **1. Veines thyroïdiennes supérieures..** Aboutissant au tronc thyro-linguo-facial.
- **2. Veines thyroïdiennes inférieures ..** Aboutissant ....
  - 1. A gauche au tronc veineux trachéo-céphalique.
  - 2. A droite, à la veine cave supérieure.
- **3. Veines thyroïdiennes moyennes....** Aboutissant à la jugulaire interne.

**3° Lymphatiques**

Réseau péri-vasculaire en communication avec les vésicules, avec....

- **1. Lymphatiques ascendants.**
  - 1. Médians. Allant aux petits ganglions prélaryngiens.
  - 2. Latéraux. Allant aux ganglions latéro-pharyngiens et au ganglion situé entre la carotide et la jugulaire interne.
- **2. Lymphatiques descendants..** Allant aux ganglions prétrachéaux à terminaisons inconnues.

**NERFS**

- 1. Récurrents.
- 2. Laryngé externe.
- 3. Grand sympathique.
- 4. Hypoglosse.

# II. — ORGANES DE LA DIGESTION

## I. — BOUCHE

### 1. PAROIS DE LA BOUCHE

#### I. — PAROI ANTÉRIEURE : LÈVRES.

| | | | |
|---|---|---|---|
| **DÉFINITION**....... | Replis musculo-membraneux de la partie antérieure de la bouche. | | |

**DESCRIPTION**

1° Faces..........
- 1. Antérieure...
  - 1. Lèvre supérieure.. : 1. Sillon médian sous-nasal. / 2. Tubercule terminal.
  - 2. Lèvre inférieure... : 1. Mouche. / 2. Fossette.
- 2. Postérieure.. : 1. Gingivo-dentaire. / 2. Lisse.

2° Bords..........
- 1. Libre........ : 1. Arrondi. / 2. De coloration rosée.
- 2. Adhérent..... : 1. Sillon génio-labial. / 2. Sillon mento-labial.

3° Extrémités ..... | Ce sont les commissures qui limitent en dehors l'orifice buccal.

**STRUCTURE** ......
- 1° Peau ........ | Riche en follicules pileux et glandes sébacées.
- 2° Muscle orbiculaire des lèvres.. ) Auquel s'adjoignent des faisceaux musculaires des muscles voisins.
- 3° Glandes labiales .... ( Présentant tous les caractères des glandes salivaires.
- 4° Muqueuse, avec........
  - 1. Zone antérieure.. ( A caractères mixtes entre la peau et la muqueuse.
  - 2. Zone postérieure. ( Qui a tous les caractères d'une muqueuse dermo-papillaire.

**VAISSEAUX** .......
- 1° Artères...... : 1. Coronaire supérieure. / 2. Coronaire inférieure.
- 2° Veines ...... : 1. Veine faciale. / 2. Veine sous-mentale.
- 3° Lymphatiques : 1. Lèvre supérieure : Ganglions sous-maxillaires. / 2. Lèvre inférieure... ( 1. Ganglions sous-maxillaires. / 2. Ganglions sus-hyoïdiens.

**NERFS**..............
- 1. Moteur...... | Facial.
- 2. Sensitifs..... : 1. Sous-orbitaire. / 2. Mentonnier... ) Branches du trijumeau.

#### II. — PAROIS LATÉRALES : JOUES.

**DÉFINITION**....... ) Elles vont du rebord inférieur de l'orbite au bord inférieur du maxillaire et du bord postérieur du masséter au sillon naso-génien.

**DESCRIPTION**.....
- 1° Face externe. ) 1. Bombée ou déprimée. / 2. Sillonnée de rides chez les vieillards.
- 2° Face interne. | Adhère en grande partie aux os de la face.

**STRUCTURE** ......
- 1° Peau ........ ( 1. Fine et vasculaire. / 2. Plus ou moins recouverte de poils.
- 2° Tissu cellulaire sous-cutané. ) Avec la boule graisseuse de Bichat.
- 3° Aponévrose.. ( 1. Massétérine. / 2. Buccinatrice.
- 4° Muscles..... : 1. Buccinateur, en avant. / 2. Masséter, en arrière.
- 5° Muqueuse... | Avec les glandes molaires.

**VAISSEAUX**
- 1° Artères
  1. Faciale.
  2. Temporale superficielle.
  3. Lacrymale.
  4. Maxillaire interne.
- 2° Veines
  1. Veine faciale.
  2. Veine temporale superficielle.
  3. Plexus veineux ptérygoïdien.
- 3° Lymphatiques
  1. Ganglions parotidiens.
  2. Ganglions sous-maxillaires.

**NERFS**
- 1° Moteurs
  1. Maxillaire inférieur.
  2. Facial.
- 2° Sensitifs
  1. Auriculo-temporal.
  2. Lacrymal.
  3. Sous-orbitaire.
  4. Buccal.
  5. Mentonnier.

## III. — PAROI SUPÉRIEURE. — VOUTE PALATINE.

**DÉFINITION.** | Elle forme les deux tiers antérieurs de la paroi supérieure.

**DESCRIPTION**
1. Raphé fibreux médian.
2. Dans e tiers antérieur, très irrégulière.
3. Dans les deux tiers postérieurs, lisse et unie.

**STRUCTURE**
- 1° Os (Voy. t. I)
- 2° Muqueuse palatine
  1. Rosée.
  2. Très épaisse.
  3. Très adhérente.
- 3° Glandes palatines — Véritables glandes salivaires.

**VAISSEAUX**
- 1° Artères
  1. Palatine supérieure.
  2. Sphéno-palatine.
- 2° Veines
  1. Plexus ptérygoïdien.
  2. Veines antérieures de la muqueuse de la langue.
- 3° Lymphatiques | Ganglions thyro-hyoïdiens.

**NERFS**
1. Palatin antérieur.
2. Sphéno-palatin interne.

## IV. — PAROI INFÉRIEURE : RÉGION SUBLINGUALE (Plancher de la bouche).

**DESCRIPTION**

Triangulaire à sommet antérieur incisif et dont la base répond à la partie la plus postérieure de la face inférieure de la langue.

On y voit :
1. Le frein ou filet de la langue.
2. Le tubercule du canal de Warthon.
3. L'embouchure des conduits de la glande sublinguale (caroncules sublinguales).
4. La saillie de la glande de Blandin.

Remarque — Entre le muscle génio-glosse, dont les faisceaux s'écartent, et la muqueuse, est l'espace dit espace sublingual, triangulaire, comblé de tissu conjonctif et où Fleichmann aurait, en 1841, décrit une bourse séreuse.

## V. — VOILE DU PALAIS.

**DÉFINITION.** C'est la cloison musculo-membraneuse qui prolonge, en arrière, la voûte palatine.

**DESCRIPTION**

- 1° Faces
  1. Supérieure .. | Ou plancher des fosses nasales.
  2. Inférieure ... | Ou buccale, avec
     1. Raphé médian antéro-postérieur.
     2. Petits orifices glandulaires.
- 2° Bords
  1. Antérieurs .. | Continuant la voûte palatine.
  2. Latéraux..... | Répondant aux parois latérales du pharynx en arrière.
  3. Inférieurs... | Avec la luette, prolongement médian cylindro-conique et d'où partent :
     1. Les piliers antérieurs (formant l'isthme du gosier).
     2. Les piliers postérieurs (formant l'isthme naso-pharyngien).
     3. La fossette amygdalienne entre les deux d'un même côté.

**STRUCTURE.**

**2° Muscles.**

1° Aponévrose.... { 1. Quadrilatère. 2. Très résistante. | 3. Mince.

1. Palato-staphylin ou azygos ovalæ. } C'est le muscle de la luette qu'il élève en se contractant.

2. Pétro-staphylin ou péristaphylin interne..... { Allant de la face inférieure du rocher.... } 1. À l'aponévrose palatine. 2. Au raphé médian.

C'est un élévateur du voile du palais et un constricteur de la trompe.

3. Sphéno-staphylin ou péristaphylin externe..... { Naît : ......... { 1. De la fossette scaphoïde. | sphénoïde. 2. De la grande aile du | 3. De la trompe d'Eustache.

Puis contourne le crochet de l'aile externe de la ptérygoïde et se termine à la face inférieure de l'aponévrose du voile.

C'est un tenseur du voile du palais et un dilatateur de la trompe.

4. Laryngo-staphylin.. { Va, renforcé du faisceau salpingo-pharyngien, de la face postérieure du voile où il forme le pilier postérieur, puis se termine sur les parties latérales du pharynx en descendant même jusqu'au bord postérieur du thyroïde.

C'est un élévateur du larynx et du pharynx.

Il rétrécit en outre le pharynx et est un dilatateur de la trompe.

5. Glosso-staphylin.. { Va de la face inférieure du voile à la base de la langue en suivant le pilier antérieur.

Il applique la langue contre le voile.

3° Muqueuses..... { 1. Supérieure... | A épithélium cylindrique à cils vibratiles. 2. Inférieure ... | A épithélium pavimenteux stratifié.

4° Glandes........ { Sur les deux couches, supérieure et inférieure, réunies par un tissu conjonctif sous-muqueux.

**VAISSEAUX......**

1° Artères...... { 1. Palatine supérieure, branche de la maxillaire interne. 2. Palatine inférieure, branche de la faciale. 3. Pharyngienne inférieure.

2° Veines...... { 1. Supérieures.. | Plexus veineux, zygomatique. 2. Inférieures... | Veine jugulaire interne.

3° Lymphatiques supérieurs et inférieurs ... { Se rendant aux ganglions du cou.

**NERFS............**

1° Moteurs..... { 1. Racine motrice du trijumeau. | 2. Facial. | 3. Plexus pharyngien.

2° Sensitifs..... | Ganglion sphéno-palatin.

# 2. AMYGDALES (Tonsilles)

**DÉFINITION.......** | Glande vasculaire sanguine des parois latérales du pharynx.

**SITUATION........** | Entre les deux piliers, antérieur et postérieur.

**FORME............** | Ovoïde aplati.

**DIMENSIONS......** | Longueur : 20-25 millimètres.

**RAPPORTS.**

1° Faces........... { 1. Interne...... { Muqueuse avec des cryptes et orifices ovalaires et triangulaires.

2. Externe...... { Collée contre l'amygdalo-glosse doublé du constricteur supérieur et au delà duquel est l'espace maxillo-pharyngien.

2° Bords.......... { 1° Antérieur ... | Pilier antérieur et rameau lingual du facial. 2° Postérieur... | Pilier postérieur.

3° Extrémités..... { 1° Supérieure .. | Fossette sus-amygdalienne. 2° Inférieure ... | Petit espace à glandes folliculeuses, la séparant de la langue.

**STRUCTURE .....** { 1. Épithélium... | Pavimenteux stratifié. 2. Derme....... | Tissu adénoïde. 3. Tissu sous-muqueux... } Glandes acineuses.

**VAISSEAUX.......**

1° Artères...... { 1. Linguale. 2. Pharyngienne inférieure. 3. Palatines..... { 1. Supérieure. 2. Inférieure.

2° Veines....... | Plexus tonsillaire.

3° Lymphatiques ...... { Ganglions de l'angle de la mâchoire.

**NERFS............** | Plexus externe formé par le lingual et le glosso-pharyngien.

# 3. DENTS

**DÉFINITION**....... Organes blanchâtres et durs, implantés dans les alvéoles des deux maxillaires.

**NOMBRE**.........
1. Dents temporaires ou dents de lait........ Dix à chacune des mâchoires.
2. Dents permanentes ou de l'adulte.... Seize à chaque mâchoire.

**MOYENS DE FIXITÉ**..... Ils sont assurés par la gencive et son prolongement intra-alvéolaire, c'est-à-dire le périoste alvéolo-dentaire.

**DESCRIPTION.**

1° **Caractères communs......**
1. Partie extérieure.. C'est la *couronne* avec les espaces interdentaires.
2. Partie profonde... C'est la *racine* jaunâtre, simple ou multiple.
3. Partie intermédiaire. C'est le *collet* plus ou moins recouvert par la gencive.

2° **Caractères propres.......**

1. Incisives.....
1. *Caractères généraux* ...
1. Couronne taillée en biseau.
2. Racine conique aplatie.
2. *Caractères différentiels.*
1. Les supérieures sont plus volumineuses.
2. En haut, l'interne est la plus volumineuse; c'est le contraire en bas.
3. Sommet incliné en dehors.

2. Canines......
1. *Caractères généraux* ...
1. Couronne : conoïde.
2. Racine : unique et très grosse.
2. *Caractères différentiels.*
1. Canines supérieures, plus volumineuses.
2. Le tubercule du sommet de la couronne est plus rapproché de la face interne que de la face externe de la dent.

3. Prémolaires .
1. *Caractères généraux* ...
1. Couronne : cylindrique, cuspides.
2. Racine : unique.
2. *Caractères différentiels.*
1. En haut, couronne aplatie d'avant en arrière, cylindrique en bas.
2. Cuspides placés sur le même plan pour la 2e molaire.

4. Grosses molaires (multicuspides) .
1. *Caractères généraux* ...
1. Couronne cuboïde.
2. Racine multiple.
2. *Caractères différentiels.*
1. Volume moins considérable pour les supérieures.
2. Volume décroissant de la 1re à la 3e pour les supérieures et les inférieures.

**ARCADES DENTAIRES ...**

1° Description..
1. Faces........
1. Antérieure. Convexe répondant aux lèvres et aux joues.
2. Postérieure. | Linguale.
2. Bords........
1. Adhérent ou alvéolaire, festonné.
2. Libre, horizontal.

2° Rapports réciproques.
1. L'arcade supérieure déborde en avant l'inférieure.
2. Latéralement, les petites et grosses molaires s'opposent à leurs homonymes de façon que les cuspides externes des molaires inférieures se logent dans la rainure, qui, sur les molaires supérieures, sépare les cuspides externes des internes (Testut).

**STRUCTURE** ......

1° **Pulpe dentaire** ...
- 1. Centre ...... — 1. Tissu conjonctif, cellulaire surtout. — 2. Vaisseaux et nerfs.
- 2. Périphérie ... — Membrane de la dentine de Kölliker avec les odontoblastes ou cellules allongées entourées de prolongements.

2° **Ivoire ou dentine** ...
- 1. Substance fondamentale. — A structure fibrillaire avec espaces interglobulaires, formant les lignes de Salter.
- 2. Tubes de l'ivoire ..... — Contenant chacun un prolongement des odontoblastes ou fibre de l'ivoire.

3° **Émail** ....... D'une extrême dureté .......
- 1. Couche externe cuticulaire ou persistante.
- 2. Couche des prismes avec stries radiales et lignes pigmentées.

4° **Cément** ......
- Recouvrant la racine.
- C'est du tissu osseux véritable, avec. — 1. Canaux de Havers. — 2. Fibres de Sharpey.

**VAISSEAUX** .......

1° **Artères** ......
- 1. Mâchoire supérieure. — 1. A. alvéolaire. — 2. A. sous-orbitaire.
- 2. Mâchoire inférieure .. — A. dentaire inférieure.
- Elles fournissent les *artères pulpeuses*.

2° **Veines** .......
- 1. Mâchoire supérieure . — Elles vont aux veines alvéolaire et sous-orbitaire.
- 2. Mâchoire inférieure .. — Elles vont à la veine dentaire inférieure.

3° **Lymphatiques** ....... Il n'y en a pas.

**NERFS** .............

**Trijumeau** ......
- 1. Maxillaire supérieur ... — 1. Rameau dentaire antérieur. — 2. Rameau dentaire postérieur.
- 2. Maxillaire inférieur ... — Nerf dentaire inférieur.

**ÉPOQUES D'APPARITION DES DENTS** (d'après Testut) ....

1° **Première dentition** ...

| | | |
|---|---|---|
| Du 6e au 8e mois. | | 1M.I. |
| — 7e — 10e | — | 1M.S. |
| — 8e — 16e | — | 1L.I |
| — 10e — 18e | — | 1LS. |
| — 22e — 24e | — | PM.I |
| — 24e — 26e | — | PM.S. |
| — 28e — 30e | — | C.1 |
| — 30e — 34e | — | C.S. |
| — 32e — 36e | — | D.M { I. / S. |

2° **Deuxième dentition** ...

| | | |
|---|---|---|
| De 5 à 7 ans. | | Les 4 PM |
| — 6 — 8 | — | — 1M |
| — 8 — 9 | — | — 1L |
| — 10 — 12 | — | — C |
| — 11 — 12 | — | — S. pm. |
| — 12 — 14 | — | — D.M. |
| — 19 — 30 | — | — T.M. |

## II. — TUBE DIGESTIF

# 1. PHARYNX

| | | |
|---|---|---|
| **DÉFINITION**....... | Conduit musculo-membraneux en arrière des fosses nasales et de la bouche. | |
| **SITUATION**....... | 1° En arrière... | Colonne vertébrale. |
| | 2° En avant..... | 1. Fosses nasales.<br>2. Bouche.<br>3. Larynx. |
| **LIMITES**.......... | 1° Supérieure.. | Base du crâne (apophyse basilaire). |
| | 2° Inférieure... | 5° vertèbre cervicale *en moyenne*. |
| **DIMENSIONS**...... | Longueur : 13-14 centimètres. | |
| **DIVISION** .......... | Portions ....... | 1. Nasale.<br>2. Buccale.<br>3. Laryngienne. |
| **FORME**..... ...... | Cylindroïde. | |

**RAPPORTS.**

**1° Surface extérieure ....**

1. En avant....
   1. Fosses nasales (choanes ou ouverture postérieure).
   2. Bouche (isthme du gosier).
   3. Larynx.

2. En arrière ..
   1. Colonne cervicale et ligament vertébral commun antérieur.
   2. Muscles prévertébraux.
   3. Aponévrose cervicale profonde.
   4. Tissu cellulaire rétro-pharyngien avec en haut les deux petits ganglions de Gilette, préaxiens, origine des adéno-phlegmons rétro-pharyngiens.

3. Latéralement.
   1. Tiers inférieur .
      1. Carotide primitive.
      2. Jugulaire interne.
   2. Tiers moyen ...
      1. Carotide externe et ses branches.
      2. Carotide interne (qui est externe à ce niveau).
      3. Jugulaire interne.
      4. Lymphatiques.
   3. Tiers supérieur. — Espace maxillo-pharyngien .
      1. Carotide interne.
      2. Jugulaire interne.
      3. Vague et spinal.
      4. Grand hypoglosse et glosso-pharyngien.
      5. Grand sympathique.
      6. Prolongement pharyngien de la parotide.

**2° Surface intérieure.....**

1. En avant....
   1. Vomer.
   2. Choanes.
   3. Face postérieure du voile du palais.
   4. Isthme du gosier.
   5. Langue.
   6. Face postérieure de l'épiglotte.
   7. Orifice supérieur du larynx.
   8. Gouttières pharyngo-laryngées.
   9. Face postérieure du larynx.

2. En arrière... Surface lisse et plane.

3. Latéralement.
   1. Orifice de la trompe d'Eustache, avec :...
      1. Le bourrelet de la trompe.
      2. Le pli salpingo-pharyngien.
      3. La fossette de Rosenmüller.
   2. Excavation amygdalienne.

**3° Extrémités .....**

1° Supérieure.. Apophyse basilaire de l'occipital.

2° Inférieure... Œsophage, suivant un plan horizontal qui passe par le bord inférieur du cricoïde.

**STRUCTURE.**

**1° Aponévrose.**

1. Extrémités....
   - 1. Supérieure. | Base du crâne (tubercule pharyngien).
   - 2. Inférieure.. | Couche celluleuse se continuant avec celle de l'œsophage.

2. Bord antérieur.... Se fixe.......
   - 1. Au bord postérieur de l'aile interne de l'apophyse ptérygoïde.
   - 2. Au ligament ptérygo-maxillaire.
   - 3. A la partie postérieure de la ligne mylo-hyoïdienne.
   - 4. Au ligament stylo-hyoïdien.
   - 5. Aux cornes hyoïdiennes.
   - 6. Au ligament thyro-hyoïdien latéral.
   - 7. Au bord postérieur du thyroïde.
   - 8. Au cartilage cricoïde.

3. Surfaces......
   - 1. Interne.... | Muqueuse.
   - 2. Externe.... | Musculaire.

**2° Muscles.**

**1. Constricteurs.**

1. Supérieur. Quadrilatère. *Insertions.*
   - 1. Supérieures
     - 1. Bord postérieur et crochet de l'aile interne de l'apophyse ptérygoïde.
     - 2. Ligament ptérygo-maxillaire.
     - 3. Ligne mylo-hyoïdienne.
   - 2. Inférieures
     - 1. Raphé pharyngien.
     - 2. Entre-croisement des fibres sur la ligne médiane et insertions de l'autre côté.

2. Moyen.... Triangulaire. *Insertions.*
   - 1. En dedans. | Raphé pharyngien médian.
   - 2. En dehors. | Grande corne de l'os hyoïde.

3. Inférieur. Trapézoïde. *Insertions.*
   - 1. En avant.
     - 1. Bord supéro-postérieur du thyroïde.
     - 2. Ligne oblique du thyroïde, et surface située en arrière.
     - 3. Face latérale du cricoïde.
   - 2. En arrière.
     - 1. Raphé médian.
     - 2. Entre-croisement sur la ligne médiane.

Ces muscles ont pour mission de rapprocher la paroi postérieure du pharynx de l'antérieure et de rétrécir le pharynx longitudinalement.

**2. Élévateurs....**

1. Glosso-staphylin.
2. Stylo-pharyngien. Muscle long et grêle allant du côté interne de l'apophyse styloïde........
   - 1. A l'aponévrose pharyngienne.
   - 2. Au bord externe de l'épiglotte.
   - 3. Au bord postérieur du thyroïde.

**3° Muqueuse du pharynx.**

1. Épithélium....
   - 1. Cylindrique à cils vibratiles chez le fœtus.
   - 2. Pavimenteux stratifié chez l'adulte.
   - On y trouve des glandes muqueuses.
2. Derme........ | Avec nombreuses papilles.
3. Amygdale pharyngienne..... De position médiane, entre les orifices des deux trompes d'Eustache avec de nombreuses cryptes.
4. Poche pharyngienne de Luschka.................. Ou récessus médian du pharynx, en arrière de l'amygdale pharyngienne.

**VAISSEAUX......**

1° Artères........
   - 1. Pharyngienne inférieure.
   - 2. Ptérygo-palatine.
   - 3. Palatine inférieure et thyroïdienne supérieure.

2° Veines......
   - 1. Plexus sous-muqueux ou profond de Lapeyre.
   - 2. Plexus superficiel avec les veines pharyngiennes et le plexus latéral de Foucher.

3° Lymphatiques.
   - 1. Troncs supérieurs.... | Ganglion du constricteur supérieur.
   - 2. Troncs inférieurs... | Ganglions en avant de la carotide primitive.

**NERFS...........** Plexus pharyngien formé par....
   - 1. Le glosso-pharyngien.
   - 2. Le spinal.
   - 3. Le grand sympathique.

# 2. ŒSOPHAGE

**DÉFINITION** — Conduit musculo-membraneux conduisant les aliments du pharynx à l'estomac.

**SITUATION**
- 1. Partie inféro-postérieure du cou.
- 2. De haut en bas du thorax.
- 3. Partie toute supéro-postérieure de l'abdomen.
- D'où sa division en trois portions :
  - 1. Cervicale.
  - 2. Thoracique.
  - 3. Abdominale.

**DIRECTION**
- 1. Une courbure supérieure à concavité droite.
- 2. Une courbure inférieure à concavité gauche.

**DIMENSIONS** — Longueur : 25 centimètres.

**RAPPORTS**

**1° Portion cervicale**
- 1. En avant...
  - Tractus dont elle est séparée par :
    - 1. Du tissu cellulaire.
    - 2. Des tractus conjonctifs.
    - 3. Un plexus nerveux.
  - A gauche :
    - 1. Sterno-thyroïdien.
    - 2. Corps thyroïde.
    - 3. Artère thyroïdienne inférieure.
- 2. En arrière...
  - 1. Muscles prévertébraux.
  - 2. Aponévrose cervicale profonde.
- 3. Latéralement.
  - 1. Corps thyroïde.
  - 2. Carotide primitive.
  - 3. Jugulaire interne.
  - 4. Récurrent...
    - 1. Le droit longeant le bord droit.
    - 2. Le gauche étant dans l'angle trachéo-œsophagien.

**2° Portion thoracique**
- 1. En avant...
  - 1. Bifurcation de la trachée.
  - 2. Origine de la bronche gauche.
  - 3. Muscles broncho-, pleuro- et aortico-œsophagien.
  - 4. Groupe ganglionnaire intertrachéo-bronchique de Baréty.
- 2. En arrière...
  - 1. Colonne vertébrale.
  - 2. Canal thoracique.
  - 3. Veines azygos.
  - 4. Aorte.
- 3. Latéralement.
  - 1. A gauche... Plèvre et poumon gauche.
  - 2. A droite...
    - 1. Plèvre et poumon droit.
    - 2. Crosse de l'aorte.
    - 3. Pneumo-gastriques.
      - 1. Le gauche en avant.
      - 2. Le droit en arrière.

**3° Portion diaphragmatique** — Orifice antérieur et médian en avant de celui de l'aorte.

**4° Portion abdominale**
- 1. En avant...
  - 1. Lobe gauche du foie.
  - 2. Pneumogastrique gauche.
- 2. En arrière...
  - 1. Piliers du diaphragme.
  - 2. Aorte abdominale.
  - 3. Vague droit.
- 3. Latéralement.
  - 1. A droite... Lobe de Spiegel.
  - 2. A gauche... Grosse tubérosité de l'estomac.

**STRUCTURE**

**1° Couche musculeuse**
- 1. Disposition :
  - 1. Couche longitudinale, externe.
  - 2. Couche circulaire, interne.
- 2. Structure... On trouve à la fois des fibres lisses et des fibres striées non continues.

**2° Couche celluleuse** — Ou sous-muqueuse, conjonctivo-élastique, substratum des vaisseaux.

**3° Couche muqueuse**
- 1. Épithélium...
  - 1. D'abord mixte.
  - 2. Puis cylindrique à cils vibratiles.
  - 3. Enfin pavimenteux et pavimenteux stratifié.
- 2. Derme... Formé de tissu adénoïde et de tissu conjonctif fasciculé.
- 3. Glandes acineuses... Peu nombreuses à la partie moyenne de la région postérieure.

**VAISSEAUX**

**1° Artères**
- 1. Artères œsophagiennes supérieures... Thyroïdienne inférieure.
- 2. Artères œsophagiennes moyennes...
  - 1. Aorte thoracique.
  - 2. Artères bronchiques.
  - 3. Artères intercostales.
- 3. Artères œsophagiennes inférieures...
  - 1. Diaphragmatiques inférieures.
  - 2. Coronaire stomachique.

**2° Veines** — Riche plexus sous-muqueux à mailles longitudinales.

**3° Lymphatiques** — Vont aux ganglions qui entourent l'œsophage.

**NERFS**
- 1. Pneumogastrique.
- 2. Grand sympathique.
- Formant :
  - 1. Un plexus intermusculaire.
  - 2. Un plexus sous-muqueux.

# 3. ESTOMAC

**DÉFINITION** ..... C'est la partie musculo-membraneuse placée entre l'œsophage et l'intestin et où séjournent les aliments.

**SITUATION**....... Hypocondre gauche........
1. Au-dessus du méso-côlon transverse.
2. Au-dessous du foie et du diaphragme.

**FORME** .......... 
1. Cornemuse.
2. Quelquefois double : c'est l'estomac *biloculaire*.

**DIRECTION**.......
1re portion..... Verticale.
2e portion...... Oblique en haut et à droite.

**DIMENSIONS**..... Variables avec l'état de vacuité ou de distension de l'organe. Réplétion moyenne : 25 centimètres dans sa plus grande longueur.

## RAPPORTS.

### 1º Faces

**1. Antérieure...**
1. Diaphragme.
2. Face inférieure du foie.
3. 5e, 6e, 7e, 8e et 9e côtes gauches.
4. Espaces intercostaux correspondants.
5. Paroi abdominale antérieure (épigastre)....  *Triangle de Labbé* entre le bord inférieur des fausses côtes en haut et à gauche, le bord antérieur du foie à droite et en bas, à sinus inférieur (son importance dans la gastrostomie).

**2. Postérieure..**
1. Côlon et méso-côlon transverse.
2. Intestin grêle.
3. Deux premières portions du duodénum.
4. Vaisseaux spléniques.
5. Vaisseaux mésentériques.
6. Pancréas.
7. Arrière-cavité des épiploons (fosse rétro-stomacale de Henle).

### 2º Bords

**1. Droit ou *petite courbure*......**
A courbe oblique en bas et à droite.
Répond.........
1. Au tronc cœliaque.
2. Au lobe de Spiegel.
3. Au plexus solaire.
Il donne attache au petit épiploon.

**2. Gauche ou *grande courbure*.**
Répond.........
1. A la rate.
2. Au côlon transverse.
3. Aux deux artères gastro-épiploïques droite et gauche.
Il donne attache au grand épiploon.

### 3º Extrémités.

**1. Orifice œsophagien.** Cardia..........
1. En avant..... 7e articulation chondro-sternale.
2. En arrière ... 11e vertèbre dorsale.
En arrière, il n'y a pas de revêtement séreux.

**2. Orifice duodénal.....** Pylore .........
1. Autre pylorique ou vestibule du pylore.
2. Orifice pylorique proprement dit......
1. En avant.. Face inférieure du foie.
2. En arrière.
1. Veine porte.
2. Artère hépatique.
3. En haut... Petit épiploon.
4. En bas.... Pancréas.
Le pylore est mobile et non fixe.

### 4º Tubérosités.

**1. Grosse tubérosité...** Emplissant la cupule diaphragmatique.
1. En haut.... Cœur et poumon gauche.
2. En bas....... Extrémité gauche du côlon transverse.
3. En avant.... Face interne des côtes gauches.
4. En arrière ...
1. Vaisseaux spléniques.
2. Queue du pancréas.
3. Rein gauche.
4. Capsule surrénale.

**2. Petite tubérosité...**
1. En avant..... Face inférieure du foie.
2. En arrière.... Pancréas.
C'est l'antre du pylore de Willis.

**VUE INTÉRIEURE...** — Orifices
- 1° **Cardia**
  - 1. Ni valvule.
  - 2. Ni sphincter.
  - 3. Simplement une différence de coloration des parois.
- 2° **Pylore**
  - 1. Sphincter pylorique.
  - 2. Valvule pylorique revêtant les deux faces de l'éperon musculaire.

**STRUCTURE.**

**4° Couche muqueuse ou tunique veloutée de Fallope.**

1° **Couche séreuse.** — Deux lames séreuses antérieure et postérieure se continuant avec les trois épiploons
  - 1. Gastro-hépatique.
  - 2. Gastro-splénique.
  - 3. Gastro-côlique.

2° **Couche musculeuse....**
  - 1. Fibres longitudinales formant la cravate de Suisse.
  - 2. Fibres circulaires.
  - 3. Fibres obliques.

3° **Couche celluleuse.....** — Conjonctivo-élastique, où sont les vaisseaux et les nerfs.

1. Aspect
  - 1. Plis longitudinaux.
  - 2. Plis transversaux.
  - 3. Mamelons avec à leur surface une infinité de petits pertuis glandulaires.

2. Couleur
  - 1. Rosée pendant la digestion.
  - 2. Blanche mate entre les repas.

3. Épaisseur... 2 millimètres.

4. Consistance.
  - 1. Ferme, mais non uniforme.
    - 1. Plus molle au cardia.
    - 2. Plus dure au pylore.
  - 2. Altération rapide après la mort.

5. Histologie..
  - 1. Épithélium. — Cellules cylindro-coniques avec
    - 1. Une partie superficielle claire et transparente.
    - 2. Une partie profonde, granuleuse.
  - 2. Glandes....
    - 1. Cardiaques.
      - 1. Cellules principales de Heidenhain ou adélomorphes de Rollet, plus nombreuses dans le corps de la glande qu'au collet, limitant en dedans la lumière du conduit. Ce sont les cellules à pepsine.
      - 2. Cellules bordantes de Heidenhain ou délomorphes de Rollet. Ce sont les cellules oxyatiques de Langley. Elles sont placées entre les cellules précédentes et la membrane basale.
    - 2. Pyloriques.
      - 1. Tube excréteur long, tapissé d'épithélium superficiel, pénétrant dans la muqueuse.
      - 2. Dans le corps : épithélium cylindrique.
      - 3. Cellules granuleuses dont les granulations disparaissent dans l'état d'activité.
  - 3. Derme.... Tissu conjonctivo-lymphoïde.

**VAISSEAUX.......**

1° **Artères......**
  - 1. Coronaire stomachique.
  - 2. Pylorique.
  - 3. Gastro-épiploïque droite.
  - 4. Gastro-épiploïque gauche.
  - 5. Vasa breviora.
  - Elles forment en s'anastomosant le grand cercle gastrique.

2° **Veines.......** Elles répondent exactement aux artères.

3° **Lymphatiques**
  - 1. De la musculeuse...... Réseau à larges écailles irrégulièrement quadrilatères.
  - 2. De la muqueuse....
    - 1. Réseau superficiel.
    - 2. Réseau sous-glandulaire.
    - 3. Sinus lymphatiques interglandulaires.
    - 4. Gaines périvasculaires.

**NERFS..........**
  - 1. Pneumogastrique.
  - 2. Grand sympathique (plexus solaire). — Formant :
    - 1. Plexus d'Auerbach (musculeuse).
    - 2. Plexus de Meissner (muqueuse).

# 4. INTESTIN GRÊLE

## I. — DUODÉNUM.

**DÉFINITION.....** { C'est la portion supérieure de l'intestin grêle qui va du pylore à l'iléon, au côté gauche de la deuxième lombaire.

**SITUATION........** | Portion supéro-postérieure de l'abdomen.

**DIRECTION.......**

1° Habituelle...
1. Première portion horizontale, jusqu'au col de la vésicule biliaire.
2. Deuxième portion verticale, jusqu'au bord inférieur du pancréas.
3. Troisième portion transversale, au-dessus de la bifurcation de l'aorte.
4. Quatrième portion ascendante oblique, jusqu'à l'angle jéjuno-iléal.

2° Plus rare....
1. Duodénum en V à angle inférieur.
2. Duodénum en U.
3. Duodénum annulaire.

**DIMENSIONS......** | Longueur : 26 centimètres.

**MOYENS DE FIXITÉ.........**
1. Péritoine.
2. Cholédoque.
3. Vaisseaux et nerfs.
4. Muscle suspenseur de Treitz qui va s'insérer au pilier gauche du diaphragme.

**RAPPORTS.**

1° Première portion........
1. En avant....
  1. Face inférieure du foie.
  2. Col de la vésicule biliaire.
2. En arrière...
  1. Tronc de la veine porte.
  2. Artère hépatique.
  3. Gastro-épiploïque droite.
3. En haut...... | Petit épiploon.
4. En bas...... | Grand épiploon.

2° Deuxième portion........
1. En avant.... | Extrémité droite du côlon transverse.
2. En arrière...
  1. Cholédoque.
  2. Veine cave inférieure.
  3. Rein droit.
  4. Vaisseaux rénaux.
  5. Uretères.
3. A droite..... | Côlon ascendant.
4. A gauche.... | Tête du pancréas.

3° Troisième portion........
1. En avant.... | Méso-côlon transverse.
2. En arrière ...
  1. Aorte.
  2. Veine cave inférieure.
  3. Piliers du diaphragme.
3. En haut......
  1. Bord inférieur du pancréas.
  2. Feuillet supérieur du méso-côlon transverse.
4. En bas......
  1. Feuillet inférieur du méso-côlon transverse.
  2. Intestin grêle.

4° Quatrième portion........
1. A gauche .... | Colonne lombaire.
2. En avant.... | Estomac.
3. En arrière...
  1. Reins.
  2. Vaisseaux.
  3. Uretère gauche.
4. A droite...... | Aorte.

## II. — JÉJUNO-ILÉON OU INTESTIN GRÊLE FLOTTANT.

**DÉFINITION**....... | C'est le reste de l'intestin compris entre le duodénum et le gros intestin.

**SITUATION**........ | Tout l'abdomen au-dessous du méso-côlon transverse.

**DIRECTION** ....... Décrit en haut une grande courbe à concavité droite et se porte oblique-ment dans la fosse iliaque droite où il s'abouche dans le gros intestin (circonvolutions intestinales).

**FORME**............. | Cylindrique.

**DIMENSIONS**...... | 6-8 mètres.

**MOYENS DE FIXITÉ**.......... Mésentère, d'une grande mobilité.

**RAPPORTS**........

1° Faces latérales droite et gauche.....

1. En avant..... { 1. Grand épiploon. 2. Paroi abdominale antérieure.

2. En arrière ... { 1. Paroi postérieure. 2. Aorte. 3. Veine cave inférieure.

3. Latéralement. | Côlon ascendant et descendant.

4. En haut..... | Côlon et méso-côlon transverse.

5. En bas....... { 1. Homme.. | Vessie et rectum. 2. Femme... { 1. Vessie et utérus. 2. Utérus et rectum.

Près du point d'abouchement dans le gros intestin, on trouve souvent un appendice en cul-de-sac : c'est le diverticule de Meckel.

2° Bords........ { 1. Adhérent, concave, mésentérique. 2. Antérieur, libre, répondant à la paroi abdominale.

**STRUCTURE.**

1° Péritoine duodénal........

1. Première portion..... { Deux feuillets... { 1. Antérieur. 2. Postérieur. } Avec les deux ligaments..... { 1. Duodéno-hépatique. 2. Duodéno-cystique.

2. Deuxième portion..... { Séreuse en avant seulement : ligament duodéno-rénal.

3. Troisième portion..... Feuillets supérieur et inférieur du méso-côlon transverse.

4. Quatrième portion..... Séreuse dans les deux tiers antérieurs seulement.

2° Péritoine jéjuno-iléal.......... Gaine presque complète, se continuant pour former le mésentère.

3° Fossettes duodénales....

1. Inférieure ... { La plus fréquente. Avec le repli duodénal inférieur.

2. Supérieure... | Avec le repli duodénal supérieur.

En dehors de ces deux fossettes est l'arc vasculaire de Treitz formé par :... { 1. L'artère côlique gauche. 2. La crosse de la veine mésentérique inférieure.

3. Fossette duodéno-jéjunale ou méso-côlique. } Avec les replis duodéno-jéjunaux droit et gauche.

4. Fossette para-duodénale.. { Avec le repli para-duodénal, mésentère de l'artère côlique gauche.

5. Fossette rétro-duodénale.. } Avec les replis duodénaux pariétaux droit et gauche.

4° Couche musculeuse ....

1. Plan superficiel de fibres longitudinales.

2. Plan profond de fibres circulaires... } Le muscle de Treitz émane des fibres longitudinales.

5° Couche celluleuse ou sous-muqueuse.... Formée de faisceaux conjonctivo-élastiques.

**STRUCTURE** (*Suite*).

**6° Couche muqueuse**

- **1. Aspect**
  - **1. Valvules conniventes ou de Kerkring.**
    - Qui flottent dans l'intestin et dont le bord libre regarde du côté du gros intestin.
    - Ce sont de simples adossements muqueux.
  - **2. Villosités intestinales.**
    - Saillies de la surface libre : 1. Villosités lamelliformes. 2. Villosités coniques.
    - Toutes se touchent, séparées par les espaces intervilleux.
  - **3. Follicules clos.** — Organes lymphoïdes du chorion muqueux.
    - 1. Solitaires (follicules clos).
    - 2. Agminés : Ce sont les plaques de Peyer qui peuvent être : 1. Lisses. 2. Gaufrées.
- **2° Histologie**
  - **1. Épithélium** — Seule couche de cellules prismatiques avec plateau à extrémité libre, et striées perpendiculairement à leur surface.
  - **2. Chorion** — Dans les interstices glandulaires et formé d'un tissu réticulé.
  - **3. Follicules clos** — Tissu lymphoïde avec riche réseau capillaire sanguin.
  - **4. Plaques de Peyer.**
  - **5. Muscularis mucosæ de Brücke** — 1. Plan externe de fibres longitudinales. 2. Plan interne de fibres circulaires.
  - **6. Villosités** — Avec au centre un vaisseau lymphatique terminé en cæcum.
  - **7. Glandes de Brünner** — Glandes en grappe et seulement au niveau du duodénum.
  - **8. Glandes de Lieberkühn.** — Glandes en tube simple au fond desquelles on trouve chez quelques mammifères les cellules intercalaires de Paneth, cellules sécrétoires comparables aux cellules caliciformes.

**VAISSEAUX**

- **1° Artères**
  - **1. Duodénum**
    - 1. Artère gastro-épiploïque droite.
    - 2. Artère pancréatico-duodénale supérieure.
    - 3. Artère mésentérique supérieure.
    - 4. Artère pancréatico-duodénale inférieure avec l'arc pancréatico-duodénal.
  - **2. Jéjuno-iléon.** | Mésentérique supérieure.
- **2° Veines** — Partent de la base de la villosité et se continuent par la grande veine mésaraïque.
- **3° Lymphatiques** — Réseau sous-muqueux d'où partent :
  - 1. Des vaisseaux par la couche intermusculaire.
  - 2. Des vaisseaux qui vont aux lymphatiques sous-séreux.

**NERFS**

- Plexus solaire qui forme le plexus sous-péritonéal formant lui-même :
  - 1. Le plexus d'Auerbach ou mesentericus ou plexus intramusculaire.
  - 2. Le plexus de Meissner ou plexus muqueux.

# 5. GROS INTESTIN

**DÉFINITION**....... | C'est le segment terminal du tube digestif.

**FORME**............ Cylindrique avec......... ( 1. Des bandes longitudinales au nombre de trois. 2. Des bosselures intermédiaires. 3. Des prolongements péritonéaux graisseux ou appendices épiploïques.

**DIMENSIONS** ..... 1. Longueur.... | 1m,40-1m,80. 2. Diamètre .... | 7 centimètres.

**DIRECTION** ....... 1. Oblique ascendant. 2. Puis transversal de droite à gauche. 3. Parfois oblique descendant. D'où trois portions : les côlons ....... ( 1. Ascendant... 2. Transverse... 3. Descendant .. ) Avec deux coudes.

## I. — CÆCUM.

**DÉFINITION**....... | Portion initiale du gros intestin, où vient s'aboucher l'intestin grêle.

**FORME** ............ | Cul-de-sac arrondi où est appendu l'appendice cæcal.

**DIMENSIONS**...... 1. Longueur.... | 4-8 centimètres. 2. Diamètre.... | 5-7 centimètres.

**SITUATION** ....... | Fosse iliaque droite.

**MOYENS DE FIXITÉ** .......... Ligaments...... ( 1. Supérieur.... 2. Inférieur..... ) Simples replis du péritoine.

**RAPPORTS**........ 
1° En avant.... ( 1. Paroi abdominale antérieure. 2. Intestin grêle.
2° En arrière... ( 1. Muscle psoas iliaque. 2. Aponévrose lombo-iliaque.
3° En dedans... | Psoas.
4° En dehors... | Crête iliaque.
5° En haut ..... | Se continue avec le côlon ascendant.
6° En bas....... ( Angle de la paroi abdominale antérieure et de la fosse iliaque. Mais il y a des ( 1. Cæcums hauts. 2. Cæcums bas.

**CONFIGURATION INTÉRIEURE**...
1° Gouttières et ampoules... ( Répondant respectivement aux bandelettes et bosselures extérieures.
2° Valvule iléo-cæcale ou de Bauhin (barrière des apothicaires). 
1. Aspect....... ( Saillie elliptique avec deux freins ou rênes continuant les commissures.
2. Formation... ( Il y a deux valves supérieures et inférieures, simple invagination muqueuse de l'intestin grêle dans le cæcum : les fibres musculaires ne prennent pas part à sa formation.

#### APPENDICE CÆCAL OU APPENDICE VERMICULAIRE (portion non développée du cæcum).

**DÉFINITION** ...... | Petit tube cylindrique appendu au cæcum avec lequel il communique.

**INSERTION** ....... | En haut, en dedans et en arrière.

**SITUATION**........ 
1. Variété interne.
2. Variété externe.
3. Variété descendante, pelvienne.
4. Variété ascendante, sous-hépatique.
5. Variété spiroïde.
6. Variété rétro-cæcale.

**CAVITÉ CENTRALE**...... Sans valvules au niveau du cæcum.

**STRUCTURE** ...... 
1. Péritoine et insertion du méso-appendice.
2. Couche de fibres longitudinales.
3. Couche de fibres circulaires.
4. Couche sous-muqueuse.
5. Chorion muqueux.
6. Muscularis mucosæ.
7. Glande de Lieberkühn.
8. Follicules clos.

9

## II. — COLONS.

**DÉFINITION** ...... | Portion de l'intestin qui va du cæcum au rectum.

### I. — COLON ASCENDANT OU LOMBAIRE DROIT.

**SITUATION**........ | Fosse lombaire.

**MOYENS DE FIXITÉ** .......... { 1. Méso-côlon ascendant. 2. Ligament hépato-côlique.

**RAPPORTS**........
- 1º **En avant**.... | Intestin grêle.
- 2º **En arrière**... { 1. Carré des lombes. 2. Rein droit.
- 3º **En dedans**... { 1. Intestin grêle. 2. Psoas.

### II. — COLON TRANSVERSE.

**DIRECTION** ....... | Oblique en haut et à gauche, décrivant une courbe à concavité postérieure.

**MOYENS DE FIXITÉ** .......... } Méso-côlon transverse.

**RAPPORTS**........
- 1º **En avant**.... { 1. Paroi abdominale antérieure. 2. Grand épiploon.
- 2º **En arrière**... { Méso-côlon transverse s'insérant à la paroi abdominale postérieure, non au niveau du bord inférieur du pancréas, mais à l'union de son tiers moyen et son tiers inférieur.
- 3º **En haut** ..... { 1. A droite ..... { Face inférieure du foie et de la vésicule. 2. A gauche .... | Face interne de la rate. 3. Au milieu .... | Grande courbure de l'estomac.
- 4º **En bas** ....... | Intestin grêle.

### III. — COLON DESCENDANT OU LOMBAIRE GAUCHE:

**DESCRIPTION** .... { Diffère du côlon ascendant en ce que : ..... { 1. Il est plus long. 2. D'un calibre plus fort. 3. Recouvrant le rein gauche plus que l'ascendant pour le rein droit. 4. Recouvrant le bord externe du rein gauche.

### IV. — COLON ILIO-PELVIEN OU S ILIAQUE.

**SITUATION**........ { 1. Fosse iliaque interne gauche. 2. Bassin. D'où son nom de *côlon ilio-pelvien*. On l'appelle encore *sigmoïde*, et il est rattaché à la paroi par le méso-côlon ilio-pelvien.

**DIVISION** .........
- 1º **Première portion** .... { De la crête iliaque au quart inférieur de la fosse iliaque interne.
- 2º **Deuxième portion** .... { Au-dessus du psoas.
- 3º **Troisième portion**..... } En anse, à concavité supérieure.
- 4º **Quatrième portion**..... } Allant de la symphyse sacro-iliaque droite à la partie médiane de la 3e vertèbre sacrée.

**RAPPORTS**........
- 1º **Dans la fosse iliaque** ..... { 1. En avant..... { 1. Paroi abdominale antérieure. 2. Anses grêles quelquefois. 2. En arrière ... { 1. Muscle iliaque. 2. Muscle psoas. 3. Vaisseaux iliaques externes.
- 2º **Dans le bassin**...... { 1. Chez l'homme. | Entre la vessie et le rectum. 2. Chez la femme ..... { Descend dans l'un des deux culs-de-sac inférieurs.

## III. — RECTUM.

**DÉFINITION**....... | C'est la portion terminale du gros intestin.

**LIMITES** ..........
- 1º Inférieure... | Ligne entre la peau et la muqueuse.
- 2º Supérieure (discutée)... { Là où s'arrête le méso, de sorte que la première portion avec le méso du rectum de certains auteurs devient la portion terminale du côlon ilio-pelvien.

**SITUATION**........ | Petit bassin, en avant du sacrum et du coccyx.

**DIMENSIONS**...... { Longueur....... { 12-14 centimètres chez l'homme. / 11-12 centimètres chez la femme.

**DIRECTION**........
- 1º Courbures antéro-postérieures.
  - 1. Supérieure à concavité antérieure.
  - 2. Inférieure à concavité postérieure.
- 2º Courbures latérales ...
  - 1. Supérieure à concavité à gauche.
  - 2. Inférieure à concavité à droite.

**MOYENS DE FIXITÉ** ..........
- 1. Péritoine.
- 2. Gaine séro-fibreuse.
- 3. Vaisseaux hémorroïdaux.
- 4. Périnée.

**FORME**............. | Cylindroïde.

**RAPPORTS.**

**1º Portion supérieure ou sacro-coccygienne** (de la 3e sacrée au plancher pelvien).......

1. En arrière...
- 1. Colonne sacrée et coccygienne.
- 2. Articulation sacro-coccygienne.
- 3. Surtout ligamenteux antérieur.
- 4. Muscle pyramidal.
- 5. Muscle ischio-coccygien.
- 6. Artère sacrée moyenne.
- 7. Glande coccygienne de Luschka.

2. Latéralement.
- 1. Péritoine dans le tiers supérieur.
- 2. Couche graisseuse plus bas avec le plexus hypogastrique.
- 3. Aponévrose périnéale supérieure.
- 4. Releveur anal.

3. En avant.....
- 1. Chez l'homme.
  - 1. Cul-de-sac recto-vésical.
  - 2. Anses grêles.
  - 3. Bas-fond de la vessie avec.
    - 1. Les vésicules séminales.
    - 2. Les canaux déférents.
    - 3. L'aponévrose prostato-péritonéale.
    - 4. La prostate.
- 2. Chez la femme.
  - 1. Cul-de-sac recto-vaginal.
  - 2. Anses grêles.
  - 3. Cloison recto-vaginale.

**2º Portion inférieure anale** (du plancher pelvien à l'anus)..

1. En arrière... | Faisceaux les plus reculés du releveur.

2. Latéralement.
- 1. Releveur anal.
- 2. Les aponévroses supérieure et inférieure.
- 3. Creux ischio-rectal, avec les vaisseaux et nerfs qui y passent.

3. En avant....
- 1. Chez l'homme.
  - 1. Bec prostatique.
  - 2. Urètre membraneux.
  - 3. Bulbe urétral.
  - 4. Triangle recto-urétral avec: ..
    - 1. Sphincter externe anal.
    - 2. Releveur.
    - 3. Bulbo-caverneux.
    - 4. Transverse du périnée.
    - 5. Glandes bulbo-urétrales.
    - 6. Artères hémorroïdales.
- 2. Chez la femme.
  - Triangle recto-vaginal avec :
    - 1. Sphincter anal.
    - 2. Constricteur du vagin.
    - 3. Transverse.
    - 4. Fibres longitudinales du rectum.

**DESCRIPTION INTÉRIEURE**.....
- 1. Plis verticaux (colonnes du rectum).
- 2. Valvules semi-lunaires de Houston.
- 3. Paquets hémorroïdaux.

## IV. — STRUCTURE DU GROS INTESTIN.

### DESCRIPTION.

**1° Couche séreuse : Péritoine.**

- **1. Cæcal**
  - *1. Disposition...* — Le cæcum est entièrement recouvert de péritoine, le doigt pouvant en faire librement le tour.
  - *2. Méso-appendice....* — Renfermant l'artère appendiculaire avec, à sa base : le petit ganglion lymphatique appendiculaire de Clado et le ligament appendiculo-ovarien du même auteur, chez la femme.
  - *3. Fossettes cæcales.....*
    - 1. Supérieure ou iléo-cæcale supérieure.
    - 2. Inférieure ou iléo-cæcale inférieure ou iléo-appendiculaire.
    - 3. Rétro-cæcale.
    - 4. Sous-cæcale.
- **2. Du côlon ascendant.** — Avec méso-côlon ascendant le fixant à la paroi lombaire.
- **3. Du côlon transverse.** — Avec le méso-côlon transverse.
- **4. Du côlon descendant.** — Avec le méso-côlon descendant.
- **5. Du côlon ilio-pelvien.....** — Avec formation de la petite fossette intersigmoïde en forme d'entonnoir, oblique en haut et à droite, dont l'orifice est cerclé d'artères et répondant à peu près à l'origine des vaisseaux iliaques primitifs gauches.
- **6. Rectal......** — Où la ligne de réflexion se fait obliquement en bas et en arrière.

**2° Couche musculeuse....**

- **1. Fibres longitudinales superficielles.** — Qui, au niveau du rectum, se divisent en :...
  - 1. Superficielles (faisceau rétracteur de l'anus).
  - 2. Moyennes.
  - 3. Profondes.
- **2. Fibres circulaires.** — Formant le sphincter interne de l'anus. A signaler :....
  - 1. Le sphincter supérieur d'O. Beirn.
  - 2. Le sphincter de Nélaton, plus haut.

**3° Couche celluleuse.....** — Trame des vaisseaux.

**4° Couche muqueuse.**

- **1. Aspect....**
  - 1. Surface externe adhérente à la tunique celluleuse.
  - 2. Surface interne, sans valvules conniventes ni villosités.
- **2. Structure.**
  - 1. Épithélium avec cellules se terminant par un plateau strié.
  - 2. Chorion avec tissu lymphoïde.
  - 3. Muscularis mucosæ.
  - 4. Glandes.
- **3. Muqueuse rectale..**
  - 1. Replis semi-lunaires.
  - 2. Grand développement des glandes en tubes.
  - 3. Adhérence intime à la tunique musculeuse.
  - 4. Grand développement du système veineux.

### VAISSEAUX.

**1° Artères.**

- **1. Cæcum.....**
  - 1. Mésentérique supérieure.
  - 2. Branche iléo-côlique......
    - 1. Artère iléo-cæcale antérieure.
    - 2. Artère iléo-cæcale postérieure.
    - 3. Artère iléale.
    - 4. Artère appendiculaire.
- **2. Côlon.......**
  - 1. Mésentérique supérieure. | 3. Artère gastro-épiploïque.
  - 2. Mésentérique inférieure.
- **3. Rectum.....**
  - 1. Artères hémorroïdales supérieures. | avec les anastomoses sous-sphinctériennes.
  - 2. Artères hémorroïdales moyennes.
  - 3. Artères hémorroïdales inférieures,

**2° Veines.**

- **1. Cæcum.....** — Veine mésentérique supérieure.
- **2. Côlon.......**
  - 1. Veine mésentérique supérieure.
  - 2. Veine mésentérique inférieure.
- **3. Rectum....**
  - **1. Troncs ......**
    - Plexus hémorroïdal avec de riches ampoules veineuses :
    - 1. Veine hémorroïdale supérieure, système ascendant.
    - 2. Veine hémorroïdale inférieure, système transversal ou péri-sphinctérien.
    - 3. Veines hémorroïdales moyennes.
  - **2. Anastomoses .**
    - 1. Sus-sphinctériennes.
    - 2. Trans-sphinctériennes.
    - 3. Sous-sphinctériennes.

**3° Lymphatiques.**

- **1. Cæcum...**
  - 1. Lymphatiques antérieurs. | Ganglions du repli iléo-cæcal inférieur.
  - 2. Lymphatiques postérieurs. | Ganglions du côté postéro-interne du cæcum.
- **2. Appendice.** | Ganglion appendiculaire de Clado.
- **3. Côlon.....** | Ganglions lymphatiques du bord adhérent de l'intestin.
- **4. Rectum...** | Ganglions sacrés et lombaires.

### NERFS.

- 1. Plexus solaire : plexus mésentérique supérieur.
- 2. Plexus lombo-aortique : plexus mésentérique inférieur.
- 3. Plexus hypogastrique : plexus hémorroïdal.
- Aboutissant tous aux plexus terminaux.........
  - 1. D'Auerbach.
  - 2. De Meissner.

### V. — ANUS.

**DÉFINITION**...... | Orifice terminal du tube digestif.

**SITUATION**....... | Fond de la gouttière interfessière.

**ASPECT**.......... | Point central d'où partent les plis radiés de l'anus.

**STRUCTURE.**

1° Muscles ........
1. Sphincter interne.
2. Sphincter externe.
3. Faisceaux longitudinaux intersphinctériens.

2° Zone muco-cutanée .......

1. Division .....
1. Zone supérieure.. { Va de la ligne ano-cutanée de Hermann à la ligne ano-rectale.
2. Zone inférieure.. { Va jusqu'à la zone cutanée lisse de Robin et Cadiat.

2. Structure ....
1. Zone supérieure . { Muqueuse anale. { 1. Épithélium polyédrique stratifié à sept rangées de cellules.
2. Chorion muqueux formé de tissu cellulo-élastique.
3. Glandes en tube.
2. Zone inférieure.. { 1. Épithélium épidermisé.
2. Derme véritable.
3. Glandes circum-anales de Gay.

**VAISSEAUX** ......

1° Artères...... | Hémorroïdale inférieure.

2° Veines....... | (Voy. p. 132.)

3° Lymphatiques...... { 1. Origine muqueuse.. { Ganglions sacrés.
2. Origine cutanée..... { Ganglions de l'aine.

**NERFS** ...........
1. Nerf honteux interne.....
2. Plexus hypo-gastrique...
{ Tous deux sensitivo-moteurs.

---

## III. — GLANDES ANNEXES DU TUBE DIGESTIF

# 1. GLANDES SALIVAIRES

**CHEZ L'HOMME..** { Elles sont au nombre de trois......... { 1. Parotide.
2. Sous-maxillaire.
3. Sublinguale.

**CHEZ LES ANIMAUX** ........ { On trouve en plus la glande rétro-linguale séreuse du cobaye de Ranvier

### I. — GLANDE PAROTIDE.

**DÉFINITION**...... { C'est la plus volumineuse des glandes salivaires, annexée au conduit auditif externe.

#### I. — LOGE PAROTIDIENNE.

**APONÉVROSE.**

1° Feuillet superficiel ....
Continue l'aponévrose du sterno-mastoïdien.
Insertions........
1. En haut...... | Arcade zygomatique.
2. En bas....... | Angle du maxillaire (bandelette maxillo-pharyngienne).
3. Au milieu.... | Bord postérieur de l'os et du masséter.

2° Feuillet profond. { Recouvrant les muscles styliens (fleurs rouges du bouquet de Riolan), mais celluleux à la partie moyenne, point faible où un prolongement de la parotide est directement en rapport avec le pharynx.

**LOGE PAROTIDIENNE.** { Ostéo-aponévrotique comprise entre les deux feuillets précédents.

II. — GLANDE PROPREMENT DITE.

**FORME**............. | Prisme triangulaire à grand axe vertical.
**COLORATION**..... | Gris jaunâtre.
**VOLUME**.......... | Longueur : 12 centimètres.
**POIDS**.............. | 25-30 grammes.

**RAPPORTS.**

**1° Rapports extrinsèques ..**

- **1. Faces........**
  - **1. Externe......**
    - 1. Peau.
    - 2. Aponévrose superficielle.
    - 3. Risorius.
  - **2. Antérieure ..**
    - 1. Bord postérieur du masséter.
    - 2. Bord postérieur du maxillaire inférieur.
    - 3. Ptérygoïdien interne.
  - **3. Postérieure..**
    - 1. Mamelon mastoïdien.
    - 2. Sterno-cléido-mastoïdien.
    - 3. Ventre postérieur du digastrique.
    - 4. Muscles styliens.
- **2. Bords........**
  - **1. Antérieur....** Masséter avec le prolongement génien.
  - **2. Postérieur...**
    - 1. Apophyse mastoïdienne.
    - 2. Sterno-mastoïdien.
  - **3. Interne......**
    - 1. Pharynx.
    - 2. Apophyse styloïde.
    - 3. Carotide interne.
    - 4. Jugulaire interne.
    - 5. Vague, glosso-pharyngien.
    - 6. Spinal et grand hypoglosse.
    - A signaler le prolongement interne pharyngien.
- **3. Extrémités...**
  - **1. Supérieure ..**
    - 1. Articulation temporo-maxillaire.
    - 2. Portion ostéo-cartilagineuse du conduit auditif interne.
  - **2. Inférieure...** Cloison sous-maxillo-parotidienne ou bandelette d'insertion faciale du sterno-mastoïdien.

**2° Rapports intrinsèques ..**

- **1. Carotide externe ....** Arrivant non par la face inférieure, mais par la face interne, à l'union du tiers moyen et du tiers inférieur.
  - Va jusqu'au col du condyle où elle se divise en ses deux branches : ........
    - 1. Temporale superficielle.
    - 2. Maxillaire interne.
  - Elle fournit dans la glande l'auriculaire postérieure.
- **2. Veine jugulaire externe ....** Montant parallèlement en dehors de la précédente et fusionnée comme elle aux grains glandulaires. Elle sort de la glande à l'angle de la mâchoire.
- **3. Facial .......** Transversal, perpendiculaire aux vaisseaux et en dehors d'eux, se divisant en ses deux branches.
  - 1. Cervico-faciale, en bas.
  - 2. Temporo-faciale, en haut.
- **4. Auriculo-temporal...** Venant du maxillaire inférieur et contournant l'arcade zygomatique.
- **5. Ganglions intra-parotidiens.**
  - **1. Superficiels, sous-aponévrotiques ..**
    - 1. Groupe supérieur allant aux lymphatiques temporaux.
    - 2. Groupe antérieur allant aux lymphatiques des paupières et de la pommette.
    - 3. Groupe postérieur allant aux lymphatiques postérieurs du pavillon de l'oreille.
  - **2. Profonds.....** Allant aux lymphatiques.
    - 1. Du conduit auditif externe.
    - 2. Du voile du palais.
    - 3. Des fosses nasales.

### III. — CANAL EXCRÉTEUR DE STÉNON.

**TRAJET**
1. Naît de la face antérieure.
2. Se porte en haut et en avant.
3. A 2 centimètres de l'arcade zygomatique avec :
   1. L'artère transverse de la face, au-dessus.
   2. Les divisions du facial, au-dessous.
4. Contourne la boule graisseuse de Bichat.
5. Perfore le buccinateur.
6. Aboutit au niveau de la 2e grosse molaire supérieure (le plus souvent).

**RAPPORTS**
1. Recouvert par le prolongement antérieur de la parotide.
2. Plus loin, sous-cutané.

**PAROTIDE ACCESSOIRE**
C'est un lobule glandulaire accessoire, annexé au canal de Sténon.

**STRUCTURE**
Celle des glandes en grappe : lobes, lobules et acini :
1° Cellules — Polyédriques volumineuses avec une membrane basale :
   1. Glande en repos : Nombreuses granulations dans le protoplasma sans noyau apparent.
   2. Glande en activité : Les granulations disparaissent de la partie externe et le noyau devient de plus en plus apparent.
2° Canaux excréteurs — Cellules cubiques puis coniques au niveau du canal intralobulaire à protoplasma :
   1. Granuleux au centre.
   2. Strié en bâtonnets au dehors.
3° Canal de Sténon :
   1. Couche adventice cellulo fibreuse.
   2. Couche propre conjonctivo-élastique.
   3. Cellules :
      1. Profondes polyédriques.
      2. Superficielles cylindro-coniques.

**VAISSEAUX**
1° Artères :
   1. Auriculaire postérieure.
   2. Auriculaire antérieure.
   3. Transverse de la face.
   4. Carotide externe.
2° Veines : Vont à la jugulaire externe.
3° Lymphatiques : Système de lacunes conjonctives.

**NERFS**
1. Auriculo-temporal.
2. Branche auriculaire du plexus cervical.

## II. — GLANDE SOUS-MAXILLAIRE.

**SITUATION**........ | Région sus-hyoïdienne, en dedans du maxillaire inférieur.

### I. — LOGE SOUS-MAXILLAIRE.

**ORIGINE** .......... | Formée par le dédoublement de l'aponévrose cervicale superficielle.

**DESCRIPTION** .... | 1. Feuillet supérieur ou profond tapissant le mylo-hyoïdien.
| 2. Feuillet inférieur ou superficiel en rapport avec la peau.

### II. — GLANDE PROPREMENT DITE.

**COULEUR**.......... | Gris jaunâtre.
**POIDS**.............. | 7-8 grammes.
**VOLUME**.......... | Celui d'une amande.

**RAPPORTS.**

**1° Faces**..........

- **1. Externe, convexe**....
  - **1. En avant**..... 1. Corps du maxillaire avec la fossette sous-maxillaire. 2. Artère et veine sous-mentale longées par des lymphatiques.
  - **2. En arrière**... | Muscle ptérygoïdien interne.

- **2. Interne, plane**.......
  - **1. En avant**.... | Muscle mylo-hyoïdien.
  - **2. En arrière**... 1. Ventre postérieur du digastrique. 2. Stylo-hyoïdien.
  - **3. En bas**....... 1. Tendon du digastrique. 2. Tendon du stylo-hyoïdien.
  - **4. Au milieu**.... 1. Muscle hyo-glosse. 2. Nerf grand hypoglosse. 3. Veine linguale. 4. Artère linguale à la face profonde de l'hyo-glosse.
  - De cette face partent les deux prolongements. 1. Antérieur, entre les deux muscles hyoglosse et mylo-hyoïdien. 2. Postérieur, qui va jusqu'à l'aponévrose parotidienne.

- **3. Inférieure**... 1. Aponévrose cervicale superficielle. 2. Peaucier. 3. Tissu cellulo-graisseux.

**2° Extrémités**.....

- **1. Antérieure**.. 1. Arrondie et mousse. 2. Repose sur le mylo-hyoïdien.
- **2. Postérieure** . Sur le ventre postérieur du digastrique et le stylo-hyoïdien.

### III. — CANAL EXCRÉTEUR DE WHARTON.

**DESCRIPTION**.....
1. Naissant de la partie moyenne de la face interne.
2. Puis se portant en haut, en avant et en dedans.
3. Cheminant entre l'hyo-glosse et le mylo-hyoïdien.
4. Enfin s'ouvrant sur les côtés du frein de la langue par l'ostium umbilicale.

**STRUCTURE**....

- C'est une glande en grappe, partant décomposable en lobes, lobules et acini 1. Cellules muqueuses. 2. Cellules marginales : lunules ou *croissants de Gianuzzi.*

- **1° A l'état de repos** ......
  - **1. Cellules muqueuses.** 1. Volumineuses. 2. Claires.
  - **2. Cellules marginales.** Cachées au fond des culs-de-sac entre les cellules et la membrane propre.

- **2° A l'état d'activité** ..
  - **1. Cellules muqueuses.** S'affaissent et deviennent granuleuses.
  - **2. Cellules de Gianuzzi.** Rôle de remplacement des cellules muqueuses.

- **3° Conduit de Warthon**... 1. Tunique externe conjonctivo-élastique. 2. Tunique musculaire lisse. 3. Couche épithéliale à deux rangées de cellules.

**VAISSEAUX**.......

- **1° Artères**...... 1. Faciale. 2. Sous-mentale.
- **2° Veines** ...... Vont............ 1. A la faciale. 2. A la sous-mentale.
- **3° Lymphatiques** | Système de lacunes conjonctives interstitielles.

**NERFS** ............
1° **Lingual mixte** (réunion du lingual et de la corde du tympan).
2° **Ganglion sous-maxillaire.**
3° **Plexus de l'artère faciale.**

### III. — GLANDE SUBLINGUALE.

| | |
|---|---|
| **SITUATION**........ | Plancher de la bouche de chaque côté du frein de la langue. |
| **POIDS** ............. | 3 grammes. |
| **VOLUME**.......... | Gros pois. |
| **FORME**............ | Olivaire. |
| **DIMENSIONS**...... | Longueur : 2 centimètres. |

**RAPPORTS** .......

- 1° Faces........
  - 1. Externe ..... { Face interne du maxillaire inférieur. (fossette sublinguale).
  - 2. Interne ..... { 1. Muscle lingual inférieur. 2. Muscle génio-glosse. 3. Canal de Warthon. 4. Nerf lingual. 5. Veine ranine.
- 2° Bords .......
  - 1. Supérieur ... { Répond à la muqueuse du plancher de la bouche, formant les caroncules sublinguales.
  - 2. Inférieur .... { Espace angulaire entre le mylo-hyoïdien et le génio-glosse.
- 3° Extrémités ..
  - 1. Antérieure .. | Apophyses géni et leurs tendons.
  - 2. Postérieure.. { Prolongement antérieur de la sous-maxillaire.

**CANAUX EXCRETEURS** ..

- 1° Glande sublinguale principale.. } Canal principal ou de Bartholin ou de Rivinus.
- 2° Glandes sublinguales accessoires. } Canaux de Walther.

**STRUCTURE** ..... } Glande muqueuse dont les canaux excréteurs présentent la même structure que celle des autres glandes salivaires.

**VAISSEAUX**......

- 1° Artères...... { 1. Linguale. 2. Sous-mentale.
- 2° Veines ...... | Vont à la ranine.

**NERFS**............ { 1. Lingual mixte. 2. Grand sympathique.

# 2. SYSTÈME HÉPATO-BILIAIRE

## I. — FOIE.

| | |
|---|---|
| **DÉFINITION**...... | Organe glanduleux sécréteur de la bile et producteur de glucogène. |
| **SITUATION**....... | Région de l'hypocondre droit, au-dessus de l'estomac et de l'intestin. |
| **VOLUME**......... | Énorme, surtout chez le fœtus, comparativement à la longueur du corps. |
| **POIDS**............ | 1400-1500 grammes. |
| **COULEUR**........ | Rouge brun. |
| **CONSISTANCE**.... | Friable, bien qu'assez consistant. |

**MOYENS DE FIXITÉ**........
1. Veine cave inférieure, moyen de fixité le plus énergique.
2. Veine ombilicale et son cordon fibreux.
3. Replis péritonéaux (Voy. *Ligaments du foie*).

## DESCRIPTION ET RAPPORTS

### 1° Faces.

**1. Antéro-supérieure convexe...**

Où s'insère le ligament suspenseur qui la divise en deux parties, le lobe gauche étant plus petit que le droit.

Répond au diaphragme et par son intermédiaire ........
1. Aux poumons et aux plèvres.
2. Au cœur.
3. Aux dernières côtes.
4. Aux derniers espaces intercostaux.

**2. Postéro-inférieure concave, la plus accidentée.**

**1. Description...**

- **1. Zone moyenne...**
  - **1. *A gauche.***
    1. Sillon de la veine ombilicale (en avant) et du canal veineux (canal d'Arantius) ou sillon longitudinal du foie.
    2. Pont de substance hépatique passant au-dessus de lui, à sa partie moyenne.
  - **2. *A droite.***
    1. Sillon de la vésicule biliaire (en avant) et de la veine cave inférieure.
    2. Prolongement antérieur du lobule caudé à sa partie moyenne.
  - **3. *Au milieu.*** — Sillon transverse ou hile du foie; le tout rappelant assez bien une H majuscule.
    On y rencontre, en allant d'avant en arrière : ....
    1. L'artère hépatique.
    2. La veine porte.
    3. Les canaux biliaires.
    4. Des lymphatiques avec leurs groupes ganglionnaires.
    5. Des nerfs.
    6. Du tissu cellulaire.
  - **4. *En avant.*** | Lobe carré du foie.
  - **5. *En arrière.*** | Lobule de Spiegel, d'où partent deux prolongements....
    1. Prolongement postérieur ou précave, transformant quelquefois en canal complet la gouttière de la veine cave inférieure.
    2. Prolongement antérieur ou lobule caudé.
    3. Enfin, sa saillie antérieure qui va jusqu'au hile.
- **2. Zone latérale gauche.....**
  1. A gauche du sillon longitudinal du foie.
  2. Triangulaire, à base droite.
- **3. Zone latérale droite......**
  1. A droite du sillon de la vésicule biliaire et de la veine cave.
  2. Quadrilatère à grand côté postérieur avec ses trois facettes...
     1. Antérieure ou côlique.
     2. Moyenne ou rénale.
     3. Postérieure ou surrénale.

**2. Rapports**

- **1. Zone moyenne...**
  1. Petit épiploon qui va jusqu'au hile.
  2. Duodénum (1re portion).
  3. Piliers du diaphragme.
  4. Région cœliaque (Voy. *Tableaux synoptiques d'anatomie topographique*).
- **2. Zone latérale gauche.....** } Estomac.
- **3. Zone latérale droite .....**
  1. Coude du côlon ascendant et transverse.
  2. Face antérieure du rein.
  3. Capsules surrénales.

### 2° Bords ..........

- **1. Antérieur....**
  1. Tranchant.
  2. Avec deux échancrures répondant aux deux sillons précédents.
- **2. Postérieur...**
  1. Épais.
  2. En rapport avec le diaphragme.
  3. Où passe la veine cave inférieure.
  4. Non tapissé de péritoine.

### 3° Extrémités.....

- **1. Droite .......**
  1. Lisse et unie.
  2. Remplissant tout l'hypocondre droit.
- **2. Gauche ......** | Insinuée entre l'estomac et le diaphragme.

I. — ENVELOPPES DU FOIE.

I. — *Péritoine hépatique.*

| | | |
|---|---|---|
| **LIGAMENTS** | 1° Ligament suspenseur ou grande faux du péritoine...... | Cloison verticale antéro-postérieure reliant le foie au diaphragme. On y distingue : 1. Deux faces : droite et gauche. 2. Deux bords : 1. Diaphragmatique. 2. Hépatique. 3. Un sommet tronqué postérieur. 4. Une base en rapport avec le *ligament rond* du foie ou *hépato-ombilical*. 5. Du tissu cellulaire entre les deux feuillets. |
| | 2° Ligament coronaire..... | Elliptique, à grand axe transversal et formé de deux feuillets...... 1. Un supérieur. 2. Un inférieur. |
| | 3° Ligaments triangulaires.. | 1. Droit et gauche. 2. Avec trois bords interne, externe, antérieur. |
| | 4° Épiploon gastro-hépatique..... 5° Ligaments hépato-rénal et hépato-côlique. | (Voy. *Épiploon*.) |

**CAPSULE FIBREUSE DE GLISSON ..........** — Formant des gaines cylindriques autour de tous les canaux qui se rendent dans le foie : elle est formée de fibres conjonctives élastiques.

II. — *Tissu propre du foie.*

**DESCRIPTION ....** — Le foie est formé d'une multitude de petits grains, les *lobules hépatiques*, séparés entre eux par les *espaces interlobulaires ou de Kiernan*.

| | | |
|---|---|---|
| **VAISSEAUX DU LOBULE......** | 1° Afférents.... | 1. Veine porte.. Veines lobulaires formant un riche réseau périlobulaire. 2. Artère hépatique... Formant également un réseau capillaire. |
| | 2° Efférents.... | 1. Veine centrale ou intralobulaire. 2. Veines sus-lobulaires. 3. Veines sus-hépatiques se déversant dans la veine cave inférieure. |

**CELLULES HÉPATIQUES.....**
1. Situées dans les mailles du réseau capillaire.
2. Polyédriques à dix facettes.
3. A angles arrondis.
4. Comprimées les unes contre les autres.
5. Avec masse protoplasmique sous forme de lamelles réticulaires et noyau réticulé.
6. Signalons encore, dans l'intérieur de la cellule........ 1. Du glycogène. 2. Des pigments biliaires. 3. Des sels biliaires. 4. De la graisse.

**CAPILLAIRES BILIAIRES........**
1. Partant d'un système capillaire réticulé.
2. A canaux jamais en contact avec les capillaires sanguins.
3. A direction perpendiculaire à elle.
4. Séparés des capillaires sanguins par une cellule hépatique.
5. Ces canalicules sont des espaces intercellulaires.
6. Formant un véritable réseau, constituant l'origine réelle primordiale des voies biliaires.

| | | |
|---|---|---|
| **CONDUITS BILIAIRES........** | 1° Origine...... | 1. Canalicules biliaires. 2. Conduits biliaires interlobulaires (réseau interlobulaire). 3. Conduits biliaires proprement dits partant du réseau. |
| | 2° Trajet....... | Tous se dirigent vers le hile du foie où 2-3 canaux se fusionnent pour former le canal hépatique. |
| | 3° Rapports.... | La gaine de Glisson les entoure et ils sont accompagnés : 1. D'un rameau de l'artère hépatique. 2. D'une division de la veine porte. |
| | 4° Anastomoses. | Elles sont très nombreuses, surtout chez les animaux. |
| | 5° Structure.... | 1. Canaux interlobulaires .. 1. Paroi conjonctive. 2. Couche de cellules cylindriques. 2. Canaux plus gros........ 1. Fibres musculaires lisses. 2. Muqueuse. |
| | 6° Glandes...... | Simples canalicules, recessus utriculaires. |
| | 7° Vasa aberrantia de Weber.. | Canalicules jaunâtres et ramifiés de la surface externe du foie. |

### II. — VAISSEAUX ET NERFS DU FOIE.

#### I. — *Veine porte.*

**ORIGINE.........** Elle amène au foie le sang veineux......
- 1. Du pancréas.
- 2. De la rate.
- 3. De la portion sous-diaphragmatique du tube digestif.

**DIVISIONS........**
- 1. Branches droite et gauche couchées horizontalement dans le sillon transverse.
- 2. Branches hépatiques entourées d'une gaine glissonienne.
- 3. Accompagnées d'une branche de l'artère hépatique, d'un conduit biliaire et de lymphatiques.

**AFFLUENTS.......**
- 1. Veines capsulaires ou glissoniennes.
- 2. Veines vasculaires venant des réseaux capillaires de l'artère hépatique.

**TERMINAISON....** Veine interlobulaire.

**VEINES PORTES ACCESSOIRES.** (Voy. t. I.)

#### II. — *Artère hépatique.*

**DÉFINITION.......** C'est la branche droite du tronc cœliaque.

**DIVISION..........** Branches droite et gauche, inégales au niveau du sillon transverse et entourées dans le foie d'une gaine glissonienne.

**AFFLUENTS......**
- 1. Branches capsulaires.
- 2. — vasculaires.
- 3. — interlobulaires.

**VAISSEAUX HÉPATIQUES ACCESSOIRES.** Provenant des branches voisines, en particulier......
- 1. Des diaphragmatiques.
- 2. Des autres branches du tronc cœliaque.

#### III. — *Veine ombilicale.*

**CHEZ LE FŒTUS.** Apporte au foie le sang artériel placentaire. Elle s'anastomose :.......
- 1. Avec la veine porte (branche gauche) par un canal de communication.
- 2. Avec la veine cave inférieure par le canal veineux d'Arantius.

**CHEZ L'ADULTE.** Sa partie antérieure oblitérée prend le nom de ligament rond du foie.

#### IV. — *Veines sus-hépatiques.*

**ORIGINE ..........** Elles émanent des veines intralobulaires.
- 1° Groupe supérieur.
  - 1. Veine hépatique droite.
  - 2. Veine hépatique gauche.
- 2° Groupe inférieur. ... 10-15 provenant du lobule de Spiegel.

**ANASTOMOSES...**
- 1. Elles n'existent pas.
- 2. Elles sont avalvulées.
- 3. Elles se dirigent dans un sens antéro-postérieur.
- 4. Elles ne sont pas entourées d'une gaine glissonienne.
- 5. Elles renferment une véritable couche musculaire.

#### V. — *Lymphatiques.*

**ORIGINE ..........** Proviennent des gaines lymphatiques périvasculaires.

**DIVISION .........**
- 1° Superficiels.
  - 1. Supérieurs... | Citerne de Pecquet.
  - 2. Inférieurs... | Ganglions du hile.
  - 3. Postérieurs.. | Ganglions sus-diaphragmatiques.
- 2° Profonds....
  - 1. Ascendants.. | Ganglions diaphragmatiques.
  - 2. Descendants. | Ganglions du hile.

#### VI. — *Nerfs.*

**DIVISION..........**
- 1° Plexus solaire (plexus hépatique).
- 2° Pneumogastrique gauche.

## II. — CANAUX EXCRÉTEURS DE LA BILE.

### I. — CONDUITS BILIAIRES (Voy. p. 139).

### II. — CANAL HÉPATIQUE.

**ORIGINE** . . . . . . . . . . | Portion droite du sillon transverse.

**TRAJET** . . . . . . . . . . . | Oblique en bas et à gauche.

**DIMENSIONS** . . . . . .
- Longueur : 3 centimètres.
- D'autant plus court que ses racines se réunissent plus loin.

**RAPPORTS** . . . . . . .
1. Croise en avant l'artère hépatique et la veine porte.
2. Côté externe ou droit de la veine porte dans le petit épiploon dont il occupe le bord libre.

**STRUCTURE** . . . . . .
- 1° Couche externe . . . . { Conjonctivo-élastique.
- 2° Couche interne . . . . } Avec cellules . . . { 1. A plateau libre. / 2. A protoplasma granuleux.

### III. — VÉSICULE BILIAIRE (vésicule du fiel; cholécyste).

**DÉFINITION** . . . . . . | Réservoir membraneux destiné à recevoir la bile.

**SITUATION** . . . . . . . | Face inférieure du foie, dans la fossette cystique.

**FORME** . . . . . . . . . . | Piriforme.

**DIRECTION** . . . . . . | Oblique en haut et en arrière.

**DIMENSIONS** . . . . | Longueur : 10 centimètres.

**DIVISION** . . . . . . . .
1. Fond ou partie inférieure.
2. Corps ou partie moyenne.
3. Col ou partie supérieure.

**RAPPORTS** . . . . . . . .
- 1° **Fond** . . . . . . . .
  1. Arrondi et mousse.
  2. En rapport avec : . . . . . { 1. Le bord antérieur du foie. / 2. La paroi abdominale.
- 2° **Corps** . . . . . . . .
  1. Face supérieure. } Fossette cystique reliée au foie par du tissu cellulaire.
  2. Face inférieure. . { 1. Recouverte de péritoine. / 2. En rapport avec l'intestin (brides biliaires pyloro-duodénales,.
- 3° **Col** . . . . . . . . .
  1. Flexueux.
  2. En forme d'S italique.
  3. Se continuant avec le cystique.
  4. A signaler . . . . { 1. Le bassinet de Broca. / 2. Le *ganglion* dans l'angle du corps et du col.

**CONFORMATION INTÉRIEURE** . . .
1. Ampoule répondant au bassinet.
2. Promontoire ou éperon (à l'angle rentrant).

**STRUCTURE** . . . . . .
- 1° Couche séreuse . . . . { Recouvrant tout le fond de la vésicule en formant à son point de réflexion l'angle hépato-cystique.
- 2° Couche celluleuse. . { Conjonctivo-élastique.
- 3. Couche muqueuse. .
  1. Aspect . . . . . . . { 1. Des plis temporaires . . . . } Limitant les aréoles de grandeur différente. / 2. Des plis permanents. . . . }
  2. Structure . . . . { 1. Derme conjonctivo-musculaire. / 2. Epithélium cylindrique. / 3. Glandes à mucus.

**VAISSEAUX** . . . . .
- 1° Artères . . . . . . | Cystique, branche de l'hépatique.
- 2° Veines . . . . . . .
  1. Groupe supérieur . . . { Branche droite de la veine porte.
  2. Groupe inférieur . . . . { Véritables veines portes accessoires.
- 3° Lymphatiques
  1. Groupe externe . . . . . { Ganglion tubaire.
  2. Groupe interne . . . . . { Ganglion cystique.

**NERFS** . . . . . . . . . . . { Plexus solaire formant un plexus nerveux avec petits ganglions microscopiques.

## IV. — CANAL CYSTIQUE.

**DÉFINITION**...... | Il continue la vésicule biliaire.
**TRAJET**.......... | Oblique en bas et à gauche.
**DIMENSIONS**..... | Longueur : 3-4 centimètres.
**RAPPORTS**....... | Intérieur du petit épiploon en avant et à droite de la veine porte.
**FORME**........... | Flexueux, mais non spiroïde.
**CONFORMATION INTÉRIEURE**.. { Replis en grand nombre : Ce sont les valvules de Heister qui sont surtout nombreuses dans la moitié supérieure.
**STRUCTURE**...... | Fibres musculaires longitudinales sans fibres circulaires.
**VAISSEAUX**...... { 1° Artères...... | Cystique. 2° Veines....... | Se jettent dans la veine porte.
**NERFS**........... | Plexus hépatique.

## V. — CANAL CHOLÉDOQUE.

**DÉFINITION**...... | C'est la réunion des deux canaux cystique et hépatique.
**DIRECTION**....... | Oblique en bas, en arrière et à gauche.
**DIMENSIONS**..... | Longueur : 6 à 8 centimètres.

**RAPPORTS**....... {

1° Portion sus-duodénale. { Intérieur du petit épiploon sur la face droite de la veine porte, longeant la ligne de réflexion du péritoine.

2° Portion duodéno-pancréatique ou du quadrilatère biliaire de Quénu..... ( Il forme une gouttière ou un canal à la face postérieure de la tête du pancréas.

3° Portion terminale .. / Perfore les couches musculo-celluleuses de l'intestin et se termine dans un réservoir commun avec le canal pancréatique : *l'ampoule de Vater* (sphincter de fibres musculaires lisses).

Elle présente :.. { 1. Une paroi supérieure recouverte par une valvule connivente. 2. Une paroi inférieure avec le frein (frenum carunculæ). 3. Un éperon dans sa cavité ou ampoule.

**STRUCTURE**...... {
1. Couche externe fibreuse.
2. Couche interne muqueuse.
Epithélium avec cellules à plateau strié et cellules caliciformes.
A signaler encore...... { 1. Une couche musculaire lisse. 2. Des glandes acino-muqueuses.

**VAISSEAUX**...... { 1° Artères...... | Hépatique. 2° Veines....... | Vont à la veine porte.
**NERFS**........... | Plexus hépatique.

# 3. RATE

**DÉFINITION** — Glande vasculaire sanguine jouant un rôle important dans la leucocytose.

**SITUATION** — Hypocondre gauche, entre le diaphragme et la grosse tubérosité de l'estomac.

**NOMBRE** — Ordinairement unique, mais on peut rencontrer de véritables rates accessoires ou surnuméraires de volume variable, se développant dans les épiploons gastro-splénique ou pancréatico-splénique.

**DIMENSIONS**
- Longueur : 13 centimètres.
- Largeur : 8 centimètres.
- Épaisseur : 3 centimètres.

**POIDS** — 150-200 grammes.

**COLORATION** — Rouge lie de vin.

**CONSISTANCE** — Très friable.

**MOYENS DE FIXITÉ** — Épiploons gastro-splénique et pancréatico-splénique, assez lâches d'ailleurs pour lui laisser une mobilité assez étendue.

**FORME**
1. Ellipsoïde à grand axe.
2. Oblique en bas et en avant.

## DESCRIPTION ET RAPPORTS

### 1° Faces

**1. Externe ou diaphragmatique**
1. Poumon et plèvre gauches.
2. Face interne des 9e, 10e et 11e côtes.

**2. Interne** — Présentant le hile de la rate.
- 1. Portion antéhilaire. — Grosse tubérosité de l'estomac.
- 2. Portion rétro-hilaire —
  1. Fosse rétro-stomacale.
  2. Rein et capsule surrénale gauches.
  3. Pilier gauche du diaphragme.
  4. Queue du pancréas.

### 2° Bords

**1. Antérieur** — Avec de profondes incisures, signe de la lobulation primitive de l'organe.

**2. Postérieur** — En rapport avec le rein ou le diaphragme.

### 3° Extrémités

**1. Supérieure ou tête** — En rapport avec la voûte diaphragmatique dont elle est chez le fœtus séparée par une languette hépatique.

**2. Inférieure ou queue** — Répond au coude du côlon transverse et descendant.

## STRUCTURE

### 1° Enveloppes de la rate

**1. Péritoine**
1. Epiploon gastro-splénique avec deux feuillets antérieur et postérieur entre lesquels sont les vaisseaux courts : vasa breviora.
2. Epiploon pancréatico-splénique ou ligament postérieur de la rate.
3. Ligament phréno-splénique ou suspenseur de la rate.

**2. Enveloppe fibreuse** — Véritable albuginée de la rate formant dans son intérieur une gaine aux vaisseaux (capsule de Malpighi) et de la face interne de laquelle se détachent des trabécules formant un système de cavités aréolaires ou cellules de la rate.

### 2° Tissu propre

**1. Corpuscules de Malpighi.** — Organes lymphoïdes formés d'un tissu conjonctif réticulé annexé aux petites artères.

**2. Pulpe splénique**
- **1. Trame formée.**
  1. Pour les uns, de cellules anastomosées.
  2. Pour les autres, de fibrilles conjonctives.
- **2. Éléments interposés avec.**
  1. Cellules lymphatiques.
  2. Phagocytes.
  3. Cellules polynucléées.
  4. Globules rouges, quelquefois déformés.
  5. Pigment.

**VAISSEAUX**

- **1° Artères** —
  - 1. Splénique, branche du tronc cœliaque, fournissant....
    - 1. Des rameaux pancréatiques.
    - 2. La gastro-épiploïque gauche.
  - 2. Dont les branches spléniques se détachent à angle droit.
  - 3. Affectant le caractère terminal.
- **2° Veines** — Très anastomosées dans la rate, elles aboutissent à 5-6 gros troncs qui vont à la splénique.
- **3° Réseau intermédiaire.** Réseau capillaire à mailles très étroites et très serrées.
- **4° Lymphatiques**
  - 1° **Superficiels**..
  - 2° **Profonds** ....
  - Tous deux reliés par de riches anastomoses et se rendant aux ganglions situés dans l'épiploon pancréatico-splénique.

**NERFS**.. Plexus solaire cheminant sur les artères elles-mêmes, mais dont on connaît mal le mode de terminaison.

---

# 4. PANCRÉAS

**DÉFINITION**....... | Glande annexée au duodénum.
**SITUATION**....... | Portion supéro-postérieure gauche de l'abdomen.
**FORME**........... | Crochet ou marteau.
**DIRECTION**....... | Couchée transversalement sur la colonne vertébrale et le diaphragme.
**VOLUME**......... | Augmente jusqu'à quarante ans pour décroître ensuite.
**POIDS**.............. | 65-70 grammes.
**COULEUR**......... | Grisâtre.

**MOYENS DE FIXITÉ** ........
1. Duodénum.
2. Vaisseaux.
3. Canaux excréteurs.
Cette fixité n'existe que pour le corps ; la queue, en relation avec la rate, est, comme elle, mobile.

**DIVISION**.......... | Tête, corps et queue, avec le col entre ses deux premières portions.

**DESCRIPTION ET RAPPORTS.**

**1° Faces**

- **1. Antérieure**..
  - 1. Péritoine se continuant....
    - 1. En haut avec le péritoine diaphragmatique.
    - 2. En bas avec le feuillet supérieur du méso-côlon transverse.
  - 2. Angle duodéno-jéjunal.
  - 3. Estomac et fosse rétro-stomacale.
- **2. Postérieure**..
  - 1. Veine porte.
  - 2. Veine cave inférieure.
  - 3. Veine mésentérique supérieure.
  - 4. Aorte.
  - 5. Veine mésentérique inférieure.
  - 6. Capsule surrénale et rein droit.
  - 7. Diaphragme.

**2° Bords**

- **1. Supérieur** ...
  - 1. Veine splénique qui s'y creuse une gouttière.
  - 2. Artère flexueuse.
  - 3. Ganglions lymphatiques.
  - 4. Rapports avec la région cœliaque.
- **2. Inférieur**....
  - 1. Troisième portion du duodénum.
  - 2. Vaisseaux mésentériques supérieurs.
  - 3. Veine mésentérique inférieure.
  - Pour certains auteurs, le méso-côlon transverse s'insérerait au niveau de son bord inférieur; pour d'autres, au niveau de l'union du tiers moyen et du tiers inférieur du pancréas.

**3° Extrémités** .....

- **1. Droite**.......
  - 1. Elle est comprise dans le cercle duodénal, intimement unie aux tuniques de l'intestin où Verneuil a rencontré des grains glandulaires.
  - 2. Rapport avec le cholédoque.
- **2. Gauche**...... C'est la queue du pancréas reliée à la rate par l'épiploon pancréatico-splénique.

*STRUCTURE.*

**1° Glande proprement dite.**

Lobes, lobules et acini renfermant deux sortes de cellules.

- **1° Cellules sécrétoires...**
  1. Cylindro-coniques.
  2. Aplaties.
  3. A sommet répondant à la lumière de l'acinus.
  - **1° État de repos.**
    1. Partie externe claire avec stries parallèles.
    2. Partie interne avec granulations réfringentes et homogènes.
    3. Le noyau est entre les deux parties.
  - **2° État d'activité ....** | Disparition des granulations.

- **2° Cellules centro-acineuses....**
  1. Placées au sommet des cellules sécrétoires.
  2. Aplaties.
  3. A protoplasma réfringent.
  4.
     1. Hypothèse de Heidenhain... Ce sont des prolongements de l'épithélium des canaux intercalaires.
     2. Hypothèse de Renaut....... Pour cet auteur, le pancréas serait un organe lympho-glandulaire dont les cellules sécrétoires sont les cellules lymphatiques, les cellules centro-acineuses le tissu trabéculaire réticulé avec pseudo-cordons folliculaires et points folliculaires centraux.

**2° Canaux excréteurs .....**

1. **Conduit principal....** C'est le canal de Wirsung qui va d'une extrémité à l'autre du pancréas et se termine dans le duodénum, par un petit orifice situé dans l'ampoule de Vater, au sommet d'un tubercule, la caroncula major de Santorini.
2. **Conduit accessoire ou de Santorini, plus petit.....** Part du conduit principal au niveau du col et, après un trajet oblique en haut, va déboucher dans le duodénum à 3 centimètres au-dessus de l'ampoule de Vater, à la caroncula minor de Santorini.
3. **Structure....**
   1. Couche externe, conjonctive.
   2. Couche épithéliale, formée d'une seule couche de cellules d'abord prismatiques, puis allongées et aplaties.
   3. Glandules sur les gros canaux.

**VAISSEAUX.......**

- **1° Artères.....**
  1. Artère splénique.
  2. Artère hépatique (pancréatico-duodénale supérieure).
  3. Artère mésentérique supé-rieure........
     1. Artère pancréatique inférieure.
     2. Artère pancréatico-duodénale inférieure.
  
  Grâce aux anastomoses, on a un véritable cercle artériel péripancréatique.

- **2° Veines.......** Elles aboutissent
  1. A la splénique.
  2. A la mésaraïque.
  3. Au tronc porte.

- **3° Lymphatiques**
  1. Supérieurs ou ascendants ... Vont aux ganglions du bord supérieur du pancréas.
  2. Inférieurs ou descendants .. Vont aux ganglions mésentériques supérieurs.
  3. Droits ....... Vont aux ganglions duodénaux.
  4. Gauches ..... Vont aux ganglions de l'épiploon pancréatico-splénique.

**NERFS...........**

1. Plexus solaire allant former le plexus péri-acineux.
2. Fibrilles terminales allant.
   1. Pour les uns, dans les cellules glanduleuses.
   2. Pour les autres, entre les cellules.

---

# III. — ORGANES GÉNITO-URINAIRES

## I. — ORGANES URINAIRES

## 1. REINS

**DÉFINITION**....... | Ce sont des organes vasculo-glandulaires sécréteurs de l'urine.

**SITUATION**........ | Partie postéro-supérieure de l'abdomen, de chaque côté de la colonne vertébrale.

**DIRECTION**........ | Oblique en bas et en dehors, de sorte que leurs extrémités supérieures sont plus rapprochées que leurs extrémités inférieures.

**NOMBRE**.......... | En général, il y a deux reins, mais on a cité des cas de rein unique, qui est alors hypertrophié.

**VOLUME**.......... | 130 centimètres cubes.

**DIMENSIONS**...... |
1. Longueur : 12 centimètres.
2. Largeur : 7 centimètres.
3. Epaisseur : 3 centimètres.

**POIDS**.............. | 130 grammes en moyenne.

**COULEUR**......... | Rouge brun.

**CONSISTANCE**.... | Ferme.

**MOYENS DE FIXITÉ**.......

1. Vaisseaux.

2. Péritoine .... | C'est un feuillet dépendant du fascia celluleux du péritoine : le fascia propria ou fascia rénal. Mais il est faux de croire que les deux reins aient chacun une loge propre, un sac périrénal propre et autonome ; en réalité, les deux reins sont contenus dans une seule gaine qui s'insère en arrière au niveau de la colonne vertébrale et qui se continue en contournant les deux reins en dehors, puis en s'appliquant sur eux en avant. Immédiatement autour des reins est la *capsule ou enveloppe adipeuse des reins*, loge adipeuse ouverte en bas, ce qui favorise la descente et la fuite du rein en donnant les symptômes caractéristiques du rein dit « flottant », fort fréquent chez la femme et à droite (ectopie rénale).

Le rein déplacé peut alors se placer........
1. En avant de la colonne vertébrale.
2. Sur la symphyse sacro-iliaque.
3. Au détroit supérieur.
4. Dans le bassin.

**ANOMALIES**....... | Fusion des deux reins.........
1. En fer à cheval : disposition classique.
2. En un seul (beaucoup plus rare).
3. Annulaire.

**FORMES**.........
1. Reins allongés.
2. Reins courts.
3. Reins globuleux.
4. Reins plats.

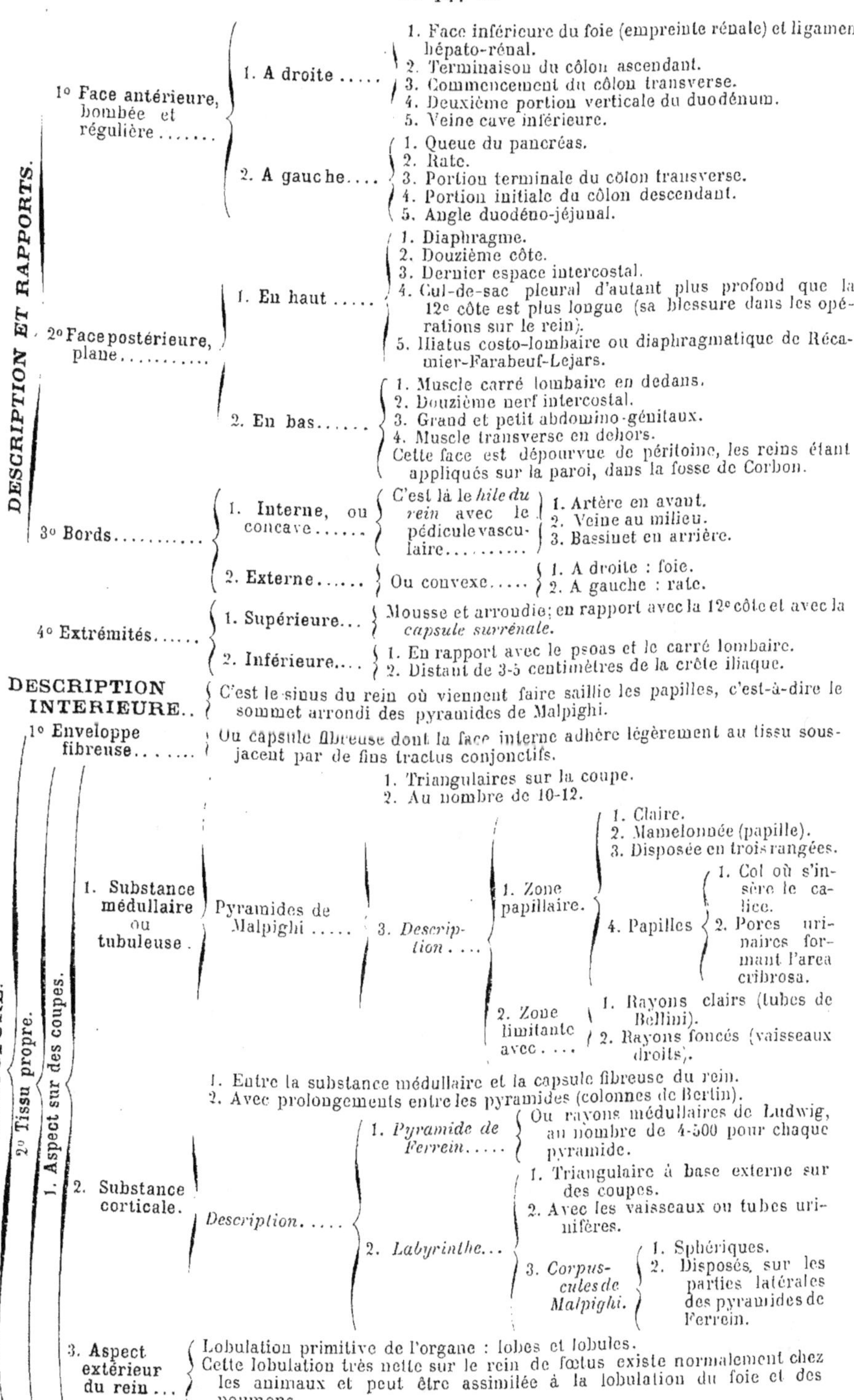

**DESCRIPTION ET RAPPORTS.**

**1° Face antérieure, bombée et régulière.......**

1. A droite .....
1. Face inférieure du foie (empreinte rénale) et ligament hépato-rénal.
2. Terminaison du côlon ascendant.
3. Commencement du côlon transverse.
4. Deuxième portion verticale du duodénum.
5. Veine cave inférieure.

2. A gauche....
1. Queue du pancréas.
2. Rate.
3. Portion terminale du côlon transverse.
4. Portion initiale du côlon descendant.
5. Angle duodéno-jéjunal.

**2° Face postérieure, plane..........**

1. En haut .....
1. Diaphragme.
2. Douzième côte.
3. Dernier espace intercostal.
4. Cul-de-sac pleural d'autant plus profond que la 12e côte est plus longue (sa blessure dans les opérations sur le rein).
5. Hiatus costo-lombaire ou diaphragmatique de Récamier-Farabeuf-Lejars.

2. En bas......
1. Muscle carré lombaire en dedans.
2. Douzième nerf intercostal.
3. Grand et petit abdomino-génitaux.
4. Muscle transverse en dehors.
Cette face est dépourvue de péritoine, les reins étant appliqués sur la paroi, dans la fosse de Corbon.

**3° Bords..........**

1. Interne, ou concave......
C'est là le *hile du rein* avec le pédicule vasculaire...........
1. Artère en avant.
2. Veine au milieu.
3. Bassinet en arrière.

2. Externe......
Ou convexe.....
1. A droite : foie.
2. A gauche : rate.

**4° Extrémités......**

1. Supérieure...
Mousse et arrondie; en rapport avec la 12e côte et avec la *capsule surrénale.*

2. Inférieure....
1. En rapport avec le psoas et le carré lombaire.
2. Distant de 3-5 centimètres de la crète iliaque.

**DESCRIPTION INTÉRIEURE..**
C'est le sinus du rein où viennent faire saillie les papilles, c'est-à-dire le sommet arrondi des pyramides de Malpighi.

**1° Enveloppe fibreuse.......**
Ou capsule fibreuse dont la face interne adhère légèrement au tissu sous-jacent par de fins tractus conjonctifs.

**STRUCTURE.**

**2° Tissu propre.**

**1. Aspect sur des coupes.**

1. Substance médullaire ou tubuleuse.
Pyramides de Malpighi .....
1. Triangulaires sur la coupe.
2. Au nombre de 10-12.
3. *Description....*

1. Zone papillaire.
1. Claire.
2. Mamelonnée (papille).
3. Disposée en trois rangées.
4. Papilles
1. Col où s'insère le calice.
2. Pores urinaires formant l'area cribrosa.

2. Zone limitante avec....
1. Rayons clairs (tubes de Bellini).
2. Rayons foncés (vaisseaux droits).

2. Substance corticale.
1. Entre la substance médullaire et la capsule fibreuse du rein.
2. Avec prolongements entre les pyramides (colonnes de Bertin).
*Description.....*

1. *Pyramide de Ferrein.....*
Ou rayons médullaires de Ludwig, au nombre de 4-500 pour chaque pyramide.

2. *Labyrinthe...*
1. Triangulaire à base externe sur des coupes.
2. Avec les vaisseaux ou tubes uriniferes.

3. *Corpuscules de Malpighi.*
1. Sphériques.
2. Disposés sur les parties latérales des pyramides de Ferrein.

3. Aspect extérieur du rein...
Lobulation primitive de l'organe : lobes et lobules.
Cette lobulation très nette sur le rein de fœtus existe normalement chez les animaux et peut être assimilée à la lobulation du foie et des poumons.

**STRUCTURE** (*Suite*). — **2° Tissu propre** (*Suite*).

## 2. Description d'un tube urinifère.

### 1. Aspect extérieur (en partant du corpuscule de Malpighi)....

1. *Col.*
2. Portion renflée, méandrique ou *tubuli contorti*.
3. Portion rétrécie, descendante : *l'anse de Henle*.
4. Portion plus large, ascendante : *Portion ascendante de l'anse de Henle*.
5. Dans la zone corticale : *pièce intermédiaire*.
6. *Canaux d'union*.
7. Canal collecteur... { Avec dans les pyramides malpighiennes *les tubes de Bellini* aboutissant à l'area cribrosa du mamelon.

Il y a environ 4-6 000 canaux collecteurs formant 2-300 canaux collecteurs primitifs et aboutissant à 15-20 conduits papillaires.

### 2. Histologie...

#### 1. Corpuscules de Malpighi.

1. Capsule de Bowman ou de Müller : enveloppe mince, hyaline, avec.......
   1. Pôle urinaire d'où part le tube urinifère.
   2. Pôle vasculaire. Sa face interne présente un épithélium mince, aplati, polygonal.
2. Glomérule. { Ou paquet pelotonné de capillaires flexueux avec *anneau musculaire* au niveau du vaisseau efférent.

*Rapport du glomérule et de la capsule.*
1. Hypothèse de Henle : { Les vaisseaux sont à nu dans la capsule.
2. Hypothèse de Gegenbauer : { Il existe une véritable séreuse formée d'un feuillet capsulaire et d'un feuillet glomérulaire.

#### 2. Tubuli contorti....

1. Membrane propre externe continuant la membrane de Bowman.
2. Épithélium formé d'une seule rangée de cellules cylindriques....
   1. A noyau peu visible.
   2. A protoplasma clair en dedans, foncé en dehors et strié ; d'où le nom de *cellules à bâtonnets*.

#### 3. Anse de Henle......

1. Portion descendante. { Cellules claires et aplaties.
2. Portion ascendante. { Cellules cylindriques troubles et à bâtonnets.

#### 4. Pièce intermédiaire.

1. Membrane propre hyaline.
2. Cellules claires transparentes, cubiques.

#### 5. Canaux collecteurs. { Seule rangée de cellules claires, transparentes, à contours nets.

## RAPPORTS ENTRE LES ZONES DU REIN ET LES TUBES URINIFÈRES ...

1° Corpuscules de Malpighi. { Séries régulières autour des pyramides de Ferrein.

2° Tubuli contorti.... { Zone corticale.

3° Anses de Henle......
1. Portion initiale et terminale .. { Zone corticale.
2. Portion intermédiaire. { 1. Colonnes de Bertin. 2. Pyramides de Malpighi.

4° Canaux d'union et pièces intermédiaires . { Couche superficielle de la substance corticale.

5° Canaux collecteurs. { 1. Pyramide de Malpighi. 2. Substance corticale.

**VAISSEAUX.**

**1° Artères.**

1. **Tronc de l'artère rénale.....**
   1. Branche antérieure.. { Préveineuse.
   2. Branche supérieure.. { Sus-veineuse.
   3. Branche postérieure. { Rétro-hilaire.

2. **Intérieur du rein.......**
   1. Branches naissant de la rénale.
   2. Artères péripyramidales ou lobaires.
   3. Voûte artérielle sus-pyramidale.
   4. Branches interlobulaires ou *artères radiées*.
   5. Branches glomérulaires ou vaisseaux afférents du glomérule perpendiculaire aux précédentes et d'où part le *vaisseau efférent du glomérule*, qui est une artère et non une veine ; le tout formant le réseau admirable ou artériel *bipolaire* d'où partent les arteriæ rectæ ou vaisseaux droits qui vont jusqu'aux papilles, et dont on discute l'origine exacte.

   Remarques :....
   1. Les artères du rein ne sont pas terminales.
   2. L'artère rénale n'est pas la seule qui irrigue le rein; on trouve encore des branches lombo-capsulaires venant des organes voisins : ce sont les artères rénales accessoires.

**2° Veines.**

1. **Veines de l'organe glandulaire.**
   1. Voûte veineuse sus-pyramidale.
   2. Veines descendantes interlobulaires formant les étoiles de Verheyen.
   3. Veines ascendantes ou venæ rectæ.
   4. Veines péripyramidales ou veines lobaires constituant les branches veineuses du sinus qui vont former la veine rénale.

2. **Veines de la capsule ou capsulo-adipeuses..** Avec la grande arcade veineuse péri ou exorénale établissant des relations avec les réseaux voisins .........
   1. **Anastomoses avec la veine rénale.......** Quelquefois très développées.
   2. **Anastomoses avec le réseau intra-rénal.......**
      1. Vaisseaux centripètes qui vont aux veines interlobulaires.
      2. Vaisseaux centrifuges qui vont aux veines de la capsule.
      Ce sont les veines accessoires de Steinach.
   3. **Anastomoses diverses,** bien étudiées par Tuffier-Lejars.
      1. *Anastomoses supérieures...*
         1. Veines surrénales.
         2. Veines diaphragmatiques inférieures.
      2. *Anastomoses inférieures...*
         1. Veines ureteriques.
         2. Veines spermatiques.
      3. *Anastomoses postérieures..*
         Veines du riche réseau lombaire.
      4. *Anastomoses avec les venæ nervorum....*
         1. Du 12e nerf intercostal.
         2. Des deux abdomino-génitaux.
      5. A signaler encore : le *canal veineux réno-azygo-lombaire*, qui va de la veine rénale en bas à la grande azygos en haut.

**3° Lymphatiques ..**

- 1° Origine...... Espaces lymphatiques intertubulaires.
- 2° Troncs.......
  1. Lymphatiques superficiels aboutissant aux ganglions lombaires.
  2. Lymphatiques profonds aboutissant au groupe ganglionnaire lombo-hilaire.

**NERFS ..............**
1. Plexus solaire.
2. Petit splanchnique.

Mais on n'en connaît pas bien le mode de terminaison.

**TISSU CONJONCTIVO-MUSCULAIRE INTRARÉNAL...**

- 1° Tissu conjonctif.. Fibrillo-cellulaire non uniformément répandu dans le rein.
- 2° Tissu musculaire. Avec fibres musculaires lisses péripapillaires de Henle formant un véritable sphincter ou muscle annulaire de la papille.

# 2. CANAUX EXCRÉTEURS DU REIN

## I. — CALICES.

**DÉFINITION** ...... { Tubes membraneux de 1 centimètre de longueur, dont le nombre est égal à celui des papilles.

**DESCRIPTION** ....
- 1° Surfaces.....
  - 1. Externe ..... { 1. Tissu graisseux périsinusien. 2. Vaisseaux du rein.
  - 2. Interne...... | Lisse, unie.
- 2° Extrémités ..
  - 1. Supérieure... | Répondant à la base de la papille.
  - 2. Inférieure ... | Tronc de cône.

**DIVISION** .........
1. Grand calice supérieur ou bras supérieur du bassinet.
2. Grand calice inférieur ou bras inférieur du bassinet.
3. Grand calice moyen ou bras moyen du bassinet.

## II. — BASSINET.

**DÉFINITION** ...... | Entonnoir membraneux aplati d'avant en arrière et faisant suite aux calices.

**DESCRIPTION** ....
- 1° Faces ....... | Planes ou bombées suivant l'état de vacuité ou de distension du bassinet.
- 2° Bords...... | Obliques en bas et en dedans.
- 3° Sommet ..... | *Collet* du bassinet.
- 4° Base ........
  - Cornes du bassinet.
  - *Variétés* ........ { 1. Base ramifiée. 2. Base ampullaire.

**RAPPORTS** .......
- 1° Portion intrarénale.
  - 1. En avant .... | Veine et artère rénales.
  - 2. En arrière... { 1. Paroi du sinus. 2. Branche postérieure de l'artère rénale.
- 2° Portion extrarénale.
  - 1. En avant .... { 1. Péritoine. 2. Capsule adipeuse du rein. 3. Deuxième portion du duodénum.
  - 2. En arrière... | Psoas (face avasculaire).

## III. — URETÈRE.

**DÉFINITION** ...... | Conduit cylindrique membraneux allant du bassinet à la veine.

**TRAJET** .......... { D'abord vertical, puis oblique en dedans, les deux uretères convergeant l'un vers l'autre.

**RAPPORTS** .......
- 1° Dans l'abdomen..
  - 1. En avant..... { 1. Péritoine. 2. Intestin grêle. 3. Vaisseaux spermatiques et utéro-ovariens. 4. Côlon pelvien et mésentère.
  - 2. En arrière... | Grand et petit psoas.
- 2° Dans le bassin .....
  1. Plaqué sur les parois de l'excavation, appliqué par le péritoine pelvien.
  2. Vaisseaux obturateurs.
  3. Cordon ombilical.
  4. Canal déférent.
  Chez la femme, l'uretère présente des rapports de haute valeur avec la crosse de l'artère utérine qu'elle croise perpendiculairement en arrière d'elle au niveau du col utérin, rapport très important à bien connaître au cours de l'hystérectomie vaginale.
- 3° A la vessie...
  L'uretère traverse obliquement les parois de la vessie, puis vient s'ouvrir au bas-fond par un orifice en bec de flûte, véritable valvule de l'uretère, empêchant l'urine de refluer dans la vessie.

**STRUCTURE** .....

1° **Couche conjonctive.** | Adventice, formée de fibres conjonctivo-élastiques et vasculaires.

2° **Couche musculeuse, lisse** ........
1. Plan profond de fibres longitudinales.
2. Plan superficiel de fibres circulaires.
3. Tout à fait en bas, plan externe de fibres longitudinales.
En bas, les fibres longitudinales forment, en s'écartant, un angle aigu comprenant dans son ouverture l'orifice de l'uretère et ses fibres circulaires...............
1. Le faisceau supérieur horizontal, qui n'est autre que le bourrelet inter-uretérique.
2. Le faisceau inférieur oblique en bas et en dedans, va presque jusqu'au méat.

3° **Couche muqueuse..**
1. **Chorion......** S'épaississant au fur et à mesure qu'il s'éloigne du rein.
2. **Épithélium...**
1. Cellules profondes, petites et arrondies.
2. Cellules moyennes, cylindro-coniques.
3. Cellules superficielles, lamelleuses, polygonales.
3. **Glandes......** | Elles sont rudimentaires.

**VAISSEAUX** ......

1° **Artères......**
1. Calices et bassinets ...... Artère rénale.
2. Uretère abdominal ...... Artère spermatique et utéro-ovarienne.
3. Uretère pelvien..... Artère hypogastrique.

2° **Veines.......**
1. Plexus veineux rétropyélique.
2. Veines spermatiques et utéro-ovariennes, iliaques primitive et interne.

3° **Lymphatiques.** | Se rendent aux ganglions hilaires et lombaires.

**NERFS............**
1. Plexus rénal..
2. Plexus spermatique.......
3. Plexus hypogastrique...
Avec hypertrophie ganglionnaire et à terminaison peu connue.

# 3. VESSIE

**DÉFINITION**........ | C'est une poche musculo-membraneuse destinée à recueillir l'urine.

**SITUATION**........ | Dans le bassin, en arrière des pubis.

**FORME**........... 
- 1. Chez le fœtus. | Fusiforme.
- 2. Chez l'adulte.
  - 1. Vide : sphérique ou aplatie.
  - 2. Pleine : ovoïde, à grosse extrémité postéro-inférieure.

**DIRECTION**........ | Oblique en avant et en haut.

**DIMENSIONS**......
- 1. Capacité physiologique maxima .... } 300-350 grammes.
- 2. Capacité moyenne ... } 150-250 grammes.

Dans les expériences cadavériques, la rupture se produit après une injection de 12 à 1500 grammes.

La capacité moyenne de la vessie de la femme est plus grande que celle de l'homme.

**MOYENS DE FIXITÉ** ...........
- 1° En avant.... | Ligaments antérieurs de la vessie ou pubo-vésicaux.
- 2° En arrière et en bas......
  - 1. Urètre.
  - 2. Prostate.
- 3° En haut.....
  - 1. Les trois cordons fibreux de l'ouraque et des artères ombilicales.
  - 2. Le péritoine qui la relie au rectum et à l'utérus.

**DESCRIPTION ET RAPPORTS.**

**1° Faces.**

**1. Antérieure..**

Elle est en rapport avec la cavité prépéritonéale de Retzius ou espace prévésical qui va de l'ombilic aux ligaments pubo-vésicaux.

- 1. État de vacuité de la vessie. *Ses limites.*
  - 1. En avant..
    - 1. Feuillet postérieur de la gaine des droits.
    - 2. Fascia transversalis (espace sus-pubien).
    - 3. Face postérieure du pubis et de la symphyse.
  - 2. En arrière. — Aponévrose allantoïdienne ou aponévrose ombilico-prévésicale, triangulaire, partant de l'ombilic, limitée latéralement par les artères ombilicales et se terminant en bas au plancher pelvien. De ce feuillet s'en détache un autre pour la loge périvésicale.
- 2. État de distension de la vessie.... — On trouve en avant le cul-de-sac séreux prévésical, d'autant plus profond que la vessie est plus grande, mais ne venant que rarement en rapport avec le bord pubo-symphysien supérieur.

**2. Postérieure.** | Avec toile séreuse et formation des deux culs-de-sac........
- 1. Vésico-rectal.
- 2. Vésico-utérin.

**3. Latérales...**
- 1. Artère ombilicale, cordon fibreux chez l'adulte....... } Ces deux organes se croisant en X, le canal déférent en dehors.
- 2. Canal déférent. ...........
- 3. Anses intestinales en haut.
- 4. Releveur anal et obturateur interne en bas.

**2° Sommet........** — Allongé et plus ou moins conique, d'où part l'ouraque qui, embryologiquement, n'est que la portion toute supérieure ombilicale du réservoir urinaire (fistules urinaires ombilicales).

**3° Base ou face postéro-inférieure.....**
- 1. Chez l'homme.
  - 1. Prostate.
  - 2. Vésicules séminales.
  - 3. Canaux déférents avec le triangle interdéférentiel.
- 2. Chez la femme. | Cloison vésico-vaginale.

— 153 —

**DESCRIPTION INTÉRIEURE..**

- **1° En général..**
  1. Parois lisses et unies chez l'enfant.
  2. Parois avec saillies surtout chez les vieillards (vessies à colonnes et à cellules).

- **2° Trigone de Lieutaud, formé .......**
  1. En avant par l'orifice antérieur de l'urètre ou col vésical qui, par hypertrophie du lobe moyen de la prostate, peut être soulevé : c'est la luette vésicale.
  2. En arrière : les deux orifices urétéraux réunis par le bourrelet ou ligament, ou muscle interurétérique.

- **3° Bas-fond ....**
  A dépression transversale postéro-inférieure plus accentuée chez le vieillard et où se logent les calculs.

**STRUCTURE .....**

- **1° Couche séreuse .....**
  C'est le péritoine abdomino-pelvien qui, de la face postérieure de l'abdomen, va recouvrir l'utérus et le rectum avec formation des trois culs-de-sac signalés plus haut.

- **2° Couche musculaire** (muscle vésical, expulseur de l'urine).......
  - **1. Externe .....**
    1. Fibres longitudinales antérieures formant inférieurement les ligaments antérieurs de la vessie ou pubo-vésicaux.
    2. Fibres longitudinales postérieures.
  - **2. Moyenne ....**
    Fibres latérales ou circulaires formant au niveau du col le sphincter interne de l'urètre.
  - **3. Interne......**
    Ou *couche plexiforme* formée de faisceaux musculaires anastomosés.

- **3° Couche muqueuse...**
  - **1. Chorion .....**
    1. Avec faisceaux conjonctivo-élastiques.
    2. Avec surface interne lisse et unie.
    3. Et surface externe qui aide au glissement de la muqueuse sur la musculeuse.
  - **2. Épithélium mixte stratifié**
    1. Cellules profondes ... Deux rangées de cellules polyédriques perpendiculaires.
    2. Cellules superficielles. A deux rangées pavimenteuses.
  - **3. Glandes .....**
    Elles sont très rudimentaires, simples cryptes muqueux.

**VAISSEAUX......**

- **1° Artères......**
  1. Artères vésicales supérieures...... Ombilicale.
  2. Artères vésicales inférieures....... Hypogastrique.
  3. Artères vésicales antérieures ...... Honteuse interne.
  4. Artères vésicales postérieures .... Hémorroïdale moyenne.

- **2° Veines.....**
  1. Réseau muqueux de Gilette.
  2. Réseau intramusculaire.
  3. Réseau superficiel sus-péritonéal.
     1. Veines vésicales antérieures allant au plexus pubo-vésical de Santorini.
     2. Veines vésicales latérales allant au plexus vésico-prostatique.
     3. Veines vésicales postéro-inférieures allant au plexus vésico-prostatique et séminal.
     Formant toutes le grand plexus pelvi-vésical.

- **3° Lymphatiques**
  Ils existent dans les trois couches, se rendant. ........
  1. Au réseau de la paroi abdominale.
  2. Au bas-fond de la vessie.
  3. Aux ganglions de l'artère hypogastrique.

**NERFS ............**
1. Plexus hypogastrique.
2. Branches antérieures des 3° et 4e nerfs sacrés.
Dont on connaît mal les terminaisons.

## 4. CAPSULES SURRÉNALES

**DÉFINITION**...... | Organe à sécrétion interne de la région supéro-postérieure de l'abdomen.

**SITUATION**....... { Elles sont au-dessus des reins, ne présentant avec eux que des rapports de contiguïté.

**FORME** .......... | Cône aplati d'avant en arrière.

**DIMENSIONS**.... { 1. Hauteur : 30 millimètres.
{ 2. Largeur : 25 millimètres.

**POIDS**............ | 6-7 grammes.

**COULEUR**........ | Brun jaunâtre.

**CONSISTANCE**.... | Molle.

**MOYENS DE FIXITÉ**............ { 1. Vaisseaux et nerfs.
{ 2. Faisceaux conjonctifs les reliant aux organes voisins.

**DESCRIPTION** ....

1º Face antérieure.. { 1. Concave.
{ 2. Avec sillon curviligne répondant au *hile*.
{ 3. Formant à la face inférieure du foie la facette surrénale.

2º Face postérieure. } Repose sur le diaphragme qui la sépare de la plèvre.

3º Bords ....... {
1. Interne...... { 1. Veine cave à droite.
{ 2. Aorte à gauche.
{ 3. Plexus solaire et ganglions semi-lunaires.
2. Externe...... | Oblique en bas et en dehors.

4º Sommet ..... } Variable, d'où... { 1. Le type conoïde.
{ 2. Le type semi-ovoïde.

5º Base......... { 1. Concave.
{ 2. Séparée du rein par du tissu cellulaire.

**STRUCTURE** ......

1º Couche conjonctive, mince et résistante.. } D'où partent des cloisons lamelleuses radiées formant un système de canaux hexagonaux.

2º Tissu propre. {
1. Substance corticale... { 1. Zone externe glomérulaire.
{ 2. Zone moyenne, fasciculée, la plus grande, présentant les cylindres corticaux de Kölliker.
{ 3. Zone interne, réticulaire.
2. Substance médullaire . { 1. Très friable.
{ 2. S'altérant vite après la mort.
{ 3. Avec cavité centrale liquide.

Stroma conjonctif dont les mailles sont remplies d'éléments cellulaires.

**CAPSULES SURRÉNALES ACCESSOIRES**....

1º Sièges de prédilection. { 1. Reins.
{ 2. Plexus solaire.
{ 3. Glandes génitales.

2º Structure.... } Elles peuvent avoir la même structure que les capsules normales.

**VAISSEAUX** .......

1º Artères...... { Elles proviennent de trois sources différentes : ... {
1. Capsulaire supérieure, branche de la diaphragmatique inférieure.
2. Capsulaire moyenne, branche de l'aorte abdominale.
3. Capsulaire inférieure, branche de la rénale.
Toutes trois se ramifiant et s'anastomosant dans l'organe.

2º Veines....... { 1. Veine centrale de la capsule, passant par le hile.
{ 2. Veines capsulaires accessoires, variables.

3º Lymphatiques { Il y a deux réseaux....... { 1. Intracortical.
{ 2. Intramédullaire.
Tous deux se rendant, par leurs troncs efférents, aux ganglions entourant la veine rénale.

**NERFS**............. {
1. Plexus solaire.
2. Plexus rénal.
3. Pneumogastrique.
4. Phrénique.
On trouve sur leur trajet de nombreux ganglions uni- ou pluricellulaires ; mais on ne connaît pas encore leur mode de terminaison.

## II. — ORGANES GÉNITAUX MALES

# 1. TESTICULE (Glandes séminales)

**DÉFINITION** ...... | Ce sont les organes glandulaires, producteurs du sperme.

**SITUATION** ....... En avant du périnée, au-dessous de la verge, appendus à l'extrémité inférieure du cordon spermatique et enfermés dans les bourses.

**MIGRATION** ...... Les testicules sont originellement dans la cavité abdominale, de chaque côté de la colonne vertébrale, et ce n'est que le troisième mois où ils commencent à descendre par un mécanisme longtemps discuté.

Cette descente se fait en général en trois temps.
1. Descente de la région lombaire à l'anneau inguinal.
2. Passage dans le canal inguinal.
3. Descente dans le scrotum.

**ECTOPIE** ......... Quand le testicule, pour une raison ou une autre, est arrêté dans sa descente, on a ce qu'on appelle un testicule en ectopie, celle-ci étant en réalité la reproduction d'un type zoologique.

**NOMBRE** ......... Deux en général. Mais un ou deux peuvent manquer (anorchidie-monorchidie). De même, on peut encore observer des testicules surnuméraires.

**DIMENSIONS** ...... | Longueur : 4-5 centimètres.

**POIDS** ........... | 20 grammes en moyenne.

**COULEUR** ......... | Blanc bleuâtre.

**CONSISTANCE** .... | Molle, demi-fluide.

**DESCRIPTION ET RAPPORTS**

**1° Testicules** ......

1. Faces latérales ...
   1. Plane en dedans.
   2. Recouverte de séreuse.

2. Bords ........
   1. Antéro-inférieur.... } Convexe.
   2. Postéro-supérieur... } Avec le cul-de-sac de l'épididyme : c'est le hile du testicule.

3. Extrémités ..
   1. Antérieure ou pôle antérieur. } Arrondie avec l'hydatide de Morgagni.
   2. Postérieure ou pôle postérieur. } En rapport avec le ligament scrotal.

**2° Épididyme** ......

1. Tête ........
   1. En avant.
   2. Arrondie.
   3. Lisse.
   4. Unie au testicule par....
      1. La séreuse.
      2. Le tissu cellulaire.
      3. Les conduits séminifères.

2. Corps ........
   1. Aplati de haut en bas.
   2. Avec deux faces recouvertes de séreuse.
   3. Et deux bords.
      1. Externe. | Mince.
      2. Interne.
         1. Épais.
         2. En rapport avec le hile.

3. Queue .......
   1. Unie par du tissu cellulaire à l'extrémité postérieure du testicule.
   2. Adhérente aux bourses par le ligament scrotal.

**STRUCTURE**

**1° Albuginée ou enveloppe fibreuse** .......

1. Albuginée testiculaire.
   1. *Description*. Membrane fibreuse bleuâtre très épaisse au niveau du bord postéro-supérieur : c'est l'*antre d'Highmore*, de forme pyramidale, dans l'épaisseur duquel est le *réseau de Haller* (canalicules spermatiques) et de la face interne duquel partent les *septula*, ou cloisons fibreuses divisant la glande en un certain nombre de loges.
   2. *Structure*... | Fibres conjonctivo-élastiques.

2. Albuginée épididymaire. } Plus mince et diminuant d'épaisseur en se rapprochant du canal déférent.

**STRUCTURE** *(Suite).*

**2° Tissu propre....**

**1. Canalicules sécréteurs..**

1. *Description...* Division de la glande en lobules au nombre de 300, limités par les septula.

2. *Nombre......* 900 canalicules environ.

3. *Origine......*
   1. Hypothèse de Lauth...... Réseau à larges mailles à la base des lobules.
   2. Hypothèse de Sappey..... Extrémités libres, en cæcum.
   3. Hypothèse mixte...... Conduits anastomosés.

4. *Trajet.......* Se dirigent en convergeant vers le sommet des lobules.

5. *Anastomoses..*
   1. Interlobulaires.
   2. Intralobulaires.
   3. Longitudinales.

6. *Terminaison..* Au sommet du lobule, canal collecteur unique : ce sont les *canaux droits.*

7. *Histologie....*
   1. Paroi propre, épaisse.
   2. Epithélium.
   3. Cellules interstitielles, arrondies ou ovales, dans le tissu conjonctif intercanaliculaire.

**2. Canaux excréteurs..**

**1. Canaux droits.**
1. Très courts.
2. Séparés des tubes excréteurs par un léger rétrécissement.

**2. Réseau de Haller** (Rete vasculosum testis)...
1. A mailles allongées longitudinalement.
2. Largement anastomosés.

**3. Vaisseaux et cônes efférents ...**
1. Au nombre de 10-15.
2. Se pelotonnant en forme de cône, d'où leur nom de cônes efférents.
3. Formés d'une couche externe à éléments fusiformes, d'une couche interne à épithélium cylindrique cilié.

**4. Conduit épididymaire.**

1. *Description...*
   1. Collecte les cônes efférents.
   2. Va de la tête à la queue de l'épididyme.
   3. Très flexueux.

2. *Structure.....*
   1. Couche musculaire formée de fibres musculaires lisses.
   2. Couche interne, épithéliale, formée d'une seule rangée de cellules cylindriques ciliées (avec cellules profondes et triangulaires).

**VESTIGES EMBRYONNAIRES ANNEXÉS AU TESTICULE.......**

**1° Hydatide pédiculée de Morgagni....** Vésicule piriforme appendue à la tête de l'épididyme.

**2° Hydatide sessile......** Plus fréquente et plus petite.

**3° Organe de Giraldès....** Ou corps innominé ou paradidyme de Waldeyer. Situé à la partie antérieure du cordon spermatique à 1 millimètre au-dessus de la tête de l'épididyme.

**4° Vasa aberrantia de l'épididyme..** Canalicules borgnes le long du canal de l'épididyme : le plus important est le vas aberrans de Haller.

# 2. SPERMATOGÉNÈSE ET SPERMATOZOÏDES

## I. — SPERMATOGÉNÈSE.

**DESCRIPTION**

1º Cellules testiculaires.
1. Spermatogonies (cellules germinatives avec ovules mâles).
2. Spermatocytes (couche moyenne).
3. Spermatides (couche supérieure).
Les premières forment une seule rangée de cellules à mailles émettant des prolongements protoplasmiques.
Les secondes sont des cellules volumineuses à noyau granuleux.
Les troisièmes, des cellules petites et rondes à noyau clair.

2º Cellules de soutien. Ou de Sertoli, situées entre les cellules testiculaires.

3º Spermatoblastes de von Ebner.. Ou cellules bourgeonnantes avec, à leur sommet, une série de bourgeons producteurs des spermatozoïdes.
En réalité, les spermatozoïdes sont dus à une simple différenciation des spermatides.

## II. — SPERMATOZOÏDES (filaments séminaux de Louis Ham).

**DESCRIPTION**
1. Tête ovale.
2. Segment intermédiaire de Schwazer-Seidel.
3. Queue
 1. Segment principal.
 2. Segment terminal.
4. Filament axial.

**STRUCTURE**
1. Tête : chromatine.
2. Segment intermédiaire et queue : fibrilles longitudinales avec écorce protoplasmique.

**VAISSEAUX**

1º Artères
A. spermatique..
 1. Branche testiculaire......
  1. Rameaux périphériques.
  2. Rameaux profonds.
 2. Branche épididymaire et rameaux terminaux de l'artère déférentielle.

2º Veines
1. Superficielles.
2. Profondes, interlobulaires.
Allant aux deux groupes veineux, antérieur et postérieur, du cordon.

3º Lymphatiques...
Réseau d'origine avec endothélium caractéristique et se réunissant en troncs qui traversent le canal inguinal pour se terminer dans les ganglions lombaires.

**NERFS**
1. Plexus spermatique.
2. Plexus déférentiel.
Dont la terminaison est mal connue (fibrilles renflées en boutons à leurs extrémités ?).

# 3. ENVELOPPES DES BOURSES

**DESCRIPTION.....** Les bourses forment dans l'angle supérieur des cuisses une saillie médiane, variable comme grosseur avec les âges, et d'aspect bilobé.

**STRUCTURE (6 couches).**

**1° Scrotum........**
- C'est la peau des bourses ......
  1. Mince.
  2. Extensible.
  3. Plissée.
- Avec :..........
  1. Glandes sudoripares.
  2. Glandes sébacées.
  3. Granulations pigmentaires.

**2° Dartos.** — Lame mince et rougeâtre formée de fibres musculaires lisses et conjonctivo-élastiques .......
- **1. Connexions..**
  1. En avant..... | Dartos pénien.
  2. En arrière ... | Dartos périnéal.
  3. En haut...... { Appareil suspenseur des bourses et ligament suspenseur de la verge.
- **2. Raphé médian.**
  - 1re hypothèse... { Enveloppe commune aux deux testicules.
  - 2e hypothèse.... { Cloison médiane, septum scroti, rendant indépendantes les deux moitiés latérales.
  - 3e hypothèse : mixte (Barrois).
    1. Feuillet superficiel, véritable peaucier pour toutes les bourses.
    2. Feuillet profond formant seul la cloison médiane.
  - *En résumé......* | Deux sacs dartoïques.

**3° Couche celluleuse.....** C'est le fascia de Cooper formé de tissu conjonctif lâche représentant l'aponévrose superficielle de la paroi abdominale.

**4° Couche musculaire ou crémaster ou tunique érythroïde.**
1. Faisceau interne petit, fixé à l'épine pubienne.
2. Faisceau externe venant de l'arcade crurale. Tous deux s'épanouissant en éventail sur la face antéro-externe des bourses.
C'est la continuation dans les bourses du petit oblique.

**5° Couche fibreuse.** Ou gaine commune au testicule et au cordon.
- S'engageant en haut dans le canal inguinal et fixe en bas pour former le ligament scrotal du testicule où l'on trouve :....................
  1. Des fibres conjonctivo-élastiques.
  2. Des vaisseaux.
  3. Des fibres musculaires lisses (restes du gubernaculum testis de Curling).

Signalons en dedans le *crémaster moyen* de Klein et Barrois.

**6° Tunique vaginale ou membrane séreuse.**
- **1. Description.**
  - 1. Feuillet pariétal avec tissu cellulaire sous-vaginal.
  - 2. Feuillet viscéral appliqué sur le testicule.
  - 3. Cavité vaginale.........
    - 1. En avant.... { La vaginale entoure la tête de l'épididyme.
    - 2. En arrière... { La queue de l'épididyme en est dépourvue par suite de la réflexion de la séreuse au niveau du ligament scrotal.
    - 3. En dedans... { Revêt le paquet vasculo-nerveux du cordon sur une longueur de 10 millimètres environ.
    - 4. En dehors... {
      1. Absence de séreuse sur le bord interne de l'épididyme.
      2. Formation, à ce niveau, du méso-épididyme.
      3. Cul-de-sac sous-épididymaire.
- **2. Signification embryologique.....** La vaginale doit être considérée comme le reste du long canal péritonéo-vaginal du fœtus et en haut est le ligament vaginal, vestige du travail de régression.
- **3. Structure...**
  1. Couche profonde de fibres conjonctivo-élastiques, trame des vaisseaux.
  2. Couche superficielle d'une seule rangée de cellules plates polygonales.

**VAISSEAUX......**
- **1° Artères......**
  - 1. Superficielles. { 1. Artère périnéale superficielle. 2. Artère honteuse externe.
  - 2. Profondes.... | Artère funiculaire.
- **2° Veines ......**
  - 1. Groupe externe..... { Allant à la saphène interne.
  - 2. Groupe postérieur .. { Allant à la honteuse interne.
- **3° Lymphatiques** | Aboutissant aux ganglions supéro-internes de l'aine.

**NERFS...........**
- **1° Plexus sacré.** { Par la branche périnéale inférieure du nerf honteux interne.
- **2° Plexus lombaire....** { Par les branches génitales du génito-crural et des grand et petit abdomino-génitaux.

# 4. VOIES SPERMATIQUES

## I. — VOIES INTRA-TESTICULO-ÉPIDIDYMAIRES.

(Voy. p. 156.)

## II. — VOIES EXTRA-ÉPIDIDYMAIRES.

### I. — CANAL DÉFÉRENT.

**DÉFINITION**...... | Conduit excréteur du testicule.

**FORME**........... ( Cylindrique, régulier, sauf dans sa portion terminale qui est dilatée : *ampoule* du canal déférent.

**CONSISTANCE**.... | Ferme.

**LONGUEUR** ...... | 35-45 millimètres.

**TRAJET** ......... 
1. Oblique en haut et en avant, puis vertical, descendant dans les bourses.
2. Oblique en haut et en dehors dans le canal inguinal.
3. Oblique en arrière, en bas et en dedans, dans le ventre.

**DIVISIONS**.......
1. Portion testiculaire.
2. Portion funiculaire.
3. Portion inguinale.
4. Portion abdominale.
5. Portion pelvienne.
6. Portion rétro-vésicale.

**RAPPORTS** .......

1º **Portion testiculaire**..
1. Face interne de l'épididyme.
2. Veines postérieures du cordon.

2º **Portion funiculaire**..
Entre les deux groupes veineux antérieur et postérieur entouré des lymphatiques et des nerfs du cordon, perdu dans du tissu cellulaire.

3º **Portion inguinale** ...
1. Au-dessus de l'arcade crurale.
2. Au-dessous du petit oblique et du transverse.

4º **Portion abdomino-pelvienne, sous-péritonéale.**
1. Au-dessus de la crosse de l'épigastrique qu'elle embrasse dans sa concavité.
2. Faces latérales de la vessie, croisant en X l'artère ombilicale qui est entre lui et la vessie.
3. Base de la prostate.

5º **Portion rétro-vésicale.**
1. En avant.... | Bas-fond de la vessie.
2. En arrière...
   1. Rectum.
   2. Aponévrose de Denonvilliers.
3. En dehors.... | Vésicule séminale.
4. En dedans... | Triangle interdéférentiel.

**STRUCTURE**......

1º Couche celluleuse, adventice, avec vaisseaux et nerfs.

2º Couche musculeuse, de fibres lisses .......
1. Plan superficiel de fibres longitudinales.
2. Plan moyen de fibres circulaires.
3. Plan profond de fibres longitudinales.

3º Couche muqueuse...
Caractérisée par la présence de plis épithéliaux nombreux délimitant un grand nombre d'aréoles primitives et secondaires.

**VAISSEAUX**.......

1º Artères...... | Artère déférentielle, branche de la vésicale inférieure.

2º Veines ......
1. Plexus vésico-prostatique.
2. Veines du cordon.

3º Lymphatiques | Plus importants aux extrémités du canal déférent.

**NERFS**........... | Plexus hypogastrique.

## II. — VÉSICULE SÉMINALE.

**DÉFINITION**...... | Réservoir membraneux du sperme.

**SITUATION**....... { Excavation pelvienne, entre la veine et le rectum, au-dessus de la prostate.

**FORME** .......... | Conique, aplatie d'avant en arrière.

**DIMENSIONS** .... | Longueur : 5-6 centimètres.

**RAPPORTS**......
- 1° Faces........
  - 1. Antérieure... | Bas-fond de la vessie.
  - 2. Postérieure.. { 1. Rectum.
    2. Aponévrose de Denonvilliers.
- 2° Bords .......
  - 1. Externe ..... | Plexus veineux vésico-prostatique.
  - 2. Interne ..... | Ampoule du canal déférent.
- 3° Base ........ | Feuillet viscéral du péritoine.
- 4° Sommet ..... { Base de la prostate et orifice de communication avec le canal éjaculateur.

**DESCRIPTION INTÉRIEURE**.. { Très cloisonnée, la vésicule séminale présente sur sa paroi interne des cellules irrégulières et de différentes grandeurs.

**STRUCTURE** .....
- 1° Aspect......
  - 1. C'est un tube pelotonné.
  - 2. De 20 centimètres de longueur.
  - 3. Flexueux.
  - 4. Avec prolongements diverticulaires, de grandeur variable.
- 2° Histologie...
  - 1. Couche celluleuse ... } Vasculo-nerveuse et mince.
  - 2. Couche musculeuse.. { Avec trois plans de fibres dont les deux externes sont longitudinaux, les moyens circulaires.
  - 3. Couche muqueuse... { A épithélium cylindrique.

**VAISSEAUX** ......
- 1° Artères...... { 1. Vésicale inférieure.
  2. Hémorroïdale moyenne.
- 2° Veines....... { Plexus séminal se continuant avec le plexus vésico-prostatique.
- 3° Lymphatiques | Vont aux ganglions latéraux du bassin.

**NERFS**........... | Plexus hypogastrique.

## III. — CANAL ÉJACULATEUR.

**DÉFINITION**...... | Réunion de l'ampoule du canal déférent et de la vésicule séminale.

**DIMENSIONS**..... | Longueur : 20-25 millimètres.

**TRAJET** .........
- 1. Oblique en bas et en avant.
- 2. Pénétrant dans la prostate.
- 3. S'ouvrant par deux petits orifices de chaque côté du veru montanum.

**RAPPORTS** .......
- 1° Portion extra-prostatique.. } Supérieure libre.
- 2° Portion intra-prostatique.. } Entourée d'une masse de tissu caverneux.

**STRUCTURE** .....
- 1° Couche musculeuse . } A trois couches, deux longitudinales et une circulaire en dehors de la prostate, mais en dedans seules les fibres longitudinales internes persistent, les autres plans se transformant en tissu caverneux.
- 2° Couche muqueuse... { 1. Plissée et aréolaire.
  2. A épithélium cylindrique.

**VAISSEAUX** ......
- 1° Artères...... | Artère vésicale inférieure.
- 2° Veines....... | Plexus prostatique.

**NERFS**........... | Plexus hypogastrique.

# 5. URÈTRE

DÉFINITION...... | C'est le canal par lequel l'urine est expulsée au dehors.

## I. — URÈTRE MASCULIN.

DIRECTION ET DIVISION .....

1. D'abord vertical.
2. Puis oblique en avant.
3. Enfin descendant ou très oblique en haut, suivant l'état de repos ou de flaccidité de la verge, avec formation de deux angles....... } 1. Un sous-pubien. 2. Un prépubien.

D'où une division de l'urètre en trois portions. { 1. Portion prostatique. 2. Portion membraneuse. 3. Portion spongieuse.

On a encore proposé les divisions de... } 1. Urètre fixe. 2. Urètre mobile } et { 1. Urètre supérieur. 2. Urètre inférieur.

LONGUEUR.......
16 centimètres chez l'adulte.
Division des urètres en courts et en longs.

TOPOGRAPHIE DE L'URÈTRE FIXE ....... { Loi de Testut... { « L'urètre fixe se compose d'un segment initial à peu près rectiligne et d'un segment terminal également rectiligne réunis l'un et l'autre par une courbe de raccordement. »

CALIBRE.

1° Urètre vide..... { Les deux parois antérieure et postérieure sont appliquées l'une contre l'autre....... { 1. Au méat...... | Fente verticale. 2. Base du gland. | T renversé. 3. Vers la prostate..... } Forme d'étoile à trois rayons. 4. Orifice du col. | Circulaire.

2° Urètre pendant la miction...... { 1. Portions rétrécies..... { 1. Méat urinaire en avant. 2. Collet du bulbe en arrière. 2. Portions dilatées...... { 1. Fosse naviculaire en avant. 2. Cul-de-sac du bulbe en arrière.

3° Urètre dilaté... | 25-28 millimètres en moyenne.

DESCRIPTION ET RAPPORTS.

1° Urètre prostatique ....

1° Topographie. { 1. Dont l'axe s'entre-croise en X avec celui de la prostate à la partie inférieure de la glande. 2. Dont l'axe est plus rapproché de la paroi antérieure que de la postérieure, sauf dans sa portion toute inférieure.

2° Rapports .... { 1. En avant..... { 1. Sphincter strié urétral. 2. Plexus de Santorini. 3. Symphyse. 2. En arrière... { 1. Aponévrose de Denonvilliers. 2. Rectum. 3. Latéralement. { 1. Ligaments vésicaux. 2. Releveur anal.

2° Urètre membraneux...

Va du sommet de la prostate à la partie postéro-supérieure du bulbe.

1° Partie supérieure .. { 1. En avant..... { 1. Muscle de Wilson. 2. Plexus de Santorini. 2. En arrière... { 1. Aponévrose de Denonvilliers. 2. Rectum (triangle recto-urétral). 3. Sur les côtés. | Releveur anal.

2° Partie moyenne .... { Très court puisqu'il est compris entre les deux feuillets de l'aponévrose périnéale moyenne.

3° Partie inférieure ou *bulbaire.*

3° Urètre spongieux...... { Se terminant au méat urinaire, et en rapport. } 1. Avec les corps caverneux. 2. Avec la gaine du fascia pénis.

11

**DESCRIPTION INTÉRIEURE.**

- **1° Urètre prostatique ..** — A la face postérieure, le *veru montanum*, saillie oblongue avec :.........
  - 1. En arrière.... Les freins du veru montanum qui peuvent être remplacés par la *fossette prostatique*.
  - 2. En avant..... La crête urétrale.
  - 3. A son sommet.
    - 1. Au milieu, l'utricule prostatique.
    - 2. Latéralement, les deux ouvertures des canaux éjaculateurs.
  - 4. Latéralement. Les *rigoles latérales du veru*.
- **2° Urètre membraneux ..** — Ouverture des nombreuses glandes muqueuses de Littre.
- **3° Urètre spongieux ....** — Lacunes de Morgagni.....
  - 1. Grandes ou foramina, en rangée unique sur la paroi supérieure.
  - 2. Petites ou foraminula.
  - A la paroi supérieure, signalons le repli et le sinus d'Alphonse Guérin, vestige de la portion supérieure de l'urètre embryonnaire.

**STRUCTURE.**

1. Se continuant avec la muqueuse du gland et de la vessie.
2. Très élastique.
3. Epaisse d'un demi-millimètre.
4. Très adhérente à la couche vasculaire.

- **1° Couche muqueuse......**
  - 5. *Structure ....*
    - 1. Chorion.... Fibres conjonctivo-élastiques, ces dernières....
      - 1. Fines.
      - 2. Peu flexueuses.
      - 3. Anastomosées.
      - 4. Très importantes.
    - 2. Épithélium.
      - 1. Couche superficielle d'une seule rangée de cellules prismatiques.
      - 2. Couche profonde de deux rangées de cellules arrondies.
    - 3. Glandes....
      - 1. Follicules, multilobaires dans toute la longueur de l'urètre.
      - 2. Glandes en grappe sur tout l'urètre.
- **2° Couche vasculaire......** — Conjonctivo-élastique avec de larges cavités veineuses anastomosées formant les *corps spongieux*.
- **3° Couche musculaire (sphincter urétral).**
  - 1° Fibres lisses ou intrinsèques ........
    - 1. Fibres longitudinales. Continuant la couche plexiforme de la vessie, importantes surtout à la portion prostatique.
    - 2. Fibres circulaires.... Formant le sphincter de la vessie ou sphincter lisse de l'urètre (sphincter interne de Henle), présidant à la fermeture du col vésical.
  - 2° Fibres striées ou extrinsèques ...... — Formant les muscles ....
    - 1. Bulbo-caverneux.
    - 2. De Wilson.
    - 3. De Guthrie.
    - 4. Sphincter externe urétral (Voy. p. 181).

**VAISSEAUX**

- **1° Artères.. ........**
  - 1. Urètre prostatique.
    - 1. Hémorroïdale moyenne.
    - 2. Vésicale inférieure.
  - 2. Urètre membraneux.
    - 1. Hémorroïdale inférieure.
    - 2. Transverse du périnée.
  - 3. Urètre spongieux..
    - 1. Bulbo-urétral.
    - 2. Caverneux.
    - 3. Dorsale de la verge.
- **2° Veines..........**
  - 1. Plexus anastomotiques des corps spongieux.
  - 2. Veine dorsale profonde de la verge.... D'où le sang se rend à la veine honteuse interne par l'intermédiaire...
    - 1. Du plexus de Santorini.
    - 2. Du plexus vésico-prostatique.
- **3° Lymphatiques ..** — Riche réseau sous-épithélial allant :.......
  - 1. Aux lymphatiques de la prostate.
  - 2. Aux lymphatiques superficiels du pli de l'aine.
- **4° Nerfs ..........**
  - 1. Urètre prostatique. Plexus hypogastrique.
  - 2. Urètre spongieux..
    - 1. Nerf périnéal superficiel.
    - 2. Nerf dorsal de la verge.
  - Il y a trois ordres de filets.......
    - 1. Moteurs.
    - 2. Sensitifs.
    - 3. Sympathiques vasculaires.
  - Avec ganglions sur leur trajet et corpuscules terminaux.

## II. — URÈTRE FÉMININ.

**LONGUEUR ET DIVISION......** 
{ 1. Beaucoup plus court que celui de l'homme.
{ 2. Obliquement dirigé en bas et en avant.

**RAPPORTS......**
- 1º Portion moyenne principale..
  - 1. En avant et sur les côtés.
    - 1. Plexus veineux de Santorini.
    - 2. Aponévrose de Carcassonne.
    - 3. Muscle transverse profond.
    - 4. Angle symphysien.
    - 5. Racines du clitoris.
  - 2. En arrière... | Triangle et cloison urétro-vaginale.
- 2º Col......... | Pôle antérieur du trigone vésical.
- 3º Méat........ | Aboutit à la vulve, au-dessous du tubercule vaginal.

**DESCRIPTION INTÉRIEURE...**
{ 1. Sinus muqueux ou lacunes de Morgagni.
{ 2. Glandes urétrales.

**STRUCTURE** (absence de couche vasculaire)........
- 1º Couche muqueuse..
  - 1. Chorion muqueux élastique et *papillaire*.
  - 2. Épithélium...
    - 1. Rangée superficielle de cellules prismatiques.
    - 2. Deux rangées profondes de cellules polyédriques.
  - 3. Glandes...... { Follicules et glandes en grappe (prostate femelle).
- 2º Couche musculaire. { Avec fibres longitudinales et circulaires lisses (sphincter lisse de l'urètre) (Voy. p. 181).

**VAISSEAUX.......**
- 1º Artères......
  - 1. Honteuse interne.
  - 2. Vésicale inférieure.
  - 3. Vaginale.
- 2º Veines.......
  - 1. Plexus vésicaux.
  - 2. Plexus vaginaux.
  - 3. Plexus miliaire.
- 3º Lymphatiques | Ganglions pelviens.

**NERFS............**
{ 1. Honteux interne.
{ 2. Plexus hypogastrique.

# 6. VERGE OU PÉNIS

**DÉFINITION**....... | C'est l'organe de la copulation chez l'homme.

**SITUATION**....... | Au-devant de la symphyse et au-dessus des bourses.

**DIRECTION**........
- 1. Oblique en haut et en avant.
- 2. Puis :........
  - 1. Verticale pendante à l'état de flaccidité.
  - 2. Ascendante dans l'érection.

**DIMENSIONS**.....
- 1. Repos : 10 centimètres.
- 2. Erection : 15 centimètres.

**DESCRIPTION ET RAPPORTS.**

**1° Corps cylindrique** .....
- 1. Faces........
  - 1. Supérieure... | Dos de la verge.
  - 2. Inférieure.... | Où l'on peut sentir la corde du canal de l'urètre.
- 2. Bords latéraux.... { Arrondis.

**2° Extrémité postérieure : racine de la verge.........**
- 1. Ligament suspenseur de la verge, triangulaire à sommet supérieur prépubien avec fibres descendantes........
  - 1. Moyennes, se fixant à l'albuginée des corps caverneux.
  - 2. Latérales, formant une sangle aux corps caverneux.
- 2. Ligament fibreux du pénis de Luschka. { Faisceaux conjonctifs épais et courts situés en arrière.

**3° Extrémité antérieure** ....
- 1. Gland : saillie conoïde ....
  - 1. Sommet ..... { Arrondi avec la fente du méat urinaire.
  - 2. Base........
    - Oblique en bas et en avant : couronne du gland et sillon balano-préputial.
  - 3. Surface externe ....
    - Lisse et unie avec le frein ou filet permettant au prépuce de découvrir le gland.
    - Latéralement sont les fossettes du filet.
- 2. Prépuce.....
  - Mamelon autour du gland.
  - 1. *Description*...
    - 1. Surface externe cutanée se continuant avec la peau du pénis.
    - 2. Surface interne, muqueuse, avec le frein ou filet.
    - 3. Circonférence balano-préputiale.
    - 4. Extrémité antérieure : orifice préputial qui, lorsqu'il est rétréci, donne le *phimosis* justiciable de la circoncision.
  - 2. *Cavité du prépuce*.....
    - Entre ce repli et le gland.
    - C'est là où s'amasse le smegma ou produit des glandes sébacées de la région.
  - 3. *Structure*.....
    - 1. Peau avec la muqueuse du gland et la muqueuse du prépuce......... { On y trouve les glandes de Tyson situées dans le sillon balano-préputial à sécrétion huileuse et forte.
    - 2. Couche dartoïque.
    - 3. Couche celluleuse.
    - 4. Couche musculeuse à dartos réfléchi.
    - 5. Peau.

## I. — ORGANES ÉRECTILES.

### I. — CORPS CAVERNEUX.

**DÉFINITION......** | Cylindres dorsaux juxtaposés comme les deux canons d'un fusil.

**DESCRIPTION.....**
- 1° Face supérieure dorsale..... } Avec la gouttière sus-caverneuse pour la veine dorsale profonde, l'artère et le nerf.
- 2° Face inférieure.. } Avec la gouttière sous-caverneuse pour le corps spongieux de l'urètre.
- 3° Faces latérales ... | Arrondies.
- 4° Extrémités...
  - 1. Antérieure... | Terminée en pointe à la base du gland où est le ligament antérieur des corps caverneux.
  - 2. Postérieure.. { Racines des corps caverneux terminées en pointe et reposant sur la branche descendante du pubis.

**STRUCTURE.......**
- 1° Enveloppe propre ou albuginée..
  - 1. Membrane blanchâtre, fibreuse. les entourant complètement.
  - 2. Formée d'un entre-croisement de faisceaux conjonctifs et élastiques.
  - 3. Cloison médiane qui les sépare; c'est une dépendance de l'albuginée et elle a un aspect fenêtré.
- 2° Système de trabécules.. { Se détachant de l'albuginée et formant les aréoles des corps caverneux où l'on a observé des fibres musculaires lisses.
- 3° Système d'aréoles.... { Communiquant toutes entre elles et revêtues d'une couche de cellules aplaties et minces : ce sont des capillaires spécialisés pour une fonction particulière.

### II. — CORPS SPONGIEUX (sur le plan inférieur du pénis).

**DESCRIPTION....**
- 1° Portion moyenne ou corps spongieux. { Est logée dans la gouttière médiane antéro-postérieure intercaverneuse. C'est un gros cylindre traversé par le canal de l'urètre.
- 2° Bulbe ou renflement postérieur du corps spongieux...
  - 1. Sommet...... { Angle de réunion des corps caverneux.
  - 2. Base { Raphé des muscles transverses du périnée.
  - 3. Face inférieure... { Aponévrose périnéale superficielle.
  - 4. Face supérieure.. { Aponévrose périnéale moyenne avec :........ { 1. Le muscle de Wilson. 2. Le muscle de Guthrie.
- 3° Gland........ | (Voy. p. 164.)

**STRUCTURE.......** | Albuginée mince entourant du tissu érectile.

## II. — ENVELOPPES DE LA VERGE.

**COUCHE CUTANÉE......** { Fine, mobile et foncée, recouverte de poils. On trouve seulement dans le derme des fibres conjonctives et élastiques.

**COUCHE MUSCULEUSE** (muscle péripénien de Sappey) ......... { Fibres musculaires lisses continuant le dartos pénien. Elle intervient dans l'érection en comprimant la veine dorsale.

**COUCHE CELLULEUSE ..** { Où sont les vaisseaux et les nerfs.

**COUCHE ÉLASTIQUE** (fascia penis)........ { C'est la gaine des organes érectiles répondant aux vaisseaux de ces corps par sa face profonde. Elle se continue avec le ligament suspenseur et est surtout formée par des fibres élastiques.

### III. — VAISSEAUX ET NERFS DE LA VERGE.

**ARTÈRES** ........

- 1° **Artères des enveloppes.**
  1. Artères honteuses externes.
  2. Artère périnéale superficielle.
  3. Artère dorsale de la verge.
- 2° **Artères des organes érectiles ...**
  1. **Corps spongieux..**
     1. Bulbe : artère transverse du périnée.
     2. Corps spongieux proprement dit : dorsale de la verge.
     3. Gland : dorsale de la verge.
  2. **Corps caverneux..**
     Artères caverneuses dirigées parallèlement et reliées par des anastomoses transversales avec arcade en avant.
- 3° **Terminaison des artères.**
  1. Réseau nourricier.
  2. Réseau fonctionnel ou érectile, aréolaire (bouquets érectiles d'Eckhard) avec l'orifice artério-aréolaire, possédant un sphincter élastique.

**VEINES** ...........

- 1° **Système superficiel .**
  Avec canal collecteur commun : la *veine dorsale superficielle de la verge*, s'anastomosant avec le réseau veineux abdominal.
- 2° **Système profond....**
  1. Veines du corps spongieux.
  2. Veines du gland avec le plexus rétrobalanique et la veine dorsale profonde.
  3. Veines du bulbe.
  4. Veines de la portion moyenne du corps spongieux.
  5. Veines des corps caverneux..
     1. Supérieures.
     2. Inférieures.
     3. Antérieures.
     4. Postérieures.
- 3° **Anastomoses entre les deux systèmes**
  Elles se font en arrière du gland, au niveau des origines des deux veines dorsales.

**LYMPHATIQUES.**

- 1° **Superficiels..**
  Réseau préputial d'où part le lymphatique dorsal superficiel collatéral de la veine dorsale se jetant dans les ganglions de l'aine.
  A signaler les flexuosités des lymphatiques de Marchant, destinées à disparaître au moment de l'érection.
- 2° **Profonds....**
  Forment deux réseaux sous-muqueux au niveau du gland et vont jusqu'aux plexus latéraux du frein de Panizza et enfin au lymphatique dorsal profond.

**NERFS ............**

- 1° **Enveloppes..**
  1. Plexus lombaire..... Branche génitale du génito-crural.
  2. Plexus sacré. Branche pénienne et périnéale inférieure du honteux interne.
- 2° **Organes érectiles ...**
  1. Plexus hypogastrique.
  2. Nerf dorsal de la verge...... Branches du honteux interne.
  3. Nerf périnéal superficiel..... 

# 7. PROSTATE

**DÉFINITION** ..... Glande impaire et médiane développée au niveau de la partie initiale de l'urètre.

**SITUATION** ......
1. Sous la vessie.
2. Au-dessus de l'aponévrose périnéale moyenne.
3. Derrière la symphyse.
4. En avant du rectum.

**FORME** ........... Cône aplati d'avant en arrière, à base vésicale.

**VOLUME** ......... Il y a deux stades d'accroissement.
1. Un au moment de la puberté.
2. Un au moment de la vieillesse (hypertrophie sénile des vieillards).

**POIDS** ........... 20-25 grammes.

**DESCRIPTION** .... Un lobe médian et deux lobes latéraux, le premier saillant dans l'urètre forme la luette vésicale de Lieutaud.

**RAPPORTS.**

**1° Rapports extérieurs : loge prostatique.**

1. Face antérieure .
  1. Symphysienne.
  2. Répondant...
    1. Aux ligaments pubo-vésicaux.
    2. Au plexus veineux de Santorini.

2. Face postérieure.
  1. Sillon vertical avec deux lobes, droit et gauche.
  2. Répondant au rectum dont elle est séparée par l'aponévrose prostato-péritonéale de Denonvilliers.

3. Faces latérales ...
  1. Aponévrose latérale à la prostate de Denonvilliers ou pubo-rectale.
  2. Releveur anal.
  3. Riches plexus vésico-prostatiques.
  Oblique en bas et en avant.

4. Base.........
  1. Région antérieure .. Répond au col vésical. On y trouve l'orifice postérieur de l'urètre et le sphincter vésical.
  2. Région moyenne.... C'est le lobe moyen plus ou moins développé.
  3. Région postérieure . Avec fossette pour les vésicules séminales et les canaux déférents.

5. Sommet ou bec......... Au-dessous de la symphyse.

**2° Rapports intérieurs, intrinsèques ..**
1. Urètre traversant obliquement la prostate en avant et en bas.
2. Canaux éjaculateurs.
3. Véru montanum et utricule prostatique.

**STRUCTURE** ......

1° Stroma...... Conjonctivo-musculaire lisse formant à la prostate une véritable coque de la face interne de laquelle partent un certain nombre de trabécules conjonctives divisant l'organe en loges et aboutissant à un noyau central.

2° Glandes......
  1. Description .. Ce sont des glandes en grappe au nombre de 30 à 40, de volume variable, dont les canaux excréteurs s'ouvrent par un petit orifice arrondi à la muqueuse urétrale, et dont deux plus gros s'ouvrent en arrière du véru montanum : ce sont les canaux principaux de la prostate.
  2. Structure.... Tissu conjonctif dense revêtu d'épithélium sécréteur avec deux couches de cellules........
    1. Superficielles cylindriques.
    2. Profondes, arrondies.

3° Vaisseaux ...
  1. Artères ......
    1. Vésicales inférieures.
    2. Hémorroïdales moyennes.
  2. Veines....... Vont aux plans vésico-prostatiques.
  3. Lymphatiques Naissant des culs-de-sac glandulaires et se soudant à un ganglion latéral du bassin.

4° Nerfs........ Plexus hypogastrique à filets terminaux inconnus.

**CALCULS PROSTATIQUES.** Concrétions arrondies et concentriques logées dans les culs-de-sac glandulaires.

**LIQUIDE PROSTATIQUE .** Laiteux et filant, se mélangeant au sperme.

# 8. GLANDES DE COWPER OU DE MÉRY
# OU BULBO-URÉTRALES DE GUBLER

**DESCRIPTION....** Ce sont de petites masses arrondies, situées en arrière de la base du bulbe.
Il y en a deux symétriquement disposées, variables comme grosseur d'un grain de mil à une petite noix.
Elles sont dans l'épaisseur du ligament de Carcassonne.

**RAPPORTS.......**
1° En haut...... | Loge prostatique.
2° En bas....... | Bulbe.
3° Latéralement | Faisceaux du transverse.

**TERMINAISON...** Orifices latéraux en bec de flûte de la face inférieure de la muqueuse urétrale (portion membraneuse).

**DISPOSITION.....** Ce sont des glandes en grappe avec lobes, lobules, acini et conduits excréteurs.

**STRUCTURE.....**
1° Acini........
1. Enveloppe conjonctive.
2. Cellules pyramidales avec croissants.

2° Tube excréteur..
1. Enveloppe propre conjonctivo-élastique.
2. Deux couches de fibres musculaires lisses.
1. Longitudinales.
2. Circulaires.
3. Épithélium à deux couches, granuleux.

## III. — ORGANES GÉNITAUX DE LA FEMME

# 1. OVAIRES

**DÉFINITION......** C'est la glande génitale essentielle de la femme, « testes muliebres ».

**SITUATION.......** Primitivement situés dans la région lombaire, en dedans du corps de Wolff, de chaque côté de la colonne vertébrale; ils descendent dès le 3° mois de la vie fœtale, pour venir finalement se loger au-dessus de la fossette sous-ovarienne de Claudius, dans la fossette ovarienne de Krause.

**NOMBRE..........** Il y en a normalement deux, mais on a signalé l'existence d'ovaires surnuméraires siégeant surtout au niveau de son bord antérieur.

**POIDS..............** 6 à 8 grammes chez l'adulte.

**VOLUME.........** Augmente dans ses trois diamètres jusqu'à l'âge adulte, devient double et même triple au moment de la menstruation, s'atrophie après la ménopause.

**COULEUR........**
1. Blanc rosé chez l'enfant.
2. Rouge chez l'adulte.

**ORIENTATION ...**
1. Horizontale pour les uns.
2. Verticale pour les autres.

**MOYENS DE FIXITÉ.....**
1° Ligament utéro-ovarien (ligament de l'ovaire)......
1. Arrondi.
2. Siégeant au bord libre de l'aileron postérieur.

2° Ligament tubo-ovarien (ligament de la trompe)......
Allant jusqu'à l'orifice abdominal de la trompe.

3° Ligament lombo-ovarien.
*Synonymie.*
1. Ligament rond supérieur de Rouget.
2. — infundibulo-pelvien de Henle.
3. — suspenseur de l'ovaire.
Formé de fibres musculaires lisses.

Ces ligaments n'empêchent pas l'ovaire de se mouvoir légèrement et même de présenter de véritables déplacements dans la grossesse et après l'accouchement.

**DESCRIPTION.....**
1. L'ovaire de la jeune fille est lisse et uni.
2. L'ovaire de l'adulte, fendillé et bosselé, avec :
1. Des follicules de Graaf proéminents.
2. Des cicatrices d'anciens follicules.
3. L'ovaire après la ménopause est très irrégulier : c'est l'ovaire sénile en noyau de pêche.

**RAPPORTS.**

- **1° Face supérieure.** | Répond à l'aileron supérieur du ligament large.
- **2° Face inférieure.** — Logée dans la fossette ovarienne ainsi limitée……
  - 1. En avant…. | Attache pelvienne du ligament large.
  - 2. En arrière… | Vaisseaux hypogastriques et uretère.
  - 3. En haut…… | Vaisseaux iliaques externes.
  - 4. En bas……. | Artère ombilicale.
- **3° Bord antérieur.** — Où s'attache l'aileron postérieur et véritable *hile* de l'organe; là s'arrête le péritoine suivant une ligne festonnée avec continuation de l'épithélium ovarien par l'endothélium de la séreuse.
- **4° Bord postérieur.**
  - 1. Libre.
  - 2. En rapport avec l'intestin.
- **5° Extrémité externe ou tubaire, ou supérieure…** — Recouverte par la trompe.
- **6° Extrémité interne ou utérine ou inférieure….** — Où s'insère le ligament utéro-ovarien.

**STRUCTURE.**

- **1° Substance médullaire, centrale ou bulbe……..**
  - 1. Rouge.
  - 2. Contractile.
  - 3. A artères hélicines.
  - 4. Avec tractus fibreux qui vont former autour de l'organe une enveloppe, fausse albuginée, fausse parce qu'elle est recouverte d'épithélium ovarien.
- **2° Substance corticale, périphérique..**
  - 1. Épithélium ovarien ou germinatif de Waldeyer… — Avec une seule couche de cellules cylindriques.
  - 2. Albuginée.
  - 3. Follicules de Graaf ou ovisacs ….
    - *Follicules primordiaux* avec la membrana granulosa entourant l'ovule et à laquelle s'ajoute la *theca folliculi* formée de deux couches……
      - 1. Une couche externe, fibreuse : la tunica fibrosa de Henle.
      - 2. Une couche interne molle : la tunica propria de Henle, avec le stigma, petite surface blanchâtre, là où les vaisseaux font défaut. Enfin la membrane propria de Waldeyer.
    - A un stade plus avancé de l'évolution du follicule, on observe : ……
      - 1. Le cumulus ovigère ou proligère à la face interne du follicule.
      - 2. Le liquide folliculaire.
  - 4. Corps jaunes.
    - C'est le follicule transformé après sa déhiscence au niveau du stigma. Ils sont formés de petites cellules fusiformes et de grosses cellules volumineuses avec granulations graisseuses, mais ces corps jaunes n'ont qu'une existence temporaire.
    - Il faut distinguer : ……..
      - 1. Les corps jaunes vrais ou de la grossesse, disparaissant avec elle.
      - 2. Les corps jaunes faux, petits et dont la régression se fait en six à huit semaines.

**VAISSEAUX.**

- **1° Artères………..**
  - Artère ovarienne, branche de l'aorte abdominale, s'anastomosant à plein canal avec l'utérine sans qu'il soit facile d'assigner une limite respective à ces deux vaisseaux.
  - Cette branche fournit……
    - 1. L'artère tubaire externe.
    - 2. Les artères hélicines qui se terminent sur les parois des follicules.
- **2° Veines ………**
  - 1. Nombreuses.
  - 2. Irrégulières.
  - 3. Très anastomosées.
  - 4. Signalons :….
    - 1. Le bulbe de l'ovaire, formation érectile au niveau du hile.
    - 2. Le plexus pampiniforme.
    - 3. La veine utéro-ovarienne s'ouvrant :
      - 1. A droite dans la veine cave inférieure.
      - 2. A gauche dans la veine rénale.
- **3° Lymphatiques..**
  - Riche réseau périfolliculaire de His.
  - Ils aboutissent aux ganglions lombaires sous-rénaux.

**NERFS…………..** — Plexus ovarien avec………..
- 1. Fibres de Remak.
- 2. Fibres à myéline.

# 2. TROMPES OU OVIDUCTES, OU TROMPES DE FALLOPE

**DÉFINITION......** | Conduits allant de l'extrémité externe de l'ovaire à l'angle de l'utérus.

**SITUATION.......** | Aileron supérieur du ligament large.

**DIRECTION......**
Anse à concavité postéro-interne entourant l'ovaire.
Rectiligne, puis flexueuse.

**DIMENSIONS......**
1. Longueur.... | 10-12 centimètres.
2. Diamètre..... | 2-8 millimètres.

**MOYENS DE FIXITÉ......**
1. Continuation avec l'utérus.
2. Feuillets du ligament large qui les contiennent.
3. Ligament tubo-ovarien.

## I. — PORTION UTÉRINE, INTERSTITIELLE.

**DESCRIPTION....**
Entre les bords supérieur et latéral de l'utérus.
L'ostium uterinum est l'orifice de pénétration de la trompe dans l'utérus.

## II. — CORPS.

**DÉFINITION......** | Va du ligament rond au ligament de l'ovaire.

**DESCRIPTION....**
1. Isthme en dedans, c'est la portion rétrécie.
2. Ampoule en dehors, flexueuse et mal calibrée.

## III. — PAVILLON.

**DÉFINITION......**
Entonnoir regardant en bas, en arrière et en dedans.
C'est lui qui, mobile, va au-devant de l'ovule à la rupture d'une vésicule de De Graaf.

**DESCRIPTION....**

1° **Face externe.**
1. Lisse et blanchâtre.
2. Recouverte par le péritoine viscéral.

2° **Face interne.**
1. Rosée.
2. Tapissée de muqueuse.

3° **Sommet .....** Avec l'ostium abdominale. Orifice de communication entre la séreuse péritonéale et le segment utéro-vaginal, communication de haute importance en pathologie. (Propagation des infections.)

4° **Base........**
Festonnée avec *franges* lancéolées dont une est plus grande que les autres.
C'est la *frange ovarique* sur le ligament tubo-ovarien, sillon allant en ligne droite de l'ovaire à l'ostium abdominale.
Signalons l'existence de pavillons surnuméraires ou accessoires.

**ASPECT INTÉRIEUR ....**
1. Absence de valvules.
2. Présence de plis longitudinaux de grandeur variable, souvent très nombreux, et dont le but est de ralentir la marche des deux éléments mâle et femelle.

**STRUCTURE......**

1° **Tunique séreuse ....** Dépendance des ligaments larges formant le méso de l'organe méso-salpinx.

2° **Tunique musculeuse.**
1. Fibres circulaires s'arrêtant à l'ostium abdominale.
2. Fibres longitudinales...
  1. Externes ou principales.
  2. Internes de Williams.

3° **Tunique muqueuse..** Redevable de la présence des plis longitudinaux mentionnés plus haut.
1. Chorion muqueux conjonctivo-musculaire lisse.
2. Épithélium avec seule rangée de cellules prismatiques à cils vibratiles.
Cette muqueuse se continue avec la muqueuse utérine

**VAISSEAUX.......**

1° **Artères......**
1. **Utérine......** | Donnant l'artère tubaire interne.
2. **Ovarienne ...** | Donnant l'artère tubaire externe.
Ces deux branches formant l'*arcade sous-tubaire* d'où partent.......
  1. Des rameaux tubaires ascendants.
  2. Des rameaux ovariens descendants.

2° **Veines.......** Formant un réseau à larges mailles allongées dans le méso-salpinx.

3° **Lymphatiques .......** Ils aboutissent aux ganglions lombaires.

**NERFS.............**
Plexus péri-artériel à fibres de Remak, mais dont on ne connaît pas encore la terminaison.

———————

# 3. UTÉRUS OU MATRICE

**DÉFINITION** ...... | C'est l'organe de la gestation.

**SITUATION** ........ | Partie moyenne de l'excavation pelvienne, entre la vessie et le rectum.

**FORME** ........... | Cône tronqué aplati d'avant en arrière.

**DIVISION** ......... { 1. Portion supérieure : corps....... } Toutes deux séparées par l'isthme. { 2. Portion inférieure : col...........

**NOMBRE** .......... Organe unique médian, symétrique. Toutefois, on peut rencontrer, à titre d'anomalies, des utérus bifide ou bicorne avec un ou deux vagins : ce sont des arrêts embryologiques marquant un stade normal d'arrêt chez les vertébrés inférieurs.

**DIRECTION** ........
- 1° **Direction de l'utérus** .... (Abstraction faite des parois de l'excavation.) Le corps et le col sont fléchis : l'angle d'incurvation de l'utérus est de 15° environ.
- 2° **Direction par rapport à l'excavation pelvienne** .. Les divergences abondent : On tend à admettre aujourd'hui que chez la vierge, en station verticale, dans un état de moyenne distension de la vessie et du rectum, le corps utérin est horizontal, couché sur la vessie. Cette formule varie avec l'âge, les grossesses et l'état de santé du sujet.

**DÉPLACEMENTS.**
- 1° **Flexions** ..... { 1. Anté- et rétroflexion. { 2. Latéro-flexion droite ou gauche.
- 2° **Versions** .... { 1. Anté- et rétroversion. { 2. Latéro-version droite ou gauche.
- 3° **Torsions** ..... | Dextro- ou lévotorsion.

**POIDS** ............. | 40-50 grammes.

**DIMENSIONS** ......
- 1. **Nullipares**... { 1. Longueur : 7 centimètres. { 2. Largeur : 4 centimètres.
- 2. **Multipares**... { 1. Longueur : 8 centimètres. { 2. Largeur : 5 centimètres.

**CONSISTANCE** .... { 1. Ferme. { 2. Molle chez les utérus post-gravides, d'où le danger des perforations au cours du curettage dans le cas d'infection puerpérale.

## I. — MOYENS DE FIXITÉ : LIGAMENTS UTÉRINS.

### I. — LIGAMENTS LARGES.

**DIRECTION** ........ Ils vont des bords latéraux de l'utérus aux parois de l'excavation pelvienne, divisant la cavité pelvienne en deux loges...... { 1. Antérieure... | Cavum pré-utérin. { 2. Postérieure .. | Cavum rétro-utérin.

**DESCRIPTION** ....
1. Face antérieure ou vésicale.
2. Face postérieure ou rectale.
3. Bord supérieur ou tubaire.
4. Bord inférieur pelvien (ouvert).
5. Bord externe. { 1. Libre en haut. { 2. Adhérent en bas.
6. Bord interne, s'insérant au niveau des deux lèvres, antérieure et postérieure, de l'organe.

### AILERONS.

**DESCRIPTION** ....
1. Aileron antérieur ou du ligament rond.
2. Aileron moyen ou supérieur ou de la trompe.
3. Aileron postérieur ou ovarien.
Mais les ligaments larges renferment encore : ........ { 1. Les artères ovarienne et utérine. { 2. Les lymphatiques. { 3. L'uretère. { 4. L'organe de Rosenmüller.

**STRUCTURE** ......
1. Deux feuillets séreux superposés, le postérieur descendant beaucoup plus bas que l'antérieur.
2. Fibres musculaires rouges de Rouget émanant des fibres utérines.
3. Tissu cellulo-vasculaire interposé.

II. — LIGAMENTS RONDS.

| | |
|---|---|
| **FORME**............. | D'abord aplatie, puis cylindrique. |
| **ORIGINE**........... | Partie antéro-latérale de l'utérus au-dessous de la trompe. |
| **DIRECTION**........ | Oblique en avant et en dehors. |
| **TERMINAISON**.... | Grandes lèvres de la femme. |

**DIVISION ET RAPPORTS**........

1° **Portion pelvienne** ..
1. Cylindrique.
2. Dans le ligament large.
3. Vessie en avant.
4. Ovaire en arrière.
5. Tissu cellulaire en bas.

2° **Portion iliaque**.....
1. Va du détroit supérieur à l'orifice interne du canal inguinal.
2. Croise la veine iliaque externe et l'artère.
3. Courbe embrassant l'artère épigastrique.

3° **Portion inguinale** ..
Avec tractus se fixant aux parois du canal.

4° **Portion vulvaire**....
Où le ligament se résout en une multitude de fibrilles en éventail ou en pinceau.

**Remarque**......
Le péritoine qui, chez le fœtus, accompagne le ligament jusque dans le canal inguinal, forme, à ce niveau, ce qu'on appelle le *canal de Nück*, homologue du canal péritonéo-vaginal de l'homme.

**STRUCTURE**......

1° Fibres musculaires lisses.
2° Fibres striées.
3° Artère du ligament rond, branche de l'épigastrique.
4° Veines venant du plexus péri-utérin et très développées au moment de la grossesse.
5° **Lymphatiques** ....... Vont :... { 1. Aux ganglions iliaques. 2. Aux ganglions inguinaux.
6° Nerfs......... Filet génital du génito-crural.

III. — LIGAMENTS UTÉRO-SACRÉS (replis de Douglas).

**DESCRIPTION**.....
Ils s'attachent en arrière à la face antérieure du sacrum, et lorsqu'ils montent plus haut pour s'attacher aux vertèbres lombaires, on les appelle ligaments utéro-lombaires d'Huguier.
Ils limitent le cul-de-sac de Douglas.

**STRUCTURE**......
1. Deux feuillets péritonéaux, emprisonnant des fibres musculaires lisses.
2. Vaisseaux et veines très nombreuses.
3. Filets nerveux, venant du plexus hypogastrique.

## II. — DESCRIPTION INTÉRIEURE DE L'UTÉRUS.

**INTÉRIEUR DU CORPS**............
Triangulaire.
1° **Faces antérieure et postérieure** .
Avec raphé médian.

2° **Bords supérieur et latéraux**....
1. Curvilignes chez la vierge.
2. Droits chez la multipare.

3° **Angles**.......
Avec trois orifices munis de repli muqueux, mais sans valvule véritable.

**INTÉRIEUR DU COL**.................
Fusiforme.
1° **Faces**........
Présentant des saillies latérales obliques en haut et en dehors, représentant les nervures d'une feuille : c'est l'*arbre de vie*, dont les deux saillies verticales ne se superposent pas, mais se juxtaposent.

2° **Bords**........ Concaves en dedans.

3° **Orifices**......
1. Interne, répondant à l'isthme.
2. Externe.

**DIMENSIONS**......
1° **Diamètre vertical**.....
5 centimètres à 5 centimètres et demi; le col mesurant 2 à 3 centimètres.

2° **Diamètre transversal**.
Moitié du diamètre vertical.

3° **Capacité**..... 3 à 6 centimètres cubes.

**STRUCTURE.**

**1° Séreuse.**

C'est le péritoine pelvien formant :
- 1. En avant :... Le cul-de-sac antérieur, vésico-utérin.
- 2. En arrière :... Le cul-de-sac postérieur, recto-vaginal, ou cul-de-sac de Douglas, limité par les replis de Douglas.

Le péritoine recouvre toute la portion sus-vaginale de l'utérus, à l'exception des bords latéraux et de la face antérieure du col, et il adhère intimement à la musculeuse sur tout le plan médian : ailleurs, se trouve du tissu cellulaire sous-péritonéal ou paramétrique de Virchow.

**2° Musculeuse.**

Elle forme le muscle utérin.

1. Disposition des fibres musculaires.
- 1. Couche externe....
  - 1. Fibres longitudinales en forme de fer à cheval dont la partie moyenne embrasse le fond de l'organe : c'est le *faisceau ansiforme de Hélie*, ou fibres en $\Sigma$.
  - 2. Fibres transversales sous-jacentes allant d'un bord transversal à l'autre et formant en arrière les faisceaux ou ligaments utéro-sacrés.
- 2. Couche moyenne...
  - Ou plexiforme, par suite de la disposition enchevêtrée des faisceaux musculaires qui limitent des orifices ou *sinus utérins*, ligatures vivantes de Pinard, qui jouent un si grand rôle au moment de la délivrance.
- 3. Couche interne.....
  - On y trouve, comme dans la première couche...
    - 1. Des fibres longitudinales en $\Sigma$.
    - 2. Des fibres transversales sous-jacentes : c'est le sphincter de l'isthme.

2. Histologie.... Fibres musculaires lisses plongeant dans une gangue conjonctive avec tissu élastique.

**3° Muqueuse.**

1. Corps.......
- 1. De coloration rosée.
- 2. Très adhérente.
- 3. Friable.
- 4. Épaisse de 1-2 millimètres.
- 1° Épithélium .. Formé d'une seule couche de cellules allongées prismatiques ciliées.
- 2° Chorion muqueux... Formé de tissu conjonctif embryonnaire avec cellules arrondies et anastomosées par des prolongements protoplasmiques : cellules embryoplastiques de Robin.
- 3° Glandes en tubes ...... Irrégulières, plongeant perpendiculairement dans la muqueuse, et à cellules ciliées.

2. Col..........
- 1. Muqueuse plus pâle.
- 2. Moins épaisse.
- 3. Plus consistante.
- 1° Épithélium .. A type cylindrique cilié, mais élevé, entre lesquelles sont des cellules caliciformes. En bas, l'épithélium est à type épidermique comme celui du vagin.
- 2° Chorion muqueux... Possède plus d'éléments fibrillaires et moins d'éléments cellulaires.
- 3° Glandes .....
  - 1. Au nombre de 10 000.
  - 2. Simples ou ramifiées.
  - 3. Présentant une membrane enkystée tapissée d'une seule couche de cellules caliciformes.

**4° Œufs de Naboth.** Les œufs de Naboth, qu'on y rencontre quelquefois et qu'on avait pris pour des ovules, ne sont en réalité que de simples productions kystiques.

### III. — MODIFICATIONS PHYSIOLOGIQUES DE L'UTÉRUS.

**PENDANT LA MENSTRUATION.**
1. Il y a une sorte d'érection utérine (Rouget).
2. Les lèvres du col se ramollissent.
3. Hyperémie de la muqueuse qui laisse perdre un sang noir et visqueux.

**PENDANT LA GROSSESSE ....**
Il y a une hypertrophie dite *gravidique* des trois tuniques.
1. Séreuse qui ne change pas de structure.
2. Musculeuse avec apparition de fibres musculaires nouvelles dans les six premiers mois qui suivent la fécondation.
3. Muqueuse ou caduque.
  1. Disparition de l'épithélium cylindrique et de celui des glandes.
  2. Exagération des culs-de-sac glandulaires.
  3. Multiplication des assises cellulaires du chorion muqueux.
    1. Cellules rondes dans les couches superficielles.
    2. Cellules à aiguilles dans les couches profondes.

**PENDANT L'ACCOUCHEMENT ..**
1° Corps .......
1. La partie superficielle de la muqueuse tombe, d'où son nom de caduque.
2. La partie profonde reste adhérente à la musculeuse, et grâce à elle se fera le travail de reconstitution d'une durée de trois semaines environ.

2° Col .........
Il y a peu de modifications sur la muqueuse du col : on y trouve, par sécrétion des glandes, le bouchon gélatineux muqueux de la grossesse.

**TUNIQUE MUSCULEUSE APRÈS L'ACCOUCHEMENT.**
Le retour à l'état normal vient non d'une disparition des fibres musculaires, mais d'une atrophie des éléments musculaires.

### IV. — VESTIGES EMBRYONNAIRES DE L'ORGANE GÉNITAL DE LA FEMME.

#### I. — CORPS DE ROSENMÜLLER, OU EPOVARIUM DE HIS, OU ÉPOOPHORE DE WALDEYER.

**DESCRIPTION ....**
Situé dans l'aileron supérieur du ligament large et formé d'un canal : le canal de l'époophore, où viennent s'ouvrir 12-20 canalicules faisant vaguement ressembler cet organe à un peigne.

#### II. — PAROVARIUM.

**DESCRIPTION .....**
Petits grains jaunâtres de l'aileron supérieur du ligament large, en dedans du corps de Rosenmüller.

#### III. — HYDATIDE PÉDICULÉE DE MORGAGNI.

**DESCRIPTION .....**
Vésicule piriforme appendue:
1. A une frange du pavillon.
2. Au bord externe de l'aileron supérieur.

#### IV. — CANAL DE GARTNER.

**DESCRIPTION .. ...**
Deux conduits latéraux qui viennent, parallèlement à l'utérus et au vagin, s'ouvrir près du méat urinaire.

**SIGNIFICATION DE CES VESTIGES.**
Ce sont des restes du corps ou du canal de Wolff.

## V. — VAISSEAUX ET NERFS DE L'UTÉRUS.

**ARTÈRES.**

1° Utérine......
Branche de l'hypogastrique, donnant l'artère tubaire interne, et présentant des rapports importants au niveau du col où l'utérine fait une crosse à concavité supéro-externe, placée immédiatement en avant de l'uretère qui la croise obliquement en bas et en dedans. Cette remarque est d'une grande importance pour l'hystérectomie vaginale. Cette artère monte ensuite le long des bords de l'utérus, affectant une disposition hélicine, et donne des branches horizontales s'atténuant à mesure qu'on se rapproche de la ligne médiane, ce qui fait que la section médiane de l'utérus est presque exsangue.

Parmi ces rameaux, il y en a :..........
1. D'externes pour la couche musculaire superficielle.
2. D'internes pour la couche musculaire profonde.

Enfin, au niveau de l'union du corps et du col, est le *cercle artériel d'Huguier*.

2° Ovarienne.... | Branche de l'aorte abdominale.

3° Du ligament rond........ Branche de l'épigastrique, remontant jusqu'à l'angle externe de l'utérus.

**VEINES.**
Elles convergent toutes, avalvulées, vers les gros canaux et la tunique moyenne (sinus utérins), puis latéralement sont les plexus utérins, d'où partent..................
1. Les veines utérines qui vont à la veine hypogastrique.
2. Les veines qui forment le plexus pampiniforme, utéro-ovarien.
3. Les veines du ligament rond.

**LYMPHATIQUES.**

1° Lymphatique de la séreuse. Formant un riche réseau sous-endothélial.

2° Lymphatique de la musculeuse.. Formant trois plans répondant aux trois plans de fibres musculaires.

3° Lymphatique de la muqueuse .. Naissant d'un système de fentes communiquant avec les gaines lymphatiques périvasculaires.

De là, les lymphatiques forment un réseau sous-séreux périphérique d'où partent ..............
1. Les lymphatiques supérieurs qui vont se jeter dans les ganglions lombaires.
2. Les lymphatiques inférieurs qui vont se jeter dans les ganglions situés à l'angle de bifurcation de l'iliaque primitive.
3. Les lymphatiques du ligament rond allant aux ganglions iliaques externes et du pli de l'aine.

Signalons pour mémoire le petit ganglion lymphatique de Lucas-Championnière, situé à la partie postéro-externe du col et que beaucoup d'auteurs considèrent comme un pelotonnement de lymphatiques.

**NERFS.**

1° Plexus hypogastrique.
2° Troisième et quatrième nerfs sacrés..
Contribuent à former le plexus latéro-cervical ou fondamental de l'utérus, qui peut être remplacé par le ganglion de Franckenhäuser.

Ses filets terminaux se font dans les trois couches, par des fibres à myéline et de Remak et probablement par des plaques motrices.

3° Sympathique.
1. Plexus utérin venant du plexus hypogastrique.
2. Plexus utéro-ovarien, venant du plexus lombo-aortique.

# 4. VAGIN

**DÉFINITION**....... | Conduit musculo-membraneux allant de l'utérus à la vulve.

**SITUATION**....... | Dans le bassin, entre la vessie en avant et le rectum en arrière.

**DIRECTION**....... Oblique en bas et en avant, mais à axe plus vertical que celui de l'urètre et faisant avec celui de l'utérus un angle ouvert en avant de 100° environ.

**FORME**........... Cylindrique, aplatie d'avant en arrière avec latéralement deux fentes perpendiculaires à la première, dessinant assez bien un grand H.

**DIMENSIONS**......
1. Longueur : 6-7 centimètres, variable d'ailleurs suivant qu'il s'agit de vagins longs ou de vagins courts.
2. Calibre : non uniforme ; augmentant de bas en haut.

**MOYENS DE FIXITÉ**......
1. Attache au col utérin.
2. Connexions périnéo-vulvaires.
3. Vessie en avant, rectum en arrière.

**DESCRIPTION.**

**1° Surface extérieure......**

1. Face antérieure ..
   1. Cloison vésico-vaginale.
   2. Cloison urétro-vaginale.
2. Face postérieure .
   1. Cul-de-sac recto-vaginal.
   2. Cloison recto-vaginale.
3. Bords latéraux..... Plexus vaginal répondant....
   1. A la partie inférieure des ligaments larges.
   2. Au tissu cellulaire de l'excavation pelvienne.
   3. À l'aponévrose périnéale supérieure.
   4. Au releveur.
   5. Au bulbe du vagin.

**2° Surface intérieure......**

1. Colonnes du vagin....... Dont l'antérieure se termine par le tubercule vaginal, immédiatement sous-jacent au méat urinaire. Comme pour le col utérin, les deux colonnes du vagin sont non pas superposables, mais juxtaposables.
2. Rides transversales. Ou plis du vagin diminuant de hauteur quand on s'éloigne de la vulve.
3. Trigone vaginal de Pawlick...... Répondant au trigone vésical de Lieutaud.

**3° Extrémité supérieure.....**

Synonymie......
1. Ampoule vaginale.
2. Voûte du vagin.
3. Fornix.
4. Cul-de-sac du vagin.

Rigole circulaire formée des quatre culs-de-sac suivants..
1. Cul-de-sac antérieur.... Peu profond, répondant au bas-fond de la vessie.
2. Cul-de-sac postérieur... Plus profond, répondant au cul-de-sac recto-vaginal. (Le péritoine descend à ce niveau au-dessous de l'insertion du vagin sur le col.)
3. Culs-de-sac latéraux..... Présentant d'importants rapports avec l'uretère et la crosse de l'utérine.

**4° Extrémité inférieure......** C'est l'orifice vulvo-vaginal (Voy. p. 178).

**STRUCTURE......**

1° Couche conjonctive .. Confondue avec le tissu cellulaire des régions voisines.

2° Couche musculeuse ..
1. Fibres longitudinales.
2. Fibres circulaires formant.
   1. Le sphincter lisse du vagin.
   2. Le constricteur profond du vagin.

3° Couche muqueuse (épaisse de 1 millimètre).
1. Chorion muqueux avec fibres élastiques abondantes et papilles vasculaires coniques.
2. Epithélium pavimenteux stratifié.
3. Les glandes qu'on y a rencontré sont des glandes erratiques du col, mais il n'y en a pas normalement.

**VAISSEAUX......**

1° Artères......
1. Principale.... Artère vaginale, branche de l'hypogastrique.
2. Secondaire...
   1. Utérine.
   2. Vésicale inférieure.
   3. Hémorroïdale moyenne.
   4. Honteuse interne.

2° Veines....... | Plexus vaginal se rendant à la veine hypogastrique.

3° Lymphatiques
1. Supérieurs.. Vont aux ganglions de bifurcation de l'iliaque primitive.
2. Moyens ..... Vont aux ganglions latéraux du bassin.
3. Inférieurs .... Vont aux ganglions de la vulve et du pli de l'aine.

**NERFS...........** | Filets du plexus hypogastrique, à terminaison inconnue.

# 5. VULVE

**DÉFINITION**....... | Ensemble des organes génitaux externes de la femme.

## I. — FORMATIONS LABIALES.

### I. — MONT DE VÉNUS (pénil).

**DESCRIPTION ET RAPPORTS..**
- Saillie plus ou moins proéminente.
- 1. Au-devant de la symphyse.
- 2. Se continuant avec la paroi et les grandes lèvres.
- 3. Couverte de poils.

**STRUCTURE**......
- 1. Peau.
- 2. Amas cellulo-graisseux.
- 3. Lames élastiques.

**VAISSEAUX**.......
- 1° **Artères**...... | Honteuses externes.
- 2° **Veines**...... | Se jettent dans la fémorale ou la saphène interne.
- 3° **Lymphatiques** | Vont aux ganglions de l'aine.

**NERFS**............. | Branches génitales du génito-crural.

### II. — GRANDES LÈVRES.

**DESCRIPTION ET RAPPORTS......**

- 1° **Face externe.**
  - 1. Crurale avec le sillon génito-crural.
  - 2. Recouverte de poils.
- 2° **Face interne.**
  - 1. Regardant la face interne de sa congénère.
  - 2. Avec le sillon labial.
- 3° **Bord supérieur..** Relié aux branches ischio-pubiennes.
- 4° **Bord inférieur...** Arrondi, couvert de poils.
- 5° **Extrémités..** Commissures de la vulve......
  - 1. Antérieure... | Arrondie.
  - 2. Postérieure... C'est la fourchette, avec, au-dessus, la fossette naviculaire.

**STRUCTURE......**

- 1° **Peau**........ | Pigmentée et poilue.
- 2° **Fibres musculaires lisses**...... Dartos labial.
- 3° **Couche de tissu cellulaire avec fibres élastiques...** C'est le sac élastique de Sappey, où se termine en pinceau le ligament rond.

**VAISSEAUX. ....**

- 1° **Artères**......
  - 1. Honteuses externes.
  - 2. Artère périnéale inférieure.
- 2° **Veines**...... Vont........
  - 1. A la veine fémorale.
  - 2. A la honteuse interne.
  - 3. Au plexus vaginal.
- 3° **Lymphatiques** | Vont aux ganglions de l'aine.

**NERFS**............ | Branche périnéale du honteux interne.

### III. — PETITES LÈVRES (nymphes).

**DESCRIPTION ET RAPPORTS**

- 1° **Face externe..** | Avec le sillon labial les séparant des grandes lèvres.
- 2° **Face interne** vulvaire.
- 3° **Bord supérieur.** | Fixé au bulbe du vagin.
- 4° **Bord inférieur.**
  - 1. Mince.
  - 2. Irrégulier.
  - 3. Flottant.
- 5° **Extrémités ...**
  - 1. **Antérieure ..** Avec deux prolongements...
    - 1. Postérieur, qui forme le frein du clitoris.
    - 2. Antérieur, qui forme le capuchon ou prépuce, qui, chez certaines femmes, peut acquérir une grande longueur (Tablier des Hottentotes).
  - 2. **Postérieure ..** | Allant rarement jusqu'à la commissure postérieure.

STRUCTURE .....
- 1° Couche tégumentaire . { Qui forme la transition entre la peau et la muqueuse.
- 2° Couche cellulo-élastique ... } Entre les deux feuillets tégumentaires.
- 3° Glandes ...... | Assez nombreuses, sécrétant le smegma préputial.

VAISSEAUX.......
- 1° Artères ..... | (Voy. *Grandes lèvres*, p. 177.)
- 2° Veines... .... | Très développées.
- 3° Lymphatiques | Vont aux ganglions de l'aine.

NERFS ........ ..... | Branche périnéale du honteux interne.

## II. — ESPACE INTERLABIAL (canal vulvaire).

DÉFINITION....... | C'est l'orifice d'entrée des voies vaginales.

DESCRIPTION ....

- 1° Vestibule.... Surface triangulaire située entre les grandes lèvres et le clitoris et où se trouve le méat urinaire. Entre le clitoris et le méat est la bride musculaire du vestibule de Pozzi, très mince, en forme d'Y renversé.

- 2° Méat urinaire
  1. Orifice arrondi médian.
  2. En arrière du vestibule.
  3. Au-dessous : tubercule vaginal (important pour le cathétérisme à couvert).

- 3° Orifice inférieur ou hymen ou membrane virginale . .

  Cloison limitant les deux conduits vaginal et vulvaire.

  1. Description..
     1. Face externe. { S'applique sur la vulve.
     2. Face interne.. | Vaginale.
     3. Bord libre... { Mince et irrégulier.
     4. Bord adhérent ... { Avec le sillon et les fossettes vulvo-hyménéales.

  2. Variétés morphologiques
     1. Hymen falciforme, semi-lunaire.
     2. Hymen frangé.
     3. Hymen bilabié.
     4. Hymen biperforé.
     5. Hymen cribriforme.

  3. Anomalies ... { Sont d'une grande importance en médecine légale.

  4. Structure.... {
     1. Repli muqueux.
     2. Couche interposée conjonctivo-élastique.

  5. Caroncules myrtiformes. { Ce sont les restes cicatriciels de l'hymen, déchiré au moment du premier coït. Elles forment de petites tumeurs mamelonnées et flottantes.

# 6. ORGANES ÉRECTILES

## I. — CLITORIS.

**DÉFINITION......** | C'est l'homologue du pénis de l'homme.

**DIMENSIONS .....** | 60 millimètres dont 6-7 pour le gland.

**DESCRIPTION ...** *Corps du clitoris....* Organe cylindroïde résultant de l'union de deux racines latérales coniques de la loge inférieure du périnée, décrivant une courbe avec formation d'un angle clitoridien et se terminant par le gland. Il présente également un ligament suspenseur.

**RAPPORTS.......**
- 1° **Portion profonde ...** Située au-dessus des grandes lèvres.
- 2° **Portion libre.** Recouverte par le capuchon ou prépuce où l'on trouve, comme chez l'homme : 1. Une cavité préputiale. 2. Un frein.

**STRUCTURE......**
- 1° **Corps caverneux..** Formés d'une albuginée entourant un tissu érectile.
- 2° **Gland ......** C'est un noyau conjonctif, mais non érectile.
- 3° **Prépuce .....** Feuillet cutanéo-muqueux.

**VAISSEAUX......**
- 1° **Artères.....** 1. Artères caverneuses. 2. Artères dorsales du clitoris.
- 2° **Veines ......**
  - 1. Supérieures.. Aboutissant aux veines dorsales superficielles et profondes.
  - 2. Inférieures .. Aboutissant au plexus intermédiaire de Kobelt.
  - 3. Antérieures.. Vont aux veines dorsales.
  - 4. Postérieures . Vont aux veines bulbeuses et de Santorini.

**NERFS............** Ce sont les nerfs dorsaux du clitoris venant du honteux interne et se terminant par des corpuscules nerveux ordinaires et spéciaux dits *corpuscules de la volupté de Singer.*

## II. — BULBES DU VAGIN.

**DÉFINITION .....** | Corps érectiles des parties latérales de l'urètre et du vagin.

**DIMENSIONS.....** | Longueur : 30-35 millimètres.

**CONFORMATION EXTÉRIEURE ET RAPPORTS..**
- 1° **Face externe.** | En rapport avec les branches ischio-pubiennes.
- 2° **Face interne.** Embrassant. ... 1. Le canal de l'urètre. 2. L'orifice inférieur du vagin.
- 3° **Bord antérieur...** Répondant aux petites lèvres.
- 4° **Bord postérieur..** Uni au ligament de Carcassonne.
- 5° **Extrémités...**
  - 1. Antérieure (sommet)... Effilée, entre le clitoris et le méat urinaire : c'est là qu'est le riche réseau veineux intermédiaire de Kobelt.
  - 2. Postérieure (base) ...... Arrondie, en rapport avec la fosse naviculaire.

**STRUCTURE......** | Organe érectile imparfait.

**VAISSEAUX ......**
- 1° **Artères......** | Artère bulbeuse, branche de la honteuse interne.
- 2° **Veines.......** Réseaux superficiel et profond, communiquant avec les réseaux du voisinage.

**NERFS............** Ils aboutissent.. 1. Aux vaisseaux. 2. Aux fibres musculaires.

# 7. GLANDES GÉNITALES ANNEXES DE LA FEMME

## I. — GLANDES URÉTRALES ET PÉRI-URÉTRALES OU PROSTATE FEMELLE.

**DISPOSITION......** { Elles s'ouvrent à la face inférieure de l'urètre, disposées parallèlement sur toute l'étendue du canal.

**STRUCTURE......** { Masses épithéliales arrondies, simples ou lobulées avec cellules sphériques ou allongées séparées par des cellules pavimenteuses et prismatiques.

**CANAUX JUXTA-URÉTRAUX DE SKENE** (1886). ) Homologues des canaux de Gardner et siégeant dans la région du vestibule avoisinant l'urètre.

## II. — GLANDE VULVO-VAGINALE DE HUGUIER OU DE BARTHOLIN.

**SITUATION........** | Partie latéro-postérieure du vagin.

**DESCRIPTION ....** { Petites chez l'enfant, elles s'accroissent au moment de la puberté et sont ovoïdes, aplaties transversalement.

**RAPPORTS........**
- 1° Faces .......
  - 1. Face interne. | Vagin.
  - 2. Face externe. { 1. Bulbe du vagin excavé. 2. Faisceaux du constricteur, rétro-vaginaux.
- 2° Canal excréteur.. { Oblique en bas, en avant et en dedans; s'ouvrant dans le sillon séparant les petites lèvres de l'hymen.

**STRUCTURE......**
- 1° Glandes en grappe..... { Divisées en lobes, lobules et acini, avec épithélium caliciforme.
- 2° Canal excréteur.. { Épithélium prismatique stratifié, puis pavimenteux stratifié.

**VAISSEAUX .....**
- 1° Artères ... . | Honteuse interne.
- 2° Veines ...... | Plexiformes. *Plexus veineux bulbo-vaginaux.*
- 3° Lymphatiques | Ganglions latéro-rectaux.

**NERFS............** | Filet périnéal du nerf honteux interne.

---

# 8. MUSCLES DU PÉRINÉE

## I. — CHEZ L'HOMME.

### 1. — MUSCLES DU PÉRINÉE ANTÉRIEUR.

#### 1. — *Transverse du périnée.*

**FORME........ ...** | Triangulaire à sommet externe.

**DIRECTION........** | Oblique en avant et en dedans.

**INSERTIONS......** { Il va de la face interne de l'ischion au raphé fibreux prérectal ou ano-bulbaire.

**RAPPORTS........**
- 1° Face supérieure.. { Aponévrose périnéale moyenne.
- 2° Face inférieure... { Aponévrose périnéale superficielle et peau.
- 3° Bord antérieur.... { C'est le bord postérieur du triangle ischio-bulbaire.
- 4° Bord postérieur.. { Limite les deux régions péri-néales....... { 1. Antérieure. 2. Postérieure.

**ACTION............** | Tension du raphé fibreux ano-bulbaire.

#### II. — *Ischio-caverneux.*

**FORME............** | Allongée.

**DIRECTION........** | Oblique en avant et en dedans.

**INSERTIONS. .....** { Il va de la face interne de l'ischion (faisceau interne) et de la branche ischio-pubienne (faisceau externe) à la racine du corps caverneux.

|  |  |  |
|---|---|---|
| RAPPORTS | 1° Face antérieure.. | Aponévrose périnéale superficielle et peau. |
|  | 2° Face profonde.... | Embrasse le corps caverneux et la branche ischio-pubienne. |
|  | 3° Bord externe...... | Insertion supérieure des adducteurs. |
|  | 4° Bord interne...... | Forme le bord externe du triangle ischio-bulbaire. |
| ACTION | | 1. Portent la verge en bas et en arrière. |
|  | | 2. Favorisent l'érection. |

### III. — *Bulbo-caverneux.*

FORME............ | Demi-cylindrique.

DIRECTION....... | Oblique en dedans et en avant.

INSERTIONS...... { Il va du raphé médian ano-bulbaire...... { 1. A la face supérieure du bulbe. 2. A la face dorsale de la verge (muscle de Houston).

RAPPORTS.......

1° Face interne. { 1. Bulbe. 2. Portion spongieuse de l'urètre. 3. Portion initiale du corps caverneux.

2° Face externe. { 1. Triangle ischio-bulbaire. 2. Muscle ischio-caverneux.

3° Extrémité antérieure.. { Veine dorsale de la verge.

4° Extrémité postérieure.. { Sphincter anal.

ACTION.

1° Bulbo-caverneux.. { 1. Chasse vers l'extérieur l'urine et le sperme. 2. Chasse le sang dans l'urètre spongieux et le gland.

2° Muscles de Houston.... | Favorisent l'érection.

### IV. — *Muscle de Guthrie (transverse profond).*

FORME............ | Aplatie.

DIRECTION....... | Oblique en dedans.

INSERTIONS...... { Va de la lèvre postérieure des branches ischio-pubiennes: } 1. Aux faces antérieure et latérale de l'urètre membraneux. 2. Au raphé prérectal.

RAPPORTS.......

1° Face supérieure. { 1. Feuillet profond de l'aponévrose périnéale moyenne. 2. Muscle de Wilson. 3. Prostate. 4. Plexus veineux de Santorini.

2° Face inférieure.. } Feuillet superficiel de l'aponévrose périnéale moyenne.

3° Bords....... { 1. Latéraux..... | Orifices veineux. 2. Postérieurs... | Glande de Cowper.

ACTION.. { Diaphragme contractile du plancher pelvien......... } 1. Fixant le raphé fibreux. 2. Compresseur des veines, d'où son rôle dans l'érection. 3. Expulseur de l'urine et du sperme.

### V. — *Muscle de Wilson.*

DESCRIPTION.... { Petit muscle *contesté* situé entre les deux branches ischio-pubiennes et renforçant le diaphragme pelvien.

### VI. — *Sphincter externe de l'urètre.*

INSERTIONS...... { Va de l'aponévrose périnéale moyenne au col de la vessie répondant aux deux portions membraneuse et prostatique de l'urètre..... } 1. Urètre membraneux. | Anneau complet. 2. Urètre prostatique.. { Deux demi-anneaux en avant et en arrière de la prostate.

$$
\text{RAPPORTS} \ \dots \ \left\{
\begin{array}{l}
1^o \ \text{En avant.} \ \dots \ \left\{
\begin{array}{l}
1. \ \text{Pubis.} \\
2. \ \text{Ligaments pubo-vésicaux.} \\
3. \ \text{Plexus de Santorini.} \\
4. \ \text{Muscle de Wilson.}
\end{array}
\right. \\
2^o \ \text{En arrière} \dots \ | \ \text{Aponévrose prostato-péritonéale.}
\end{array}
\right.
$$

ACTION... .........  { 1. Stricteur de l'urètre.
{ 2. Pendant l'éjaculation, chasse le liquide prostatique vers l'extérieur.

II. — MUSCLES DU PÉRINÉE POSTÉRIEUR.

1. — Sphincter externe de l'anus.

FORME............ | Orbiculaire.
INSERTIONS. .... | Va du raphé fibreux ano-coccygien au raphé ano-bulbaire.

RAPPORTS.........
- 1º Face externe. | Tissu cellulaire de la fosse ischio-rectale.
- 2º Face interne. { 1. Sphincter interne, en haut. } { 2. Muqueuse rectale. } En bas. { 3. Plexus veineux...
- 3º Circonférence antérieure.... } Releveur anal.
- 4º Circonférence inférieure.... } Peau du périnée.

ACTION...... .... | Ferme le rectum.

II. — Releveur anal.

FORME............ | Aplatie.
DIRECTION........ | Oblique en bas et en dedans.

INSERTIONS......
- 1º Supérieure... { 1. Face postérieure du corps du pubis. { 2. Face interne de l'épine sciatique. { 3. Entre les deux sur l'*arcus tendineus* ou épaississement de l'aponévrose de l'obturateur interne.
- 2º Inférieure ... 
  - 1. Fibres pariétales... { Raphé ano-bulbaire.
  - 2. Fibres post-rectales..... { Raphé ano-coccygien.
  - 3. Fibres latéro-rectales..... { Fibres longitudinales du rectum par l'intermédiaire d'une lame fibreuse dépendant de l'aponévrose périnéale supérieure.

RAPPORTS........
- 1º Face supérieure. | Aponévrose supérieure du releveur et péritoine.
- 2º Face inférieure.. } Aponévrose inférieure du releveur et fosse ischio-rectale.
- 3º Bord interne.... { 1. Prostate. { 2. Raphé ano-bulbaire. { 3. Parties latérales du rectum. { 4. Raphé ano-coccygien.
- 4º Bord externe. { 1. Pubis. { 2. Obturateur interne. { 3. Epine sciatique.
- 5º Bord postérieur.. } Muscle ischio-coccygien.

ACTION.... ........
- Diaphragme pelvien :...... { 1. Diminuant le diamètre vertical abdomino-pelvien. { 2. Rôle de support des organes pelviens. { 3. Dilatateur de l'anus.

III. — Ischio-coccygien.

FORME............ | Aplatie, triangulaire.
DIRECTION........ | Oblique en avant, en bas et en dedans.

INSERTIONS......
- Vont :.......... { 1. De toute la face interne de l'épine sciatique..................... } A la face anté- { 2. De la face interne du petit ligament sciatique..................... } rieure et aux bords du coc- { 3. De l'aponévrose de l'obturateur interne..................... } cyx.

RAPPORTS........ | 1° Face supérieure . { 1. Aponévrose pelvienne. 2. Rectum.
2° Face inférieure.. } Petit ligament sacro-sciatique.
3° Bord postérieur.. } Bord inférieur du pyramidal du bassin.

ACTION........... { C'est l'homologue de l'abducteur de la queue des mammifères ; il n'a aucun rôle actif chez l'homme.

## II. — CHEZ LA FEMME.

### I. — MUSCLES DU PÉRINÉE ANTÉRIEUR.

#### I. — *Transverse du périnée.*

DIRECTION ...... | Il va de la tubérosité ischiatique au raphé ano-vulvaire.

#### II. — *Ischio-caverneux ou ischio-clitoridien.*

DIRECTION....... | Il va de la branche ischio-pubienne au coude du clitoris.

ROLE.............. { C'est lui qui dans le coït abaisse le clitoris pour l'appliquer sur la face dorsale du pénis.

#### III. — *Bulbo-caverneux.*

DIRECTION....... { Il va du raphé ano-vulvaire aux parties supérieure et inférieure du clitoris.

ROLE............. { Réuni à son congénère le constricteur du vagin, *orbicularis vaginæ.* Ce sont eux qui : { 1. Compriment la veine dorsale du clitoris, d'où leur rôle dans l'érection. 2. L'abaissent, pour l'appliquer contre le pénis. 3. Compriment latéralement le bulbe. 4. Compriment la glande de Bartholin. 5. Rétrécissent le vagin (vaginisme inférieur).

#### IV. — *Constricteur profond du vagin de Kobelt, ou constrictor cunni profundus de Luschka.*

#### V. — *Muscle de Guthrie : transverse profond de Henle.*

DIRECTION....... { Il va des branches ischio-pubiennes : { 1. A l'aponévrose périnéale moyenne (fibres postérieures). 2. Au vagin (fibres moyennes). 3. A l'urètre (fibres antérieures).

#### VI. — *Muscle de Wilson.*

DIRECTION....... | Va du ligament sous-pubien à la partie inférieure de l'urètre.

#### VII. — *Sphincter externe de l'urètre (strié).*

DIRECTION........ | Il va du col vésical au méat.

DESCRIPTION .... { Contrairement à ce qu'on observe chez l'homme, il est : { 1. Annulaire en haut. 2. Demi-annulaire en bas.

### II. — MUSCLES DU PÉRINÉE POSTÉRIEUR.

I. — *Sphincter externe anal.* II. — *Ischio-coccygien.....* } Comme chez l'homme.

#### III. — *Releveur anal.*

DESCRIPTION...... { Dont les faisceaux pubiens croisent les parties latérales du vagin ou les faisceaux du releveur adhérent.

ROLE.............. | Il contribue à rétrécir le vagin latéralement (vaginisme supérieur).

# 9. APONÉVROSES DU PÉRINÉE

### I. — CHEZ L'HOMME.

#### I. — APONÉVROSE PÉRINÉALE SUPERFICIELLE.

**DÉFINITION**....... | Mince, triangulaire, entre les branches ischio-pubiennes.

**DESCRIPTION**.....
- 1° Face inférieure..
  - 1. Peau et tissu cellulaire.
  - 2. Fibres lisses, prolongement du dartos.
- 2° Face supérieure .
  - 1. Muscle ischio-caverneux.
  - 2. Muscle bulbo-caverneux.
  - 3. Tissu cellulo-graisseux et artères bulbo-urétrales.
- 3° Bords latéraux.... | Lèvre antérieure des branches ischio-pubiennes.
- 4° Base......... | Ligne bi-ischiatique.
- 5° Sommet...... | Continuant l'enveloppe fibreuse du pénis.

#### II. — APONÉVROSE PÉRINÉALE MOYENNE.

**SYNONYMIE**......
- 1. Diaphragme uro-génital.
- 2. Ligament triangulaire de l'urètre de Colles.
- 3. Ligament périnéal de Carcassonne.

**DESCRIPTION**.....
- 1° Face supérieure .
  - 1. Muscle de Wilson.
  - 2. Sphincter externe de l'urètre.
  - 3. Prostate.
- 2° Face inférieure..
  - 1. Muscles transverses.
  - 2. Muscles ischio-caverneux et corps caverneux.
  - 3. Bulbe urétral.
- 3° Bords latéraux.... | Lèvre postérieure des branches ischio-pubiennes.
- 4° Base......... | Ligne bi-ischiatique.
- 5° Sommet..... | Ligament sous-pubien.

**STRUCTURE**......
- 1° Feuillet inférieur ... | Contourne le bord postérieur des deux muscles transverses et se continue avec l'aponévrose superficielle.
- 2° Feuillet supérieur .. | Se continuant au milieu avec l'*aponévrose prostato-péritonéale* de Denonvilliers, qui s'insère en haut à la face profonde du cul-de-sac péritonéal vésico-rectal et obliquement dirigé en arrière. Ses bords latéraux se perdent dans le tissu cellulaire de l'excavation.
  - Cette aponévrose chemine en avant du rectum, en arrière.
    - 1. De la vessie.
    - 2. Du canal déférent.
    - 3. Des vésicules séminales.

#### III. — APONÉVROSE PÉRINÉALE PROFONDE.

**SYNONYMIE**......
- 1. Aponévrose périnéale supérieure.
- 2. Fascia pelvis.
- 3. Aponévrose pelvienne.

**FORME**............ | Entonnoir cylindro-conique.

**DESCRIPTION**.....
- 1° Bord externe.
  - 1. Pubis.
  - 2. Ligne innominée.
  - 3. Symphyse sacro-iliaque.
  - 4. Face antérieure de la première pièce sacrée.
  - 5. Grande échancrure sciatique.
  - 6. Bandelette présciatique ou ischiatique de Bourgery.
- 2° Bord interne (allant d'avant en arrière)....
  - 1. Aponévrose pubo-rectale ou aponévrose latérale à la prostate formant les parties latérales de la loge prostatique.
  - 2. Raphé ano-bulbaire.
  - 3. Lame fibreuse d'insertion latéro-rectale.
  - 4. Raphé ano-coccygien.
  - 5. Face antérieure du sacrum en dedans du pyramidal.
- 3° Face inférieure.. | Réunie aux muscles par une mince couche cellulo-vasculaire.
- 4° Face supérieure . | Limite l'*espace pelvi-rectal supérieur*, les deux espaces pelvi-rectaux supérieur et inférieur étant ainsi séparés par trois couches dont une musculeuse et deux fibreuses.

## II. — CHEZ LA FEMME.

### I. — APONÉVROSE PÉRINÉALE SUPERFICIELLE.

**DESCRIPTION.....**
- 1º **Face inférieure ..** | Peau.
- 2º **Face supérieure .** | Racines du clitoris.
- 3º **Base.........** | Limite les deux périnées antérieur et postérieur.
- 4º **Sommet......** | Tissu cellulaire du mont de Vénus.

Signalons en outre le passage pour le conduit vulvo-vaginal.

### II. — APONÉVROSE PÉRINÉALE MOYENNE (ligament de Carcassonne).

**DESCRIPTION.....**
- Avec les deux orifices ....... { 1. Urétral. 2. Urétro-vaginal.
- Il y a comme chez l'homme deux feuillets supérieur et inférieur entre lesquels sont les vaisseaux honteux internes.

### III. — APONÉVROSE PÉRINÉALE PROFONDE.

**DÉFINITION.......** | C'est l'aponévrose sacro-recto-génitale décrite par Pierre Delbet.

---

# 10. MAMELLES OU SEINS

## I. — CHEZ LA FEMME.

**DÉFINITION......** | Ce sont les organes glanduleux sécréteurs du lait.

**SITUATION.......** | Partie antéro-supéro-latérale de la poitrine.

**NOMBRE.........** | Variable avec les espèces animales, mais en général en rapport avec le nombre des petits de chaque portée.

**ANOMALIES......**
- 1. Polythélie ou mamelon surnuméraire.
- 2. Polymastie ou glande surnuméraire.

**SCHÉMA DE WILLIAMS DES MAMELLES SUR-NUMÉRAIRES ..**
- 1re paire........ | Creux axillaire.
- 2e paire ........ | Bord antérieur de l'aisselle.
- 3e paire ........ | A la partie supéro-externe des mamelles.
- 4º paire ........ | Mamelles normales prépectorales.
- 5e paire ........ | A la partie inféro-externe des mamelles.
- 6e paire ... ... | Entre les mamelles et l'ombilic.
- 7º paire ........ | Paroi abdominale.

**POIDS.............** | Peut aller jusqu'à 1 000 grammes.

**CONSISTANCE....**
- 1. Ferme chez la vierge.
- 2. Molle chez la primipare.
- 3. Flasque chez les multipares.

**VOLUME..........** | Augmente pendant la grossesse, elle s'atrophie après la ménopause, mais le volume varie en général beaucoup avec les individus.

**DESCRIPTION....**
- 1. Demi-sphère représentant la mamelle.
- 2. Mamelon au centre.
- 3. Forme variable ; mamelle.
  - 1. Conique.
  - 2. Piriforme.
  - 3. Aplatie.
  - 4. Discoïdale.
  - 5. Cylindrique.
  - 6. Pédiculée.

**RAPPORTS.**

**1º Face antérieure, cutanée .......**
- 1. Aréole ou auréole... . | Circulaire, avec les tubercules de Morgagni qui deviennent les tubercules de Montgomery de la grossesse avec une deuxième aréole dite secondaire ou mouchetée tachetée.
- 2. Mamelon .... | Grosse papille dirigée en avant en forme de cône, mais pouvant être rentrée (mamelon ombiliqué). On y trouve des rides et l'orifice des 15-20 canaux galactophores.

**2º Face postérieure, pectorale.....** | Dont elle est séparée par deux couches aponévrotiques avec, entre les deux, du tissu cellulaire à larges mailles : la *bourse séreuse rétro-mammaire de Chassaignac*.

**3º Circonférence ..** | Avec le sillon sous-mammaire.

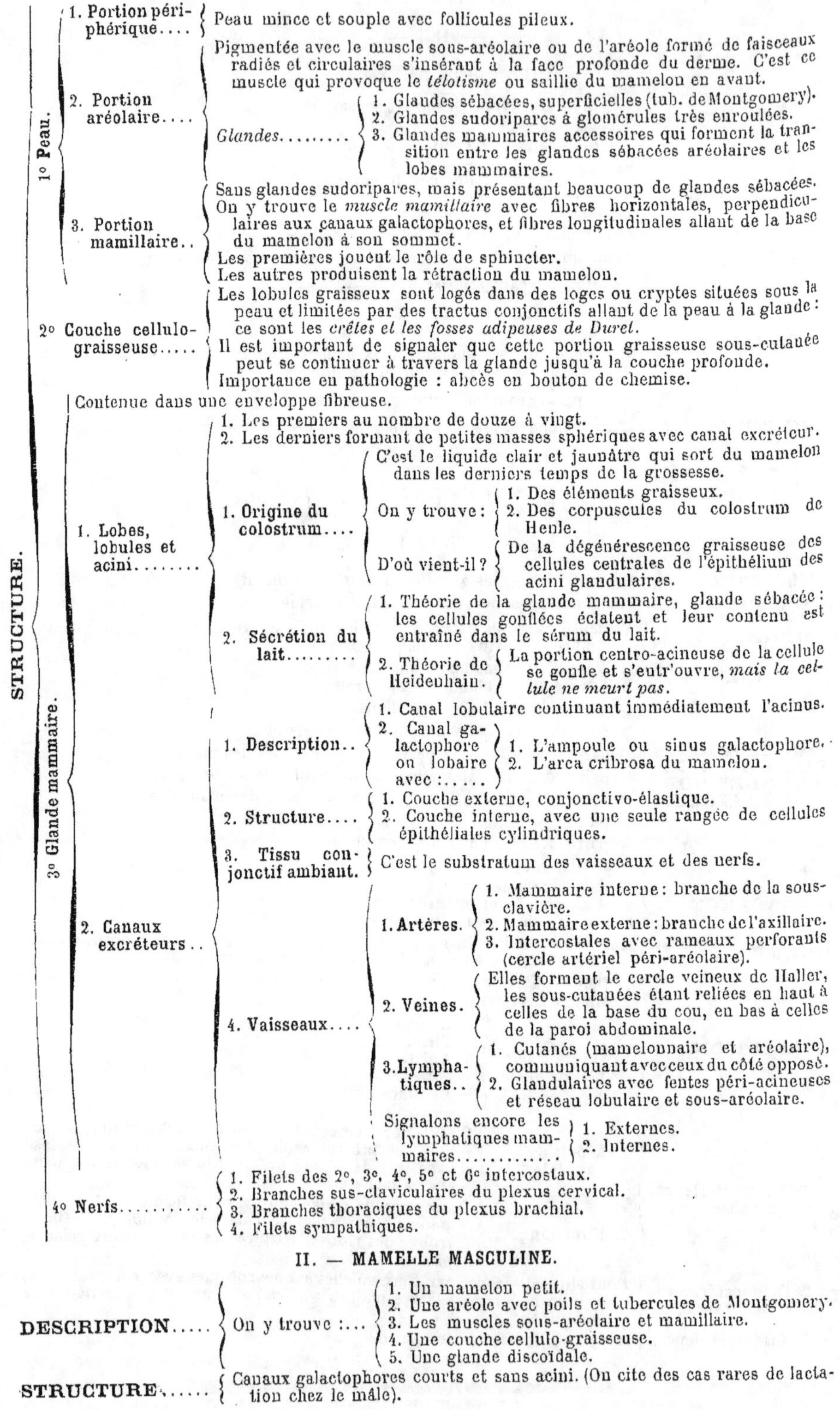

**STRUCTURE.**

**1° Peau.**

1. Portion périphérique.... Peau mince et souple avec follicules pileux.

2. Portion aréolaire.... Pigmentée avec le muscle sous-aréolaire ou de l'aréole formé de faisceaux radiés et circulaires s'insérant à la face profonde du derme. C'est ce muscle qui provoque le *télotisme* ou saillie du mamelon en avant.

Glandes......... 1. Glandes sébacées, superficielles (tub. de Montgomery). 2. Glandes sudoripares à glomérules très enroulées. 3. Glandes mammaires accessoires qui forment la transition entre les glandes sébacées aréolaires et les lobes mammaires.

3. Portion mamillaire.. Sans glandes sudoripares, mais présentant beaucoup de glandes sébacées. On y trouve le *muscle mamillaire* avec fibres horizontales, perpendiculaires aux canaux galactophores, et fibres longitudinales allant de la base du mamelon à son sommet. Les premières jouent le rôle de sphincter. Les autres produisent la rétraction du mamelon.

**2° Couche cellulo-graisseuse.....** Les lobules graisseux sont logés dans des loges ou cryptes situées sous la peau et limitées par des tractus conjonctifs allant de la peau à la glande : ce sont les *crêtes et les fosses adipeuses de Duret.* Il est important de signaler que cette portion graisseuse sous-cutanée peut se continuer à travers la glande jusqu'à la couche profonde. Importance en pathologie : abcès en bouton de chemise.

**3° Glande mammaire.** Contenue dans une enveloppe fibreuse.

1. Lobes, lobules et acini....... 1. Les premiers au nombre de douze à vingt. 2. Les derniers formant de petites masses sphériques avec canal excréteur.

1. Origine du colostrum.... C'est le liquide clair et jaunâtre qui sort du mamelon dans les derniers temps de la grossesse. On y trouve : 1. Des éléments graisseux. 2. Des corpuscules du colostrum de Henle. D'où vient-il ? De la dégénérescence graisseuse des cellules centrales de l'épithélium des acini glandulaires.

2. Sécrétion du lait........ 1. Théorie de la glande mammaire, glande sébacée : les cellules gonflées éclatent et leur contenu est entraîné dans le sérum du lait. 2. Théorie de Heidenhain. La portion centro-acineuse de la cellule se gonfle et s'entr'ouvre, *mais la cellule ne meurt pas.*

**2. Canaux excréteurs..**

1. Description.. 1. Canal lobulaire continuant immédiatement l'acinus. 2. Canal galactophore ou lobaire avec :..... 1. L'ampoule ou sinus galactophore. 2. L'area cribrosa du mamelon.

2. Structure.... 1. Couche externe, conjonctivo-élastique. 2. Couche interne, avec une seule rangée de cellules épithéliales cylindriques.

3. Tissu conjonctif ambiant. C'est le substratum des vaisseaux et des nerfs.

4. Vaisseaux....

1. Artères. 1. Mammaire interne : branche de la sous-clavière. 2. Mammaire externe : branche de l'axillaire. 3. Intercostales avec rameaux perforants (cercle artériel péri-aréolaire).

2. Veines. Elles forment le cercle veineux de Haller, les sous-cutanées étant reliées en haut à celles de la base du cou, en bas à celles de la paroi abdominale.

3. Lymphatiques.. 1. Cutanés (mamelonnaire et aréolaire), communiquant avec ceux du côté opposé. 2. Glandulaires avec fentes péri-acineuses et réseau lobulaire et sous-aréolaire.

Signalons encore les lymphatiques mammaires............. 1. Externes. 2. Internes.

**4° Nerfs..........** 1. Filets des 2°, 3°, 4°, 5° et 6° intercostaux. 2. Branches sus-claviculaires du plexus cervical. 3. Branches thoraciques du plexus brachial. 4. Filets sympathiques.

## II. — MAMELLE MASCULINE.

**DESCRIPTION.....** On y trouve :... 1. Un mamelon petit. 2. Une aréole avec poils et tubercules de Montgomery. 3. Les muscles sous-aréolaire et mamillaire. 4. Une couche cellulo-graisseuse. 5. Une glande discoïdale.

**STRUCTURE.......** Canaux galactophores courts et sans acini. (On cite des cas rares de lactation chez le mâle).

# 1. PÉRITOINE PROPREMENT DIT

### IV. — PÉRITOINE.

**DÉFINITION**....... | C'est la séreuse abdomino-pelvienne.

**DISPOSITION GÉNÉRALE**......

Comme toute séreuse, elle présente deux feuillets.......
- 1. Pariétal...... } Se continuant sans interruption.
- 2. Viscéral......

Il présente des formations particulières appelées :....
- 1. **Méso**........ { Quand le repli séreux va de la paroi à une portion du tube digestif.
- 2. **Ligaments**. . { Quand le repli séreux va de la paroi à un viscère autre que le tube digestif.
- 3. **Épiploon**..... { Quand le repli séreux va d'un viscère à un autre.

**TRAJET ET RAPPORTS**......, { Ce trajet si compliqué diffère essentiellement suivant qu'on envisage le péritoine situé au-dessus ou au-dessous de l'ombilic.

---

# 2. PÉRITOINE SOUS-OMBILICAL

(Nous le suivrons de haut en bas, en partant de l'ombilic.)

### I. — PAROI ABDOMINALE ANTÉRIEURE.

**DESCRIPTION**.....

1° Péritoine sous-ombilical.. { Fascia de Heurteaux (en forme de gousset de montre).

2° Petites faux du péritoine

Allant de l'ombilic à la vessie.

Ce sont trois replis falciformes déterminés par la saillie......
- 1. De l'ouraque.
- 2. De la portion oblitérée de l'artère ombilicale.
- 3. De l'artère épigastrique.

D'où l'existence des trois fossettes inguinales..........
- 1. Interne (entre l'ouraque sus-pubienne ou vésico-pubienne et l'artère ombilicale).
- 2. Moyenne, en dehors de l'artère ombilicale.
- 3. Externe, en dehors de l'épigastrique.

A ces trois fossettes répondent les trois variétés de hernies.
- 1. Externe.
- 2. Moyenne.
- 3. Interne.

### II. — EXCAVATION PELVIENNE.

#### I. — CHEZ L'HOMME.

**DESCRIPTION**. ... { Cul-de-sac vésico-rectal avec les replis prérectaux de Douglas ou ligaments postérieurs de la vessie, arqués à concavité interne formant la margelle du puits et limitant en haut le cul-de-sac de Douglas.

#### II. — CHEZ LA FEMME.

**DESCRIPTION** ....

1° En avant.... | Cul-de-sac vésico-utérin.

2° En arrière... | Cul-de-sac recto-utéro-vaginal.

3° Latéralement. Ligaments larges avec :........
- 1. Aileron supérieur renfermant la trompe.
- 2. Aileron antérieur renfermant le ligament rond.
- 3. Aileron postérieur renfermant l'ovaire et son pédicule.

4° En arrière... Sont les *replis de Douglas* qui se divisent en :
- 1. Utéro-sacrés. } De Huguier.
- 2. Utéro-lombaires.....

Suivant qu'on considère la portion s'insérant en arrière aux vertèbres lombaires ou aux vertèbres sacrées.

### III. — PAROI ABDOMINALE POSTÉRIEURE.

Cet organe est relié à la paroi postérieure par le mésentère qui va de la face gauche de la deuxième vertèbre lombaire au côté interne du cæcum, par conséquent à direction oblique en bas et à droite.

**DESCRIPTION.**

**1° Jéjuno-iléon....**

1. **Feuillet droit du mésentère, recouvre :....**
   1. L'aorte abdominale.
   2. La veine cave inférieure.
   3. Le psoas et l'uretère avec les vaisseaux spermatiques.
   4. La portion inférieure du rein droit.
   5. Les vaisseaux côliques droits.
   6. Le côlon ascendant et le cæcum où il forme......
      1. Le méso-côlon ascendant.
      2. Le méso-cæcum et le méso-appendice, le cæcum étant entouré complètement de péritoine, de sorte que le doigt peut en faire le tour comme il fait le tour de la pointe du cœur dans le péricarde.
      3. Des fossettes...
         1. Fossette iléo-cæcale supérieure.
         2. Fossette iléo-cæcale inférieure ou iléo-appendiculaire.
         3. Fossette rétro-cæcale.
         4. Fossette sous-cæcale de Biesiadecki.

2. **Feuillet gauche du mésentère, recouvre :..**
   1. Psoas, uretère et vaisseaux spermatiques.
   2. Portion inférieure du rein gauche.
   3. Vaisseaux côliques gauches.
   4. Portion descendante du gros intestin.
      1. Côlon descendant : court méso.
      2. Côlon ilio-pelvien, méso-côlon ilio-pelvien ou sigmoïde, avec, au niveau de la bifurcation de l'artère iliaque primitive gauche, un orifice ovalaire qui conduit dans la *fossette inter-sigmoïde*.

**2° Côlon transverse**

Réuni à la paroi par le méso-côlon transverse qui s'insère en arrière :
1. Pour les uns, au niveau du bord inférieur du pancréas.
2. Pour les autres, au niveau de l'union de son tiers moyen et de son tiers inférieur.

Et formé de deux lames péritonéales, au-dessous desquelles sont les *fossettes duodénales* si bien étudiées par Jonesco ......
1. Fossette duodénale supérieure.
2. Fossette duodénale inférieure.
3. Fossette duodéno-jéjunale.
4. Fossette paraduodénale.
5. Fossette circumduodénale de Trèves.

# 3. PÉRITOINE SUS-OMBILICAL

**DESCRIPTION....**

**1° Ligament suspenseur du foie ou grande faux du péritoine, avec.......**
1. Un bord supérieur convexe diaphragmatique.
2. Un bord inférieur concave hépatique.
3. Un sommet tronqué cave.
4. Une base oblique ombilico-hépatique, *ligament rond* ou *hépato-ombilical*.

**2° Péritoine diaphragmatique ...**
Descendant de la face inférieure du diaphragme sur le foie.

**3° Latéralement.**

**1. A gauche ...**
1. Portion gauche du ligament coronaire.
2. Ligament triangulaire gauche.

**2. A droite .....**
1. Portion droite du ligament coronaire.
2. Ligament triangulaire droit.

Puis, descendant le feuillet péritonéal recouvre :
1. La face antérieure du rein droit (ligament hépato-rénal).
2. La face antérieure de la capsule surrénale.
3. La face antérieure de la deuxième portion du duodénum.
4. La face antérieure de la veine cave inférieure.

**3. A la partie moyenne...**
Va former les deux lèvres de l'épiploon gastro-hépatique ou petit épiploon.

**4° La lame antérieure du petit épiploon, à la périphérie de l'estomac, va contribuer aux formations suivantes :**

**1. En haut ....**
Feuillet péritonéal pré-œsophagien.

**2. A droite.....**
Feuillet de la première portion du duodénum.

**3. A gauche....**
Feuillet antérieur de l'épiploon gastro-splénique.

**4. En arrière...**
1. Feuillet postérieur
  1. De l'épiploon pancréatico-splénique.
  2. Du ligament phrénico-splénique (ligament postérieur de la rate).
2. Feuillet supérieur du ligament phrénico-gastrique.

**5. En bas.......**
Épiploon gastro-côlique ou grand épiploon (Voy. p. 190).

# 4. ÉPIPLOONS

## I. — GRAND ÉPIPLOON, GASTRO-COLIQUE OU TABLIER ÉPIPLOÏQUE.

**DÉFINITION**

Grand repli séreux allant de la grande courbure de l'estomac au pubis, puis retournant au côlon transverse où il se dédouble pour l'envelopper.

Il y a donc deux lames........
1. Une antérieure.
2. Une postérieure.

Interceptant entre elles une cavité, prolongement inférieur de l'arrière-cavité, puis elles se soudent par suite d'un inégal développement des lames et de la couche endothéliale qui, desquamées en certains points, se soudent à ce niveau et se vascularisent (phénomène de coalescence).

Quant au méso-côlon transverse, il présente en réalité trois feuillets :
1. Feuillet antérieur de la lame ascendante du grand épiploon.
2. Feuillet postérieur de la même lame.
3. Feuillet supérieur du méso-côlon primitif.

## II. — PETIT ÉPIPLOON OU GASTRO-HÉPATIQUE.

**DESCRIPTION**

1° Face antérieure. Qu'on ne peut bien voir qu'en soulevant le foie.

2° Face postérieure. Plane, en rapport avec le lobule de Spiegel.

3° Bord supérieur.. S'insérant sur les deux lèvres du sillon transverse du foie.

4° Bord inférieur... Inséré à la première portion horizontale du duodénum.

5° Bord gauche.
1. Vertical.
2. Inséré au bord droit du cardia et à la petite courbure de l'estomac.

6° Bord droit... C'est le bord antérieur de l'hiatus de Winslow.

**DIVISION.**

On peut diviser en trois portions le petit épiploon...

1. Une portion supérieure . La pars condensa de Toldt.

2. Une portion moyenne... La pars flaccida de Toldt.

3. Une portion droite ..... Le ligament hépato-duodénal qui renferme dans son épaisseur les trois gros organes allant au foie, c'est-à-dire...
1. La veine porte.
2. Le canal cholédoque sur son flanc droit, près de la ligne de réflexion de la séreuse.
3. L'artère hépatique d'abord à gauche et en arrière de la veine porte, puis antérieure à elle, enfin venant se mettre en rapport avec sa partie droite.

On trouve encore...
1. Des nerfs.
2. Des lymphatiques.
Allant au foie.

Signalons encore, tout à fait à droite, le ligament hépato-côlique ou cystico-côlique.

## III. — ÉPIPLOON GASTRO-SPLÉNIQUE.

**DESCRIPTION....** Allant de la grosse tubérosité de l'estomac à la face interne de la rate : c'est une dépendance du mésogastre primitif.

**STRUCTURE DU PÉRITOINE......**

1° Tunique conjonctive. Répondant au tissu cellulaire sous-péritonéal et renfermant.
1. Des faisceaux de fibres conjonctives.
2. Des fibres élastiques (couche élastique sous-séreuse de Robin).
3. Une substance amorphe, ou basement-membrane hyaline de Bowmann.

2° Couche endothéliale.
1. Seule rangée de cellules polygonales aplaties et minces, à bords irréguliers ou rectilignes.
2. Entre ces dernières sont des cellules plus petites et arrondies : les cellules germinatrices, ainsi appelées parce qu'elles sont un centre de prolifération.

3° Puits lymphatiques de Ranvier ou dépressions du péritoine.

| | | |
|---|---|---|
| **DISPOSITIONS PARTICULIÈRES.** | 1° Grand épiploon ... | 1. Disposition fenêtrée de cette membrane chez l'adulte après la soudure des deux lames.<br>2. Absence de fibres élastiques chez le nouveau-né. |
| | 2° Centre phrénique.... | 1. Pas de couche sous-séreuse.<br>2. Puits lymphatiques ou dépressions en doigt de gant de Ranvier. |
| | 3° Taches laiteuses de Ranvier .... | Amas de cellules conjonctives et lymphatiques chez certains animaux. |

| | | | |
|---|---|---|---|
| **VAISSEAUX ... ...** | 1° Artères...... | 1. Feuillet pariétal .... | Branches régionales. |
| | | 2. Feuillet viscéral .... | Branches viscérales sous-jacentes (réseau sous-séreux). |
| | 2° Veines ...... | Partent du réseau capillaire et forment des troncules dans la couche sous-séreuse. | |
| | 3° Lymphatiques | 1. Superficiels.. | Se rendant aux ganglions; variables |
| | | 2. Intraséreux... | avec les régions. |

| | |
|---|---|
| **NERFS.............** | Ils se terminent en un grand nombre de fibrilles très ténues à renflement terminal ovoïde. |

# 5. ARRIÈRE-CAVITÉ DES ÉPIPLOONS

| | |
|---|---|
| **SYNONYMIE......** | Fosse rétro-stomacale de Henle ou bourse rétro-stomacale. |
| **CONNEXIONS.....** | Ouverte dans la grande séreuse par l'hiatus de Winslow. |

### I. — HIATUS DE WINSLOW.

| | |
|---|---|
| **DÉFINITION.......** | Orifice aplati d'avant en arrière, limité : |

| | | |
|---|---|---|
| **DESCRIPTION.....** | 1° En avant .... | Par le bord droit du petit épiploon. |
| | 2° En arrière... | Par la veine cave inférieure. |
| | 3° En haut...... | Par la face inférieure du lobe de Spiegel. |
| | 4° En bas ...... | Par la première portion horizontale de l'artère hépatique et la première portion du duodénum. |

### II. — INTÉRIEUR DE L'ARRIÈRE CAVITÉ DES ÉPIPLOONS.

| | | |
|---|---|---|
| **DESCRIPTION ....** | 1° En avant..... | C'est le péritoine qui recouvre la face de l'estomac : feuillet postérieur du petit épiploon. |
| | 2° En arrière .. | Le péritoine abdominal postérieur qui, après avoir tapissé la face antérieure des vaisseaux, va recouvrir la face antérieure du pancréas et les faces antérieure et postérieure de la rate (ligament postérieur de la rate ou pancréatico-splénique). |
| | 3° En haut...... | Péritoine de la face inférieure du foie ne remontant pas jusqu'à l'œsophage dont la portion abdominale est dépourvue de séreuse. |
| | 4° En bas...... | Feuillet supérieur du méso-côlon transverse. |

### III. — ARRIÈRE-CAVITÉ DES ÉPIPLOONS.

| | | | |
|---|---|---|---|
| **DESCRIPTION ....** | 1° Portion principale.. | Entre la paroi abdominale postérieure et la face postérieure de l'estomac. | |
| | 2° Prolongements...... | 1° Inférieur .... | Entre les deux lames du grand épiploon, descendant jusqu'au pubis. |
| | | 2° Gauche...... | Entre la grosse tubérosité de l'estomac et le hile de la rate. |
| | | 3° Droit ....... | C'est le vestibule de l'arrière-cavité des épiploons ou petite bourse épiploïque de Huschke, située en arrière du petit épiploon. Cet espace est divisé en deux parties par le ligament gastro-pancréatique qui n'est autre que le repli séreux soulevé par l'artère coronaire stomachique. |

# TABLE DES MATIÈRES

## DU TOME II

# TABLE ALPHABÉTIQUE DES MATIÈRES

Les chiffres sans indication de tomaison renvoient au tome I ; les renvois au tome II sont indiqués par le chiffre II.

7082-99. — CORBEIL. Imprimerie Éd. CRÉTÉ.

# Les Actualités Médicales

*Nouvelle collection de vol. in-16 carré de 100 p., avec fig., cart. à 1* **fr. 50**
*Chaque volume se vend séparément.*

Souscription à 12 volumes, cartonnés.................. **16 fr.**

**La Gastrostomie**, par le D^r BRAQUEHAYE, agrégé à la Faculté de médecine de Bordeaux, chirurgien en chef de l'hôpital civil français de Tunis, 1899. 1 vol. in-16 carré, 96 pages et figures, cartonné........................... **1 fr. 50**

**L'Appendicite** par le D^r BROCA, chirurgien des hôpitaux de Paris, 1 vol. in-16 carré de 100 pages, avec figures, cartonné .................... **1 fr. 50**

**Anatomie clinique des centres nerveux**, par le D^r GRASSET, professeur à la Faculté de Médecine de Montpellier. 1 vol. in-16 carré de 100 pages avec figures........................ ................. **1 fr. 50**

**Cancer et tuberculose**, par le D^r CLAUDE, ancien interne, lauréat des hôpitaux de Paris. 1 vol. in-16 de 100 pages, avec figures, cartonne.. **1 fr. 50**

**La Radiographie et la Radioscopie cliniques**, par le D^r RÉGNIER, chef du Laboratoire de radiographie à l'hôpital de la Charité. 1 vol. in-16 carré de 100 pages, avec 11 figures, cartonné ........................ **1 fr. 50**

**Les Rayons Röntgen et le diagnostic de la Tuberculose**, par le D^r BÉCLÈRE, médecin de l'hôpital Tenon. 1 v. in-16 carré, 100 p. et 8 fig., cart. **1 fr. 50**

**La Diphtérie.** *Nouvelles recherches bactériologiques et cliniques, prophylaxie et traitement*, par H. BARBIER, médecin des hôpitaux de Paris, et G. ULMANN, interne des hôpitaux. 1 v. in-16 carré de 96 p., avec 7 fig., cart. **1 fr. 50**

**La Grippe**, par L. GALLIARD, médecin de l'hôpital Saint-Antoine. 1 vol. in-16 carré de 100 pages, avec 7 figures, cartonné...................... **1 fr. 50**

**Les Myélites Syphilitiques**, *formes cliniques et traitement*, par le D^r GILLES DE LA TOURETTE, professeur agrégé à la Faculté de médecine de Paris, médecin de l'hôpital Saint-Antoine. 1 vol. in-16 carré de 92 p., cart. **1 fr. 50**

**Les États Neurasthéniques**, *formes cliniques, diagnostic, traitement*, par le D^r GILLES DE LA TOURETTE, professeur agrégé à la Faculté de médecine de Paris, médecin de l'hôpital Saint-Antoine, 1 v. in-16 carré de 92 p., cart. **1 fr. 50**

**Psychologie de l'Instinct sexuel**, par Joanny ROUX, médecin adjoint des asiles d'aliénés de Lyon. 1 vol. in-16 carré de 96 pag., avec fig., cart. **1 fr. 50**

**Les Glycosuries non diabétiques**, par le D^r ROQUE, professeur agrégé à la Faculté de médecine de Lyon. 1 vol. in-16 carré de 100 p., cart... **1 fr. 50**

**Les Régénérations d'organes**, par le D^r P. CARNOT, docteur ès sciences, ancien interne des hôpitaux de Paris. 1 vol...................... **1 fr. 50**

**Le Tétanos**, par le D^r J. COURMONT et M. DOYON, professeurs agrégés à la Faculté de médecine de Lyon, médecin des hôpitaux. 1 vol......... **1 fr. 50**

**Le Diabète**, par le D^r R. LÉPINE, professeur à la Faculté de médecine de Lyon, médecin des hôpitaux de Lyon. 1 vol............................. **1 fr. 50**

**Les Albuminuries curables**, par le D^r J. TEISSIER, professeur à la Faculté de médecine de Lyon. 1 vol. in-16 carré de 100 pages, cart..... **1 fr. 50**

**Thérapeutique Oculaire**, *nouvelles médications, opérations nouvelles*, par le D^r F. TERRIEN, chef de clinique ophtalmologique de la Faculté de médecine de Paris, 1899. 1 vol. in-16 carré de 95 pages et fig., cart........ **1 fr. 50**

**Les Auto-Intoxications de la grossesse**, par le D^r BOUFFE DE SAINT-BLAISE, accoucheur des hôpitaux de Paris, 1 vol. in-16 carré de 96 pages, cart....................................................... **1 fr. 50**

**Le Rhume des foins**, par le D^r GAREL, médecin des hôpitaux de Lyon, 1 vol. in-16 carré de 96 pages, cart.................................. **1 fr. 50**

**Diagnostic des maladies de la moelle**, par le D^r GRASSET, professeur à la Faculté de médecine de Montpellier, 1 vol. in-16 carré de 100 pages, cart............................................ ...... **1 fr. 50**

**La Fatigue oculaire** et le Surmenage visuel, par le D^r DOR, chef de laboratoire à la Faculté de médecine de Lyon. 1 volume in-16 carré de 100 pages, cartonné........................................... **1 fr. 50**

**La Mécanothérapie**, par le D^r RÉGNIER. 1 volume in-16 carré de 100 pages, cartonné................................................. **1 fr. 50**

# Atlas-Manuels de Médecine coloriés

Cette collection constitue une innovation des plus heureuses comme méthode d'enseignement par les yeux. En publiant ces Atlas en dix langues, on a pu établir des aquarelles irréprochables au point de vue scientifique et artistique, et les reproduire par les procédés les plus perfectionnés. La dépense étant répartie sur 10 éditions, on a pu, tout en employant les procédés les plus coûteux, établir chaque atlas à un prix dix fois inférieur à ce qu'aurait coûté toute publication du même genre isolée.

Les planches sont merveilleuses d'exécution et chaque volume se présente sous une élégante reliure en maroquin souple, tête dorée. La collection comprend actuellement 10 volumes dont nous rappellerons seulement les titres.

---

**Atlas-Manuel de diagnostic clinique**, par C. Jakob. Édition française par le Dr A. Létienne, ancien interne des hôpitaux, et Ed. Cart, lauréat de la Faculté de médecine. 1 vol. in-16 de 378 p. avec 68 pl. col.............. **15 fr.**

**Atlas-Manuel de médecine légale**, par le professeur Hofmann. Édition française par le Dr Vibert, médecin-expert près le tribunal de la Seine. Préface par le professeur P. Brouardel, doyen de la Faculté de médecine de Paris. 1 vol. in-16 de 170 pages avec 56 planches coloriées et 193 figures...... **18 fr.**

**Atlas-Manuel de chirurgie opératoire**, par O. Zuckerkandl. Édition française, par le Dr A. Mouchet, ancien interne des hôpitaux de Paris. 1 volume in-16 de 436 pages, avec 271 figures et 24 planches coloriées. Préface par le Dr Quenu, professeur agrégé à la Faculté de médecine de Paris....... **16 fr.**

**Atlas-Manuel des fractures et luxations**, par le professeur Helferich. Édition française par le Dr P. Delbet, chef de clinique de la Faculté de médecine de Paris. 1 vol. in-16 de 321 pages avec 64 planches coloriées..... **18 fr.**

**Atlas-Manuel d'ophtalmoscopie**, par le professeur Haab. Édition française par le Dr Terson, chef de clinique ophtalmologique à l'Hôtel-Dieu. 1 volume in-16 de 279 pages, avec 64 planches coloriées...................... **15 fr.**

**Atlas-Manuel des maladies du larynx**, par Grunwald. Édition française, par le Dr Castex, chargé du cours de laryngologie à la Faculté de médecine de Paris. 1 vol. in-16 de 255 pages, avec 44 planches coloriées........... **14 fr.**

**Atlas-Manuel du système nerveux**, par C. Jakob. Édition française par le Dr Rémond, professeur de clinique des maladies mentales à la Faculté de Toulouse. 1 vol. in-16 de 220 pages, avec 78 planches noires et coloriées... **18 fr.**

**Atlas-Manuel des maladies externes de l'œil**, par le professeur Haab. Édition française par le Dr Terson. 1 vol. in-16 de 284 pages, avec 40 planches coloriées....................................................... **15 fr.**

**Atlas-Manuel des maladies vénériennes**, par le professeur Mracek. Édition française par le Dr Emery, chef de clinique de la Faculté de médecine de Paris. 1 volume in-16 avec 71 planches coloriées................ **20 fr.**

**Atlas-Manuel des bandages, pansements et appareils** par, A. Hoffa. Édition française par P. Hallopeau. Préface par P. Berger, professeur de clinique chirurgicale à la Faculté de médecine de Paris. 1 vol. in-16 avec 128 planches tirées en couleur.................................... **14 fr.**

**Atlas de Microbiologie**, par E. Macé, professeur à la Faculté de médecine de Nancy, directeur de l'Institut sérothérapique de l'Est. 1 vol. gr. in-8 de 60 planches coloriées (en 8 couleurs), avec texte explicatif. Cartonné.. **32 fr.**
Relié en maroquin souple................................................ **34 fr.**

# FORMULAIRES    3 FR.

*COLLECTION NOUVELLE*

de 18 volumes in-18 comprenant 300 pages, illustrés de figures
à 3 fr. le volume cartonné.

**Formulaire des Médicaments nouveaux pour 1900**, par H. Boc-
QUILLON-LIMOUSIN, pharmacien de 1<sup>re</sup> classe, lauréat de l'Ecole de pharmacie de
Paris. Introduction par le D<sup>r</sup> HUCHARD, médecin des hôpitaux. 11<sup>e</sup> *édition.*
1 vol. in-18 de 326 pages, cartonné............................................... **3 fr.**

**Formulaire des Alcaloïdes et des Glucosides**, par H. BOCQUILLON-
LIMOUSIN. Introduction par G. HAYEM, professeur à la Faculté de médecine de
Paris. 2<sup>e</sup> *édition.* 1 vol. in-18 de 318 pages, avec figures, cart............ **3 fr.**

**Formulaire de l'Antisepsie et de la Désinfection**, par H. BOCQUIL-
LON-LIMOUSIN, 2<sup>e</sup> *édition.* 1 vol. in-18 de 338 pages, avec fig., cart....... **3 fr.**

**Formulaire des Médications nouvelles**, par le D<sup>r</sup> H. GILLET, ancien
interne des hôpitaux de Paris, chef du service des maladies des enfants à la
Policlinique de Paris. 1 vol. in-18 de 280 pages avec fig., cartonné..... **3 fr.**

**Formulaire des Régimes alimentaires**, par le D<sup>r</sup> H. GILLET. 1 vol.
in-18 de 300 pages, cartonné...................... ..................... **3 fr.**

**Formulaire des Spécialités pharmaceutiques**, composition, indi-
cations thérapeutiques, mode d'emploi et dosage, par le D<sup>r</sup> GAUTIER, ancien
interne des hôpitaux, et F. RENAULT, pharmacien de 1<sup>re</sup> classe, lauréat de
l'Ecole de pharmacie. 1 vol. in-18 de 298 pages, cartonné............... **3 fr.**

**Formulaire des Stations d'hiver**, des stations d'été et de climatothé-
rapie, par le D<sup>r</sup> DE LA HARPE. 1 vol. in-18 de 300 pages, cartonné ....... **3 fr.**

**Formulaire des Eaux minérales, de la Balnéothérapie et de
l'Hydrothérapie**, par le D<sup>r</sup> DE LA HARPE, professeur à l'Université de
Lausanne. Introduction par le D<sup>r</sup> DUJARDIN-BEAUMETZ, de l'Académie de médecine. 3<sup>e</sup> *édition.* 1 vol. in-18 de 300 pages, cartonné.................... **3 fr.**

**Formulaire Dentaire**, par le D<sup>r</sup> N. THOMSON, chirurgien-dentiste de la
Faculté de médecine de Paris. 1 vol. in-18 de 288 pages, cartonné....... **3 fr.**

**Formulaire du Massage,** par le D<sup>r</sup> NORSTROM. 1 v. in-18 de 268 p., cart. **3 fr.**

**Formulaire officinal et magistral international**, comprenant
environ 4000 formules tirées des Pharmacopées légales de la France et de
l'étranger ou empruntées à la pratique des thérapeutistes et des pharmacolo-
gistes, suivi d'un mémorial thérapeutique. 4<sup>e</sup> *édition.* en concordance avec la
dernière édition du Codex medicamentarius et du Formulaire des hôpitaux
militaires, par le professeur J. JEANNEL. 1 vol. in-18 de 1044 pages, cart.. **6 fr.**

**Formulaire de l'Union Médicale**. Douze cents formules favorites des
médecins français et étrangers, par le D<sup>r</sup> GALLOIS. 4<sup>e</sup> *édition.* 1 vol. in-32 de
662 pages, cartonné...... ................. ................... .... **3 fr.**

**Formulaire des Vétérinaires praticiens**, comprenant environ
1500 formules et rédigé d'après les nouvelles méthodes thérapeutiques, par
Paul CAGNY, vétérinaire, membre de la Société centrale de médecine vétérinaire,
du Collège Royal vétérinaire de Londres, etc. 1897. 1 v. in-18 de 332 p., cart. **3 fr.**

**Formulaire d'Hygiène infantile individuelle**. Hygiène de l'enfant
à la maison, par le D<sup>r</sup> H. GILLET, ancien interne des hôpitaux de Paris, chef du
service des maladies des enfants à la Policlinique de Paris. 1 vol. in-18 de
288 pages, avec 59 figures, cartonné...................................... **3 fr.**

**Formulaire d'Hygiène infantile collective**. Hygiène de l'enfant à
l'école, à la crèche et à l'hôpital, par le D<sup>r</sup> H. GILLER, ancien interne des hôpitaux de Paris, chef du service des maladies des enfants à la Policlinique de
Paris. 1 vol. in-18 de 288 pages, avec 74 figures, cartonné............. **3 fr.**

**Formulaire Hypodermique et Opothérapique**. Injections sous-
cutanées d'huiles médicamenteuses, d'essences, de substances minérales, d'alcaloïdes, de sucs animaux, de glandes, d'organes et de muscles, par le D<sup>r</sup> E. BOIS-
SON et J. MOUSNIER, pharmacien de 1<sup>re</sup> classe. 1 vol. in-18 de 261 pages, avec
21 figures, cartonné........ ......................................... **3 fr.**

**Formulaire du Médecin de campagne**. Remèdes sous la main, petits
moyens thérapeutiques, par le D<sup>r</sup> M. GAUTIER, ancien interne des hôpitaux.
1 vol. in-18 de 288 pages, cartonné...................................... **3 fr.**

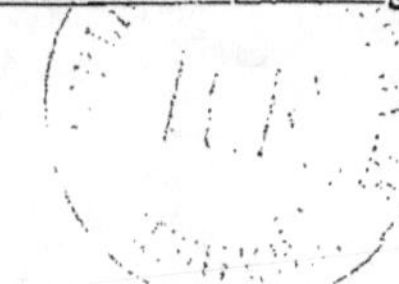